JN260655

クリニカル作業療法シリーズ

日常生活活動の作業療法

藤井浩美・小山内隆生・黒渕永寿 編集

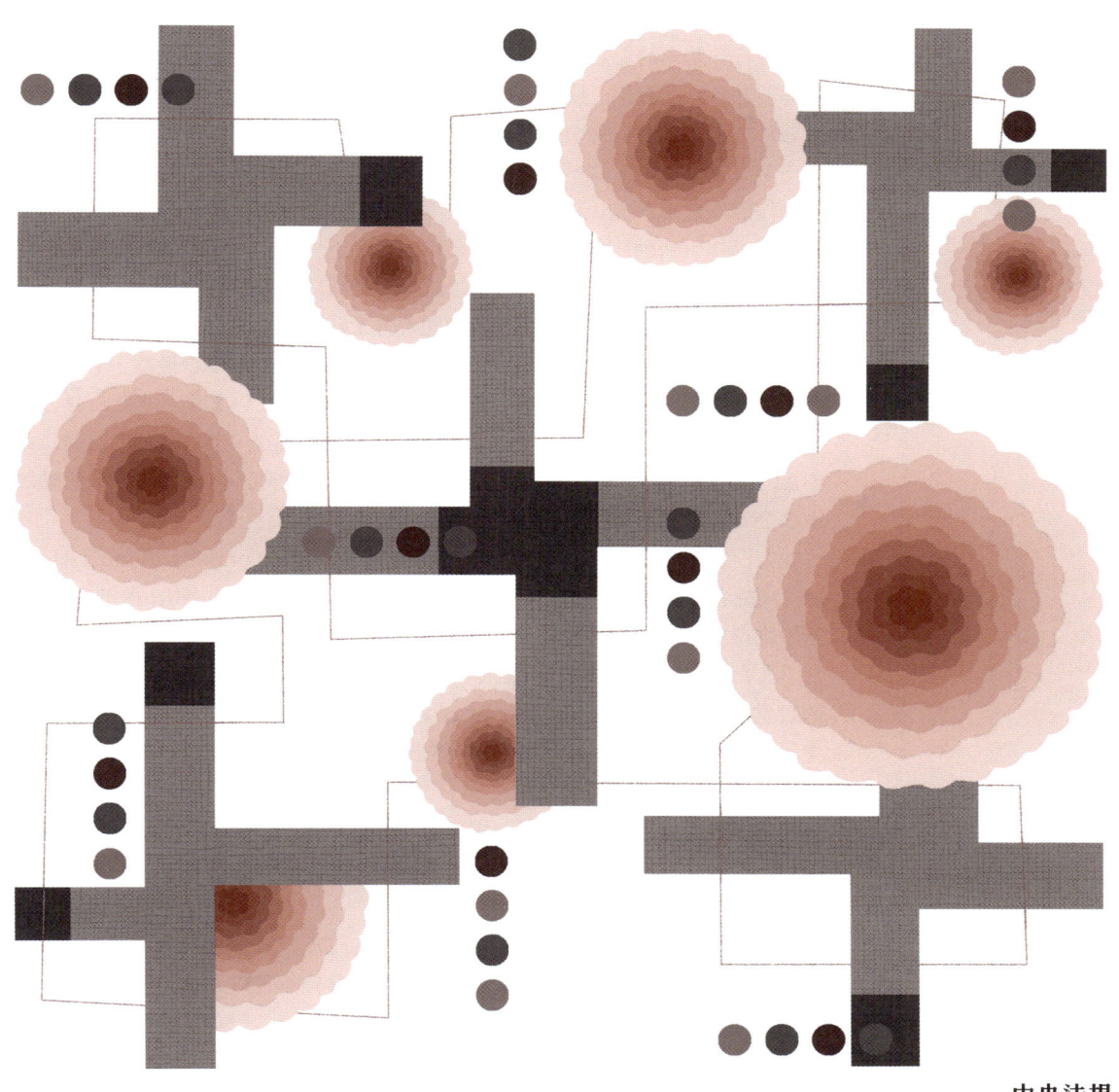

中央法規

序文

　　対象者の日常生活活動（activities of daily living：広義のADL）に対する評価や介入は，作業療法の中核であり，国内外を問わず作業療法士が取り扱う主要な業務です。ADLは日常生活行為とも訳され，「生活」の価値に加えて，人生の質（quality of life）に関する価値が導入され，より広く重要な概念としてもとらえられています。

　　作業療法の世界では，広義のADLと狭義のADLを使い分けることが多く，狭義のADLは日常生活動作，身辺動作あるいは身の回り動作（self-care）として用いられてきました。日常生活動作の概念は，「ひとりの人間が生活するために行う基本的なしかも各人ともに共通に毎日繰り返される一連の身体動作群」とされ，食事，排泄，更衣，整容，入浴などの目的動作として位置づけられてきました。食事動作を例にあげれば調理し配膳された料理を箸やスプーンなどを用いて食べる動作であり，調理や後片付けなどの炊事に関連した動作群は含まれません。この前後の動作や行為を含む関連活動は，日常生活関連動作（活動）（activities parallel to daily living：APDL）としてとらえてきました。そして，APDLには炊事，洗濯，掃除，家屋維持，外出時の移動，服薬管理や家計管理などの範囲が含まれてきました。

　　作業療法は，生活を広義のADL，仕事・生産的活動および遊び・余暇活動としてとらえ，作業バランスを考察する視点をもっています。また，身の回り動作としての狭義のADLと仕事・生産的活動や遊び・余暇活動の狭間にあるAPDLの範囲は，その行動範囲から家屋内での活動，自宅周辺での活動および公共交通機関を利用した活動に分けて考えます。

　　他方，手段的日常生活活動（instrumental activities of daily living：IADL）は，高齢者の日常生活自立の指標として，電話の使用，買い物，食事の準備，家屋維持など生活維持に必要な手段的動作（活動）の概念として表されました。またIADLに対比して，起居移動や身の回り動作を含んだ動作は，基本的日常生活活動（basic activities of daily living：BADL）と呼ばれています。したがって，IADLとAPDLの概念は同様と理解できるものの，統一した見解は示されていません。

　　作業療法士は老若男女を問わず，何らかの原因で日常生活や社会生活に支障をきたした対象者に，その不自由さに対する改善策を講じて，生活しやすくなるよう支援する専門職です。その観点から，本書では身の回り動作としてのADLとその周辺動作（活動）としてのAPDLの概念を継承することにしました。そして，子どもから高齢者まで，心身の障害によって生じた生活上の不自由さの改善に向けた働きかけを概説します。

　　本書は，臨床実習に赴く学生や新人作業療法士が，対象者のADL評価，問

題点の抽出，治療および支援計画立案と実施に活用されることを目的に編集しました。そのため，第Ⅰ部に日常生活活動（ADL）の概念と種類，第Ⅱ部に日常生活活動（ADL）の評価とトレーニング，第Ⅲ部に日常生活活動（ADL）の評価とトレーニングの実際と3部で構成し，付録に各領域で日ごろ用いられている評価表を配置しました。

　ADLに支障をきたした方々やその支援に関わる作業療法士をはじめ多くの方に役立つことを願って，本書を世に送り出します。

2014年9月

編集者を代表して

藤井　浩美

編集・執筆者一覧

[編集]

藤井 浩美（山形県立保健医療大学保健医療学部作業療法学科長・教授）

小山内 隆生（弘前大学大学院保健学研究科准教授）

黒渕 永寿（自治医科大学附属病院リハビリテーションセンター室長補佐）

[編集委員]

佐藤 寿晃（山形県立保健医療大学保健医療学部作業療法学科教授）

森 直樹（山形県立保健医療大学保健医療学部作業療法学科講師）

千葉 登（山形県立保健医療大学保健医療学部作業療法学科講師）

[執筆者（50音順）]

石川 隆志（秋田大学大学院医学系研究科）

岩永 竜一郎（長崎大学大学院医歯薬学総合研究科）

植田 友貴（西九州大学リハビリテーション学部作業療法学専攻）

小川 友美（サポートスクエアぱおぱお）

小山内 隆生（前掲）

葛西 真理（弘前医療福祉大学医療技術学科作業療法学専攻）

加藤 拓彦（弘前大学大学院保健学研究科）

加藤 寿宏（京都大学大学院医学研究科人間健康科学系専攻）

加福 隆樹（東北メディカル学院）

黒渕 永寿（前掲）

慶徳 民夫（山形県立保健医療大学保健医療学部作業療法学科）

後藤 葉子（札幌医科大学保健医療学部作業療法学科）

坂本 俊夫（横浜YMCA学院専門学校）

篠川 裕子（神戸大学大学院保健学研究科）

笹原 寛（山形済生病院リハビリテーション部）

佐藤 寿晃（前掲）

鈴木 由美（公立置賜総合病院リハビリテーション部）

関森 英伸（国際医療福祉大学保健医療学部作業療法学科）

高橋 正基（岩手リハビリテーション学院）

竹田 敦子（岩手リハビリテーション学院）

田中 真（弘前大学大学院保健学研究科）

谷口 敬道（国際医療福祉大学保健医療学部作業療法学科）

田平 隆行（西九州大学リハビリテーション学部作業療法学専攻）

千葉 登（前掲）

土澤 健一（弘前医療福祉大学医療技術学科作業療法学専攻）

内藤 泰男（大阪府立大学地域保健学域総合リハビリテーション学類作業療法学専攻）

長倉 寿子（関西総合リハビリテーション専門学校）

藤井 浩美（前掲）

渕野 浩二（熊本総合医療リハビリテーション学院作業療法学科）

松田 隆治（九州栄養福祉大学リハビリテーション学部作業療法学科）

森 直樹（前掲）

（所属・肩書きは発行当時）

もくじ

第Ⅰ部 日常生活活動（ADL）の概念と種類

1. 日常生活活動（ADL）の定義と分類 ……………………………… 藤井浩美 2
　（1）生活と日常生活活動（ADL） ……………………………………………… 2
　（2）身の回り動作（身辺動作あるいは日常生活動作） …………………… 2
　（3）基本動作とコミュニケーション …………………………………………… 3
　（4）日常生活関連動作（活動）（手段的日常生活活動） ………………… 3
　（5）日常生活活動（ADL）のとらえ方 ………………………………………… 4

2. 日常生活活動（ADL）と作業療法 ……………………………… 小山内隆生 6
　（1）日常生活活動（ADL）と生活課題 ………………………………………… 6
　（2）障害の種別と生活障害 ……………………………………………………… 7
　（3）領域別の日常生活活動（ADL） …………………………………………… 7

3. 身体障害領域における日常生活活動（ADL）のとらえ方 ……… 佐藤寿晃 9
　（1）身体障害領域におけるADLのとらえ方 ………………………………… 9
　（2）ADL分析，運動分析，工程分析 ………………………………………… 10
　（3）ADLの評価結果をどう治療に活かすか ………………………………… 12

4. 精神障害領域における日常生活活動（ADL）のとらえ方 …… 小山内隆生 14
　（1）精神障害とADL …………………………………………………………… 14
　（2）精神障害者の生活障害に対する作業療法 ……………………………… 14
　（3）精神科領域におけるADLの評価の視点 ………………………………… 15

5. 発達過程領域における日常生活活動（ADL）のとらえ方 ……… 黒渕永寿 17
　（1）発達過程領域における対象疾患 ………………………………………… 17
　（2）教育関連領域における作業療法 ………………………………………… 17
　（3）発達過程領域におけるADLとAPDL ……………………………………… 18
　（4）遊びとADL・APDL ………………………………………………………… 23
　（5）発達過程領域におけるADL・APDLの評価と治療計画 ……………… 23

6. 老年期における日常生活活動（ADL）のとらえ方 ……………… 長倉寿子 25
　（1）高齢者の生理的変化と特徴 ……………………………………………… 25

（2）高齢者のADL ……………………………………………………… 28
　　　（3）高齢者におけるADLの評価 ……………………………………… 30
　　　（4）高齢者におけるADLに対する支援 ……………………………… 31
7. 地域における日常生活活動（ADL）のとらえ方 …………慶徳民夫 33
　　　（1）地域における作業療法の対象者 …………………………………… 33
　　　（2）予防期におけるADLの視点 ……………………………………… 34
　　　（3）生活回復期におけるADLの視点 ………………………………… 35
　　　（4）他職種・機関との連携 ……………………………………………… 39
　　　（5）Population approach と High risk approach ………………… 39

第Ⅱ部
日常生活活動（ADL）の評価とトレーニング

A　基本動作 …………………………………………………………42

1. 定義・基礎知識 …………………………………………………藤井浩美 42
　　　（1）基本動作のとらえ方 ………………………………………………… 42
　　　（2）安定性と安全性 ……………………………………………………… 43
　　　（3）運動と動作の分析 …………………………………………………… 44
2. 寝返り・起き上がり動作 ………………………………………加福隆樹 47
　　　（1）動作・活動の特徴 …………………………………………………… 47
　　　（2）動作・活動の工程の分析とその評価 ……………………………… 48
　　　（3）作業療法計画の立案の流れ ………………………………………… 51
3. 立ち上がり動作 …………………………………………………加福隆樹 52
　　　（1）動作・活動の特徴 …………………………………………………… 52
　　　（2）動作・活動の工程の分析とその評価 ……………………………… 52
　　　（3）作業療法計画の立案の流れ ………………………………………… 55
4. 移乗動作 …………………………………………………………佐藤寿晃 59
　　　（1）動作・活動の特徴 …………………………………………………… 59
　　　（2）動作・活動の工程の分析とその評価 ……………………………… 59
　　　（3）作業療法計画の立案の流れ ………………………………………… 61
5. 移動動作 ……………………………………………………………千葉　登 64

（1）動作・活動の特徴 ……………………………………………………… 64
　　　（2）動作・活動の工程の分析とその評価 …………………………………… 64
　　　（3）作業療法計画の立案の流れ ……………………………………………… 68

B　身の回り動作（身辺動作） …………………………………… 70

1．食事動作 ……………………………………………………………鈴木由美 70
　　　（1）動作・活動の特徴 ……………………………………………………… 70
　　　（2）動作・活動の工程の分析とその評価 …………………………………… 71
　　　（3）作業療法計画の立案の流れ ……………………………………………… 73

2．整容動作 ……………………………………………………………佐藤寿晃 76
　　　（1）動作・活動の特徴 ……………………………………………………… 76
　　　（2）動作・活動の工程の分析とその評価 …………………………………… 76
　　　（3）作業療法計画の立案の流れ ……………………………………………… 78

3．更衣動作 ……………………………………………………………佐藤寿晃 83
　　　（1）動作・活動の特徴 ……………………………………………………… 83
　　　（2）動作・活動の工程の分析とその評価 …………………………………… 83
　　　（3）作業療法計画の立案の流れ ……………………………………………… 85

4．トイレ（排泄）動作 ………………………………………………藤井浩美 90
　　　（1）動作・活動の特徴 ……………………………………………………… 90
　　　（2）動作・活動の工程の分析とその評価 …………………………………… 91
　　　（3）作業療法計画の立案の流れ ……………………………………………… 93

5．入浴動作 ……………………………………………………………千葉　登 96
　　　（1）動作・活動の特徴 ……………………………………………………… 96
　　　（2）動作・活動の工程の分析とその評価 …………………………………… 96
　　　（3）作業療法計画の立案の流れ ……………………………………………… 99

C　日常生活関連動作（活動）（APDL・IADL） ……………… 101

1．炊事 …………………………………………………………………坂本俊夫 101
　　　（1）動作・活動の特徴 ……………………………………………………… 101
　　　（2）動作・活動の工程の分析とその評価 …………………………………… 102
　　　（3）作業療法計画の立案の流れ ……………………………………………… 105

（4）その他 …………………………………………………… 107
2．洗濯 ……………………………………………渕野浩二・松田隆治 108
　　　（1）動作・活動の特徴 …………………………………… 108
　　　（2）動作・活動の工程の分析とその評価 ……………… 109
　　　（3）作業療法計画の立案の流れ ………………………… 112
3．掃除 ……………………………………………高橋正基・竹田敦子 115
　　　（1）動作・活動の特徴 …………………………………… 115
　　　（2）動作・活動の工程の分析とその評価 ……………… 115
　　　（3）作業療法計画の立案の流れ ………………………… 119
4．家屋維持・管理 …………………………………………石川隆志 123
　　　（1）家屋維持・管理とは ………………………………… 123
　　　（2）家屋維持・管理のために──在宅生活に不可欠な維持・
　　　　　管理項目および工夫と留意点 ………………………… 125
5．買い物 …………………………………………………小川友美 128
　　　（1）動作・活動の特徴 …………………………………… 128
　　　（2）動作・活動の工程の分析とその評価 ……………… 129
　　　（3）作業療法計画の立案の流れ ………………………… 131
6．公共交通機関利用 ………………………………田平隆行・植田友貴 135
　　　（1）公共交通機関の利用について ……………………… 135
　　　（2）公共交通機関を利用する際の一連の外出評価 …… 135
　　　（3）各公共交通機関におけるバリアフリー対策と利用時の
　　　　　注意点 ……………………………………………………… 136

D　日常生活活動（ADL）と生活リズム　　　小山内隆生　142

　　　（1）日常生活リズムと概日リズム ……………………… 142
　　　（2）日常生活リズムとICF ……………………………… 143
　　　（3）日常生活リズムの評価と時間管理 ………………… 144

E　社会参加　　　加藤拓彦　148

　　　（1）動作・活動の特徴 …………………………………… 148
　　　（2）動作・活動の評価 …………………………………… 148

（3）作業療法計画の立案の流れ 153

第Ⅲ部
日常生活活動（ADL）の評価とトレーニングの実際

1. 脳血管障害
千葉　登 158
　　（1）疾患・障害の特徴 158
　　（2）ADL・APDLの障害像 159
　　（3）評価 160
　　（4）問題点 161
　　（5）治療計画 162

2. 脊髄損傷
佐藤寿晃 165
　　（1）疾患・障害の特徴 165
　　（2）ADL・APDLの障害像 165
　　（3）評価 167
　　（4）治療計画 167
　　（5）脊髄損傷者のADL・APDL 167

3. 変性疾患（パーキンソン症候群）
内藤泰男 173
　　（1）疾患・障害の特徴 173
　　（2）ADL・APDLの障害像 175
　　（3）評価 175
　　（4）問題点 177
　　（5）治療計画 178

4. 骨・関節疾患
笹原　寛 182
　　（1）疾患・障害の特徴 182
　　（2）ADL・APDLの障害像 183
　　（3）評価 183
　　（4）問題点 184
　　（5）治療計画 184

5. 内部障害（呼吸器疾患）
後藤葉子 190
　　（1）疾患・障害の特徴 190
　　（2）ADL・APDLの障害像 191
　　（3）評価 192
　　（4）問題点 193

（5）治療計画 ……………………………………………… 193
6. 統合失調症　　　　　　　　　　　　　　　　小山内隆生 198
　　（1）疾患・障害の特徴 …………………………………… 198
　　（2）ADL・APDLの障害像 ……………………………… 199
　　（3）評価 …………………………………………………… 199
　　（4）問題点 ………………………………………………… 200
　　（5）治療計画 ……………………………………………… 201
7. 認知症　　　　　　　　　　　　　　　　　　葛西真理 203
　　（1）疾患・障害の特徴 …………………………………… 203
　　（2）ADL・APDLの障害像 ……………………………… 204
　　（3）問題点 ………………………………………………… 206
　　（4）治療計画 ……………………………………………… 207
8. 躁うつ病　　　　　　　　　　　　　　　　　土澤健一 209
　　（1）疾患・障害の特徴 …………………………………… 209
　　（2）ADL・APDLの障害像 ……………………………… 210
　　（3）評価 …………………………………………………… 210
　　（4）問題点 ………………………………………………… 211
　　（5）治療計画 ……………………………………………… 212
9. 神経症　　　　　　　　　　　　　　　　　　田中　真 213
　　（1）疾患・障害の特徴 …………………………………… 213
　　（2）ADL・APDLの障害像 ……………………………… 214
　　（3）評価 …………………………………………………… 215
　　（4）問題点 ………………………………………………… 215
　　（5）治療計画 ……………………………………………… 217
10. 薬物・アルコール依存症　　　　　　　　　加藤拓彦 218
　　（1）疾患・障害の特徴 …………………………………… 218
　　（2）ADL・APDLの障害像 ……………………………… 220
　　（3）評価 …………………………………………………… 220
　　（4）問題点 ………………………………………………… 221
　　（5）治療計画 ……………………………………………… 221
11. 高次脳機能障害　　　　　　　　　　　　　葛西真理 223
　　（1）疾患・障害の特徴 …………………………………… 223
　　（2）ADL・APDLの障害像 ……………………………… 224
　　（3）評価 …………………………………………………… 225
　　（4）問題点 ………………………………………………… 226

12. 脳性麻痺 ……………………………………………………………谷口敬道・関森英伸 228
   （1）疾患・障害の特徴 ………………………………………………………………… 228
   （2）ADL・APDLの障害像 …………………………………………………………… 229
   （3）評価 ………………………………………………………………………………… 230
   （4）問題点 ……………………………………………………………………………… 232
   （5）治療計画 …………………………………………………………………………… 234

13. 重症心身障害 ……………………………………………………………………森　直樹 245
   （1）疾患・障害の特徴 ………………………………………………………………… 245
   （2）ADL・APDLの障害像 …………………………………………………………… 247
   （3）評価 ………………………………………………………………………………… 247
   （4）問題点 ……………………………………………………………………………… 249
   （5）治療計画 …………………………………………………………………………… 250

14. 知的障害 …………………………………………………………………………篠川裕子 256
   （1）疾患・障害の特徴 ………………………………………………………………… 256
   （2）ADL・APDLの障害像 …………………………………………………………… 257
   （3）評価 ………………………………………………………………………………… 259
   （4）問題点 ……………………………………………………………………………… 261
   （5）治療計画 …………………………………………………………………………… 261

15. 自閉スペクトラム症/自閉症スペクトラム障害 ……………………岩永竜一郎 265
   （1）疾患・障害の特徴 ………………………………………………………………… 265
   （2）ADL・APDLの障害像 …………………………………………………………… 265
   （3）評価 ………………………………………………………………………………… 266
   （4）問題点 ……………………………………………………………………………… 267
   （5）治療計画 …………………………………………………………………………… 268

16. 注意欠如・多動症/注意欠如・多動性障害（ADHD） ……………岩永竜一郎 271
   （1）疾患・障害の特徴 ………………………………………………………………… 271
   （2）ADL・APDLの障害像 …………………………………………………………… 271
   （3）評価 ………………………………………………………………………………… 272
   （4）問題点 ……………………………………………………………………………… 273
   （5）治療計画 …………………………………………………………………………… 273

17. 学習症/学習障害（LD） ……………………………………………………加藤寿宏 276
   （1）疾患・障害の特徴 ………………………………………………………………… 276
   （2）ADL・APDLの障害像 …………………………………………………………… 277

（3）評価 …………………………………………… 279
　（4）問題点 ………………………………………… 281
　（5）治療計画 ……………………………………… 281
18. 神経・筋疾患　　　　　　　　　　　　　　　　黒渕永寿　285
　（1）疾患・障害の特徴 …………………………… 285
　（2）ADL・APDLの障害像 ……………………… 286
　（3）評価 …………………………………………… 288
　（4）問題点 ………………………………………… 290
　（5）治療計画 ……………………………………… 291

付　録
佐藤寿晃・森　直樹・千葉　登・小山内隆生

　（1）身体障害領域・老年期におけるADL・APDL評価表 ………… 296
　（2）精神障害領域におけるADL・APDLの評価表 ……………… 303
　（3）発達障害領域におけるADL・APDLの評価表 ……………… 306

さくいん／311

第I部 日常生活活動（ADL）の概念と種類

1. 日常生活活動（ADL）の定義と分類

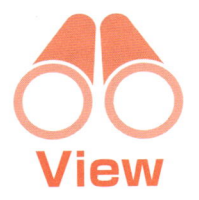

View

- 広義の日常生活活動（ADL）は生活の基本を支える目的動作全般を，狭義のADLは一連の日常生活動作（身の回り動作）をいう。
- 日常生活活動（ADL）に関する動作の分類としては，身の回り動作，移動動作，日常生活関連動作（APDL）がある。
- 日常生活活動をとらえるには，評価の視点を残されてすぐに活用できる能力，治療・トレーニングによって引き出される能力，半恒久的に戻らない能力に分けてとらえ，それぞれにアプローチを行う。

（1）生活と日常生活活動（ADL）

[図1] 生活の諸活動

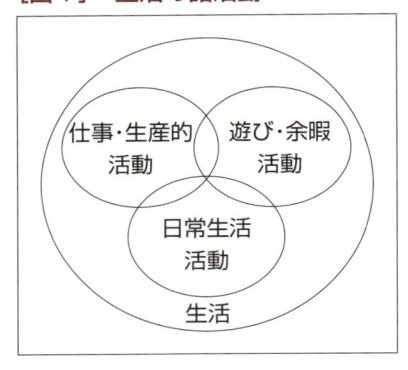

生活とは，生体リズム（biological rhythms），特に日内リズム（circadian rhythm）をもとにして，自然環境や社会環境に適応して主体的に生きることである。生活を構成する活動は，[図1] のとおり，仕事・生産的活動，遊び・余暇活動，日常生活活動に分類される[1]。このうち，広義の**日常生活活動**（activities of daily living：ADL）は，[図2] のように生活の基本を支える目的動作全般である[2]。

（2）身の回り動作（身辺動作あるいは日常生活動作）

一方，狭義の日常生活活動は，1日の生活のなかで，一人の人間が独立して生活するために行う基本的で，各人ともに共通に毎日繰り返される一連の身体動作群を指し，**身の回り動作**（身辺動作）（self-care），あるいは**日常生活動作**（狭義のADL）として表される。この場合の一連の身体動作群は，食事動作や排泄（トイレ）動作などの目的をもった各作業（目的動作）に分類され，各作業はさらにその目的を実施するための細目的動作に分類される[3]。

[図2] 日常生活活動の分類

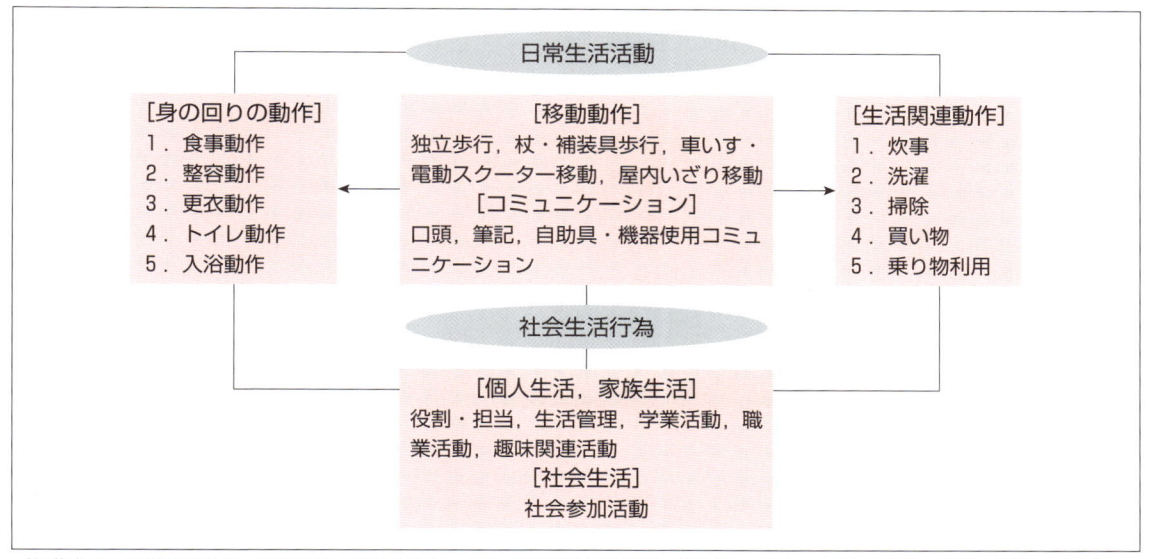

```
                        日常生活活動
   ┌──────────────┬────────────────┬──────────────┐
   [身の回りの動作]    [移動動作]          [生活関連動作]
   1. 食事動作       独立歩行，杖・補装具歩行，車いす・  1. 炊事
   2. 整容動作       電動スクーター移動，屋内いざり移動   2. 洗濯
   3. 更衣動作         [コミュニケーション]            3. 掃除
   4. トイレ動作       口頭，筆記，自助具・機器使用コミュ  4. 買い物
   5. 入浴動作         ニケーション                  5. 乗り物利用

                        社会生活行為
                  [個人生活，家族生活]
                  役割・担当，生活管理，学業活動，職
                  業活動，趣味関連活動
                      [社会生活]
                      社会参加活動
```

(矢谷令子：日常生活動作．齋藤宏他：姿勢と動作―ADLその基礎から応用，第3版．p190，メヂカルフレンド社，2010．より)

(3)基本動作とコミュニケーション

　狭義のADLである食事，排泄（トイレ），整容，更衣，入浴動作が成り立つには，これらの動作群の前提である寝返り，起き上がり，座位保持，立ち上がり，立位保持などの起居動作や，ベッドから車いすへの移乗動作，居室から居間への移動動作などの基本動作に加えて，他者とのコミュニケーションが必要である。

(4)日常生活関連動作(活動)(手段的日常生活活動)

　他方，食事動作が配膳された料理を食べるために必要な動作であるのに対して，食事には調理や後片付けなどの関連動作があり，これらの動作を**日常生活関連動作（活動）**（activities parallel to daily living：APDL）あるいは**手段的日常生活活動**（instrumental activities of daily living：IADL）という。

　これらは，屋内外の動作にとどまらず，自動車運転や安全管理，金銭管理や服薬管理といった高次の能力を含む概念である。米国作業療法のIADL分類には，他者のケア，ペットのケア，育児，コミュニケーション手段の利用，移動手段の確保，財務管理，健康管理，家屋管理，炊事，掃除，安全管理および買い物がある。

　これら日常生活動作，基本動作，日常生活関連動作（活動）（APDL）の関連を［図3］に示す[4]。

第Ⅰ部 日常生活活動（ADL）の概念と種類

[図3] 日常生活活動に関する動作の分類

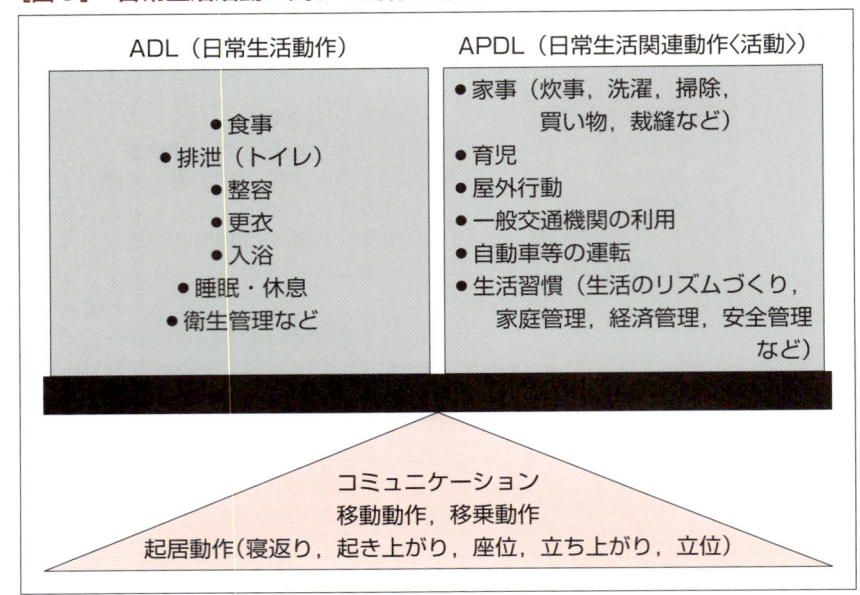

ADL（日常生活動作）
- 食事
- 排泄（トイレ）
- 整容
- 更衣
- 入浴
- 睡眠・休息
- 衛生管理など

APDL（日常生活関連動作〈活動〉）
- 家事（炊事，洗濯，掃除，買い物，裁縫など）
- 育児
- 屋外行動
- 一般交通機関の利用
- 自動車等の運転
- 生活習慣（生活のリズムづくり，家庭管理，経済管理，安全管理など）

コミュニケーション
移動動作，移乗動作
起居動作（寝返り，起き上がり，座位，立ち上がり，立位）

[図4] 国際生活機能分類

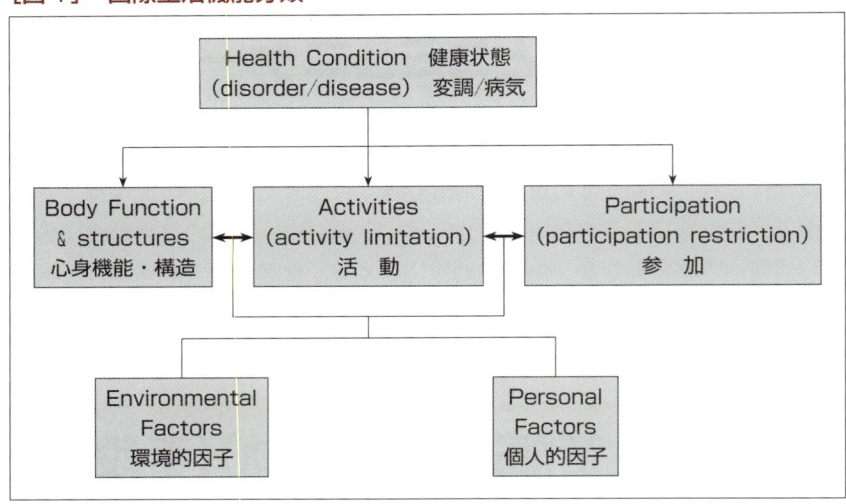

Health Condition 健康状態
(disorder/disease) 変調/病気

Body Function & structures 心身機能・構造 ↔ Activities (activity limitation) 活動 ↔ Participation (participation restriction) 参加

Environmental Factors 環境的因子
Personal Factors 個人的因子

（5）日常生活活動（ADL）のとらえ方

　日常生活活動は，作業療法の過程において重要な目標となるため，対象者の作業工程や目的動作は，健常者と比較・分析し，記録する必要がある。日常生活活動は，**国際生活機能分類**[5]（International Classification of Functioning, Disability and Health：**ICF**）の活動（activities）と参加（participation）に位置する最も重要な能力であり［図4］，日常生活活動の

[図5] 能力のとらえ方

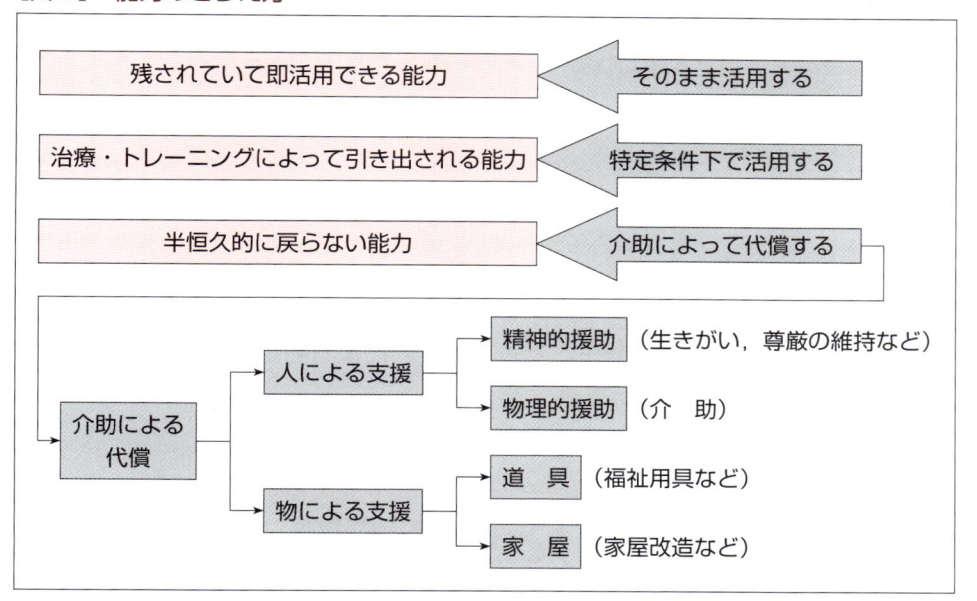

```
残されていて即活用できる能力 ← そのまま活用する
治療・トレーニングによって引き出される能力 ← 特定条件下で活用する
半恒久的に戻らない能力 ← 介助によって代償する

介助による代償
├─ 人による支援
│   ├─ 精神的援助（生きがい，尊厳の維持など）
│   └─ 物理的援助（介　助）
└─ 物による支援
    ├─ 道　具（福祉用具など）
    └─ 家　屋（家屋改造など）
```

評価は，[図5] のような考えに基づいた能力評価である．作業療法においては，障害によって失われた能力と残された能力の把握が第一であり，治療やトレーニングによって引き出される能力（p.8 Column参照）を予測し，福祉用具[★1]や家屋改造などの手段を用いて能力の代償を図る必要がある[6]．

（藤井浩美）

Key Word

★1　福祉用具
心身の機能が低下し日常生活を営むのに支障のある老人または心身障害者の日常生活上の便宜を図るための用具，機能訓練のための用具および補装具をいう（「福祉用具の研究開発及び普及促進に関する法律」1993.10.1施行）．

文献

1) 鷲田孝保編：基礎作業学．pp 6-8，協同医書出版社，1999．
2) 矢谷令子：日常生活動作．齋藤宏他：姿勢と動作—ADLその基礎から応用，第3版．p190，メヂカルフレンド社，2010．
3) 土屋弘吉・今田拓・大川嗣雄：日常生活活動（動作）——評価と訓練の実際．pp 3-4，医歯薬出版，1992．
4) Crepeau EB, Cohn ES, Schell BAB (Eds)：Willard & Spackman's Occupational Therapy 11th Edition, pp538-553, Lippincott Williams & Wilkins, Philadelphia, 2008.
5) 世界保健機関：国際生活機能分類．pp16-18，中央法規出版，2002．
6) 矢谷令子・福田恵美子編：作業療法実践の仕組み．pp 7-10，協同医書出版社，2001．

2. 日常生活活動（ADL）と作業療法

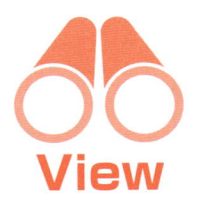

View
- ADLを，生命維持に必要な活動と社会との関わりのための活動に分ける。
- ADLの障害は，動作ができないことによるものと方法がわからないことによるものがある。

（1）日常生活活動（ADL）と生活課題

　人間は社会的動物である（アリストテレス）といわれているように，われわれは，社会と何らかの関係をもって生きている。したがって，われわれに求められる生活課題は，生命を維持することと社会との関わりを形成し維持することという2つに分けられる。

　生命を維持するための課題としては，食事を摂ることや排泄をすることなどがあり，社会に適応するための課題としては，他者との交流や社会的役割の遂行などがある。何らかの原因で障害を負ってしまった人は，これらの課題の遂行に支障が生じ，**生活障害**を呈する。この生活障害は，精神障害，身体障害など，それぞれの障害構造や個人の生活様式によって異なる。作業療

[図] 生活障害とICF

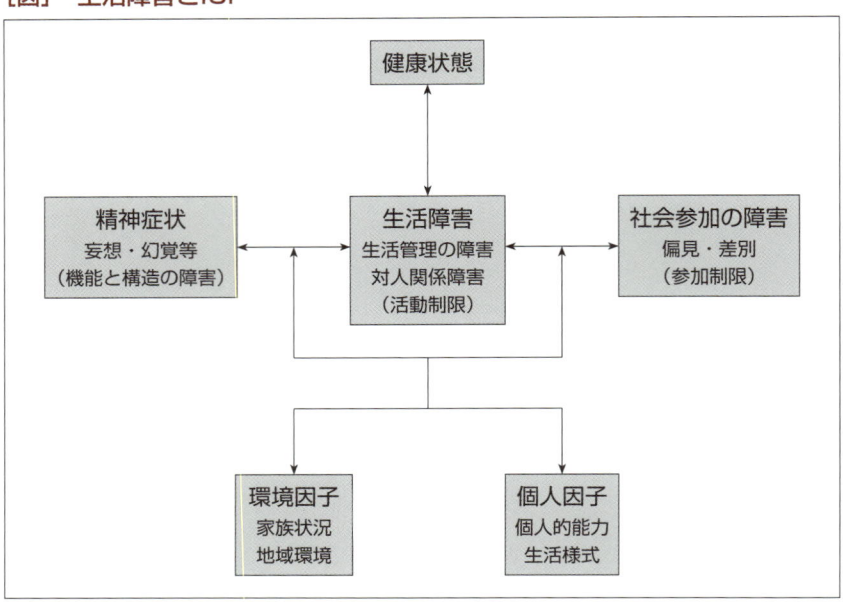

```
                    健康状態
                      ↑↓
  精神症状          生活障害          社会参加の障害
  妄想・幻覚等  ←→ 生活管理の障害 ←→  偏見・差別
  (機能と構造の障害)  対人関係障害        (参加制限)
                  (活動制限)
                      ↓
            ┌─────────┴─────────┐
         環境因子              個人因子
         家族状況              個人的能力
         地域環境              生活様式
```

法はこれら個別の生活障害に対する対応が求められる。

(2)障害の種別と生活障害

　生活障害はICFでは活動制限のところに該当する［図］。したがって，これらは機能と構造ならびに社会参加からの影響を受けるとともに背景要因である個人因子と環境因子からの影響を受けることになる。

　生活障害の要因となりうる機能と構造は，身体障害者では，身体機能障害に起因する運動機能障害，精神障害者では，精神機能障害に起因する思考障害や意欲の障害に起因するセルフケアを含む生活管理の障害が考えられる。社会参加における生活障害の主な要因は，身体障害者では社会に存在する物理的障壁，精神障害者では偏見等の心理的障壁が考えられる。そして彼らの生活スタイルや彼らの家族環境や地域社会の受入れ状況などは背景要因に対応する。

　これらのことから生活障害克服のためのADL改善の視点は，ICFのActivitiesとParticipationの観点が重要となる。すなわち，
　❶対象者が目標とする社会参加[★1]と活動の形態
　❷対象者の機能（運動機能・精神機能）のレベル
　❸対象者の環境（援助体制や住居環境）のレベル
である。

One Point

★1　社会参加
目標とする社会参加と活動の形態は当事者の生活スタイルを考慮し，ADL完全自立の上で社会参加を果たす，ADL介助を受けながら社会参加を果たすなどの段階的な目標を想定し，それに必要な患者の能力や環境があるか否か，またはそれが達成可能か否かに注意を払う必要がある。対象者の能力を評価するときには，単に活動ができるか否かだけではなく，それが実用的な時間内に遂行できているか否かを評する必要がある。

(3)領域別の日常生活活動（ADL）

　われわれの活動は，生命を維持するための生活課題を大脳が意識し，行動のプログラムを立て，神経細胞を通して筋肉等の運動器に指令を送り，運動器が指令どおりの動作をすることによって成立している。これら一連の系列の一部でも障害が起きると活動に障害をきたすことになる。このことはADLにも当てはまり，ADLの障害もまた，前述の系列上の障害に起因していると考えることが必要である。生命を維持するための生活課題を意識する部分での障害は，認知症や一部の精神科疾患に認められ，行動のプログラムから運動器の動作までの系列上の障害は，脳血管障害や脊髄損傷などの神経障害や筋肉の損傷や病変に認められる。

　このように，ADLの障害を考えるときには，生活課題の意識という"意識上"の障害なのか，行動のプログラムから運動器の動作までの"構造上または機能上"の障害なのか2つの視点でとらえる必要がある。

　作業療法でADLトレーニングを行う場合には，前者の場合には患者の人生観や価値観などの意識に働きかける必要があり，後者の場合には，動作の再学習のために各器官に働きかける必要がある。しかしながら，生活課題とい

う観点では，健常者も身体障害者も精神障害者も生活するために遂行しなければならない生活課題は同じであり，障害者のADLのトレーニングにあたっては，対象者の活動や目的動作は，健常者との比較・分析に基づいて計画されなければならない[★2]。

ここで重要なことは，目標とするADLの実用的な遂行時間を設定することである。すなわち，たとえ着替えなどの活動が一人でできたとしてもそれが2時間かかるのであれば実用的とはいえない。この場合は，第三者による援助（訪問介護やヘルパーによる介助）を検討するべきである。そのときの注意点としては，援助を受ける過程で患者ができることは患者がするという意識をもたせ，患者が遂行する機会を提供するということである。

（小山内隆生）

> **One Point**
>
> **★2 発達障害について**
> 発達障害の生活障害の原因については，身体機能障害に起因するものや精神機能障害に起因するものなど身体障害者の生活障害の原因と精神障害者の生活障害の原因と重複するので割愛した。発達障害は，身体機能の発達障害や精神機能の発達障害など多様性に富んでおり，それぞれの障害の内容に着目することが重要である。

Column
能力（ability）とは

能力（ability）とは，何らかの活動（動作や作業）を可能にする心理的・生理的条件のすべてをいう。一般には，トレーニングや発達過程の現段階における実行力あるいは達成力を指す。

これに対し，最適条件下でトレーニングするならば到達可能とされる上限を潜在的能力，すなわち性能（capacity）とよぶ。この両者を含めて能力ということもある。能力は生得的・素質的条件と教育・トレーニングや過去経験とによって形成されるが，性能は生得的・素質的条件によって規定される。学問や芸術など特殊な分野で将来のトレーニングによって開花が予想される未開発の資質を才能（talent）といい，優れた技術的能力を技能（skill）とよぶ。また，言語能力などのように日常生活に必要な能力を実際的能力（proficiency）という（『日本大百科全書』小学館）。この意味において，日常生活活動は人間にとって代表的な能力といえる。

（藤井浩美）

3. 身体障害領域における日常生活活動（ADL）のとらえ方

- 身体障害領域のおけるADLは，心身機能の障害により動作遂行能力が低下する。
- ADL評価対象は，主に動作遂行能力が重要である。また，精神・心理状態，高次脳機能障害などにも十分留意する必要がある。
- ADL評価は，「できる」「できない」ではなく，その「できない」要因を追求しなければならない。

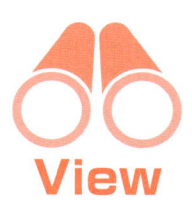

（1）身体障害領域におけるADLのとらえ方

　身体障害領域におけるADLの特性・特徴は，心身機能の障害により動作遂行[★1]能力が低下することである。

　機能障害の原因として，中枢性および末梢性運動麻痺・感覚障害，関節リウマチや関節症などの骨・関節障害，筋ジストロフィー症などの神経・筋障害，高次脳機能障害など多種多様である。

　ADLの評価対象は，主に動作遂行能力は重要であるが，生活に対する意欲，心理状態，習慣あるいは精神障害などが生活活動に影響する。このため，精神・心理状態，高次脳機能障害などに十分留意する必要がある。

　[表1]にADLをとらえるポイントを示す。

①各疾患の運動機能障害の特徴を理解する

　脳血管障害による片麻痺，脊髄損傷による四肢麻痺，対麻痺または痙性麻痺，弛緩性麻痺，関節リウマチによる関節の変形や痛みなど，原因となる疾患による運動機能障害によりADLの障害には個々の特性・特徴がある。そのため，原因疾患とそれに伴う運動機能障害の特徴を把握することは，作業療法評価・治療をする上で重要である。

Key Word

★1 動作遂行
動作遂行のための要素として，安定性，速度性，持久性，応用性，協調性がある。これを向上することで安定した動作遂行を可能とする。

[表1] ADLをとらえるポイント

- 各疾患の運動機能障害の特徴を把握していますか？
- 疾患の進行度（慢性，進行性疾患）を把握していますか？
- 精神症状，高次脳機能障害の有無による動作遂行への影響を考慮していますか？
- 老化による運動機能への影響を把握していますか？
- 合併症を考慮していますか？

②疾患の進行度（慢性，進行性疾患）を理解する

慢性進行性疾患（例えば関節リウマチや筋ジストロフィー症など），急性発症（例えば脳血管障害や外傷性による整形外科疾患など）は，疾患，症状の進行状況は異なり，それぞれに適したADLの評価，治療が重要である。

③精神症状，高次脳機能障害の有無による動作遂行への影響を理解する

脳に病変を有する場合，失語，失行，失認，認知症など運動機能障害ではなく，精神症状，高次脳機能障害によりADLが障害されることが予測される。そのため精神症状，高次脳機能障害について把握することが重要である。

④老化による運動機能の影響を理解する

老化★2により，体力や持久力などが低下しADLに影響を与える。疾患特性の把握も重要であるが，老化によるADL上の特性は考慮する必要がある。

⑤合併症★3を理解する

高齢になると，原因疾患はもちろん，高血圧，糖尿病，視力・聴覚障害などを有していることが多い。これらの合併症を考慮する必要がある。

Key Word

★2 老化[1]
老化は，広義と狭義に分類できる。広義の老化とは，誕生から発育，成熟，衰退，死亡するまでの全過程を示し，aging（加齢，老齢化）と表現される。狭義の老化とは成熟期以降，衰退期に起こる現象のことを指す。

---

(2) ADL分析，運動分析，工程分析

評価方法には，大別して観察と面接がある。

①面接（interview）

対象となる者（患者，その家族，関係者など）に直接話を聞くことである。面接の種類として，初回面接，情報収集のための面接，評価面接がある。特に評価面接は，対象者の受け止め方（障害受容），ニーズ，治療への期待などについて聞き取るため，ADL状況を含めた調査が必要である。

②観察（observation）

目の前に起こっている事象をそのまま客観的に見て表示できることである。作業療法士は身体機能面はもちろんのこと，精神機能面の機能状態もADLを通じて観察し評価することができる。観察のポイントを[表2]に示す。

●ADL分析

ADL評価は，単に動作ができるかできないかの評価ではなく，精神機能や

One Point

★3 内部障害の増加（合併症）ADL阻害因子
内部障害の増加の要因として，生活習慣の変化や高齢化による影響がある。内部障害によるADL能力低下は，直接的な運動器の障害とは異なり，活動性の低下に起因する廃用性症候群によるものが多い。多くの内部障害では抑うつなどの心理的な反応を伴うことで生活の質の低下をきたすことが知られている。

[表2] 観察のポイント

- 容姿，挙動・言語，目の動き，日常活動，対人関係など
- 動作的視点：動作のパターン，動作の順序，運動方向，運動の安定性，運動の速度（滑らかさ），耐久性など

環境要因なども含めてどの部分ができないのか，その要因を把握すれば治療の手がかりとなることになる。動作を直接観察して分析することが中心となる。

ここでADL分析に必要な運動そのものの分析（運動分析）と活動の工程の分析（工程分析）について概略を説明する。詳細については成書を参照されたい。

- **運動分析**：それぞれの動作について，❶筋活動，❷関節運動，❸関係する身体部位について分析する。
- **動作工程分析**：一般にある目的を果たす行為の系列をいう。

◉ **身体障害領域で用いられる評価法**

ADLの評価目的として，❶対象者のADLニーズをとらえる，❷現在のADL能力（できるADL，しているADL）★4 把握，❸「❶❷」からどのような事柄が阻害因子になっているかがあげられる。

身体障害領域で用いられる評価法として，Functional Independence Measure（FIM，機能的自立度評価法），Barthel index（BI，バーセル・インデックス），Katz Activities of Daily Living Index（カッツ・インデックス），PULSESプロフィール（パルセス・プロフィール）などがある。また，高齢者を対象にしているが，対象者の障害の状況に応じて老研式活動能力指標（TMIG, Index of Competence），障害高齢者の日常生活自立度（寝たきり度）判定基準なども用いることもある。詳細は本書の付録，または成書を参照されたい。

しかし，ここで重要なのは，なぜその動作ができないのかを追及することである。例えば，「食事ができない」とする。この場合，食事動作に必要な関節可動域，筋力はもちろんであるが，姿勢バランス，口腔機能，意識レベル，高次脳機能などさまざまな機能が組み合わさって動作を遂行している。よって，関節可動域，筋力だけでは，食事動作の評価は不可能である［図1］。

> **One Point**
>
> ★4　「できるADL」と「しているADL」
>
> 「できる」と「している」のADL能力の差は，リハビリテーション室と病棟，病棟と在宅などで生じる可能性がある。作業療法士をはじめ，リハビリテーションチームが一丸となってその両者の差を埋めることが大事である。また，その差を埋めるためには，ADL評価の際，どのような場面で，どの程度の差が，どの理由で生じるのかを追求することが治療へとつながる。

[図1] 動作観察の視点（食事動作を例に）

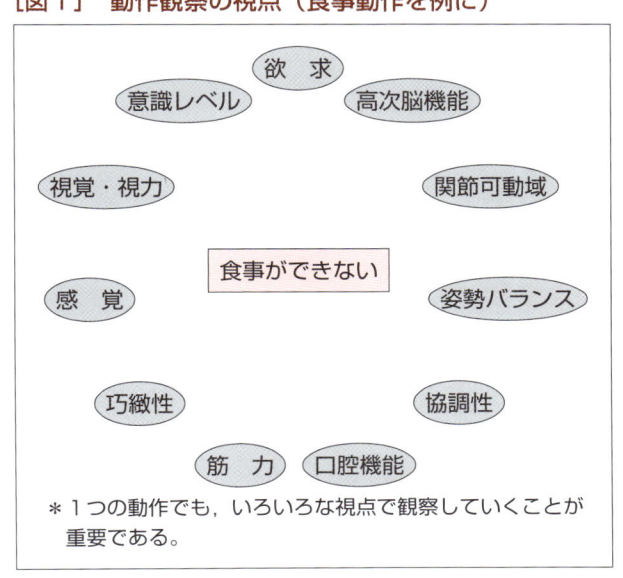

食事ができない：欲求、意識レベル、高次脳機能、視覚・視力、関節可動域、感覚、姿勢バランス、巧緻性、協調性、筋力、口腔機能

＊1つの動作でも，いろいろな視点で観察していくことが重要である。

作業療法士は，なぜ，その動作ができるのか，できないのかだけの判定でなく，その原因を追求しなければならない。

(3)ADLの評価結果をどう治療に活かすか [図2]

ADL評価は，対象者が現時点で実際行っている動作・活動を評価するだけではない。過去，すなわち，障害を受ける前の生活状態の把握および評価，また，今後どのような生活を送れるかなどの，個人因子，環境因子を考慮して進めていく必要がある。作業療法士は，将来の動作・活動状況を予測して，現時点でも改善に必要な作業療法計画を提示することが重要である。そのためには対象者をさまざまな視点から評した結果を相互関連について考慮して作業療法計画を作成することが重要である。

[図2] 対象者のADLにおける過去・現在・未来

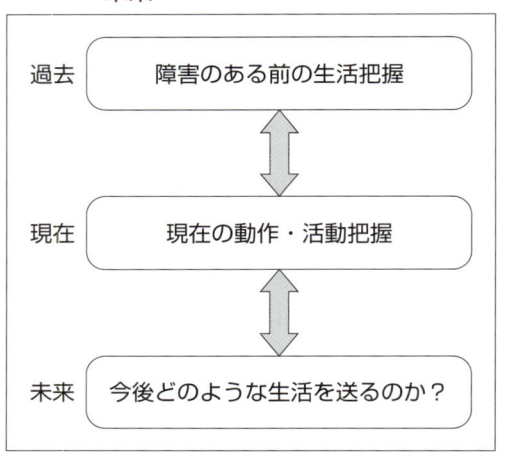

過去　障害のある前の生活把握
　↕
現在　現在の動作・活動把握
　↕
未来　今後どのような生活を送るのか？

Column
身体障害領域における疾患の特徴

『作業療法白書2010』[2]によると，医療領域における身体障害の対象疾患の割合は，65歳未満では，脳血管性障害，骨折，高次脳機能障害，失行・失認の順で多かった。65歳以上では脳血管性障害，骨折，パーキンソン病，失行・失認の順となっており，骨折，脊髄疾患，脊髄損傷，頭部外傷が増加した。2005年と比較すると，上位の疾患や障害は同様であるが，脳血管性障害や骨折は65歳未満では減少し，65歳以上では増加傾向にあった。

身体障害領域では，上位に位置する対象疾患は中枢神経系疾患とその症状が中心を占める。脊髄損傷や整形外科疾患も身体障害領域では約半数の施設で作業療法の対象となっている。また，悪性新生物（がん，腫瘍など），心疾患，呼吸器疾患など内部障害も65歳以上の約半数の施設で対象となっている。

（佐藤寿晃）

引用文献
1）日本老年医学会編：老年医学テキスト．廣済堂，2003．
2）日本作業療法士協会編：作業療法白書2010．日本作業療法士協会，2012．

参考文献
○大嶋伸雄編：身体障害領域の作業療法．中央法規出版，2010．
○日本作業療法士協会監：日常生活活動，改訂第3版．協同医書出版社，2011．
○齋藤宏他：姿勢と動作，新版．メヂカルフレンド社，2000．
○伊藤利之他：ADLとその周辺，第2版．医学書院，2013．
○山岸茂則編：臨床実践 動きのとらえかた―何をみるのか その思考と試行．文光堂，2012．

4. 精神障害領域における日常生活活動（ADL）のとらえ方

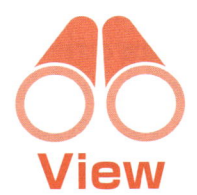

View
- 精神障害者の日常生活の障害は動作ではなく方法のまずさによる。
- ADLトレーニングの目標は適切な行動の学習と習慣化である。
- 評価は彼らの能力だけでなく，環境の評価も重要である。

（1）精神障害とADL

　身体障害領域におけるADLの障害は，主として運動機能障害による基本的動作の障害に起因するのに対し，精神障害領域におけるそれは，基本動作の障害ではなく，主として**日常生活のマネジメント**（生活の送り方）の障害に起因する。臺[1]はこれらの障害を**生活の方法の障害**（way of daily living：WDL）といい，その内容として，生活管理能力の障害，対人関係の障害，作業能力の障害，生きがいの喪失などをあげている。

　つまり，精神障害者の日常生活上の障害は，動作ができないのではなく，動作をしないことによって生じている。

　具体例をあげると，整容動作ができない身体障害者にとっての原因は，上肢の運動障害となるが，上肢の運動機能に障害のない精神障害者にとってのそれは，整容の仕方がわからないとか整容の必要性を感じないためとなる。

　このように，精神障害領域におけるADLの障害は，意欲低下などの動機づけや周囲の人目に気がつかないといった**注意障害**，自分の意見をうまく伝えられないといった**コミュニケーション障害**など精神機能障害の影響を強く受けている。特に，コミュニケーションの障害は，精神障害者の孤立につながり，ストレスの増加による不適応行動や再発のきっかけとなることが多いため注意が必要である。

（2）精神障害者の生活障害に対する作業療法

　われわれは，1日を，朝起床すると，着替えを行い，食事をし，整容，身だしなみを整えて，社会で働き，夜家に帰り，着替えをして食事をとり，歯磨きなどの整容を行い，就寝するという生活を送っている。社会で働いているときには，上司や同僚とのコミュニケーションも行っている。日常生活に

おいてわれわれが無意識に行っているこれらの課題のなかで，食事，身だしなみ，整容などは成長過程において習慣化してきたものであり，コミュニケーションは家族や学校での親や友人との交流を通して学習してきたものである。

したがって，精神障害者の生活障害に対するリハビリテーションの目的は，方法の学習や習慣化となる。コミュニケーション方法の学習方法としては代表的なものとしてSST★1がある。

しかし習慣化のプログラムについては定まったものはない。われわれの習慣は，生活地域で代々受け継がれてきたもので，その獲得過程には，親や友人など信頼関係の確立された人との生活が重要な役割を果たしている。

作業療法でそれらの習慣化を図るためには，作業療法士は，作業療法過程で生じる作業療法士と対象者との信頼関係を通して，規則正しい生活や身だしなみを整えることなど一般社会で行われている習慣の重要性や必要性を理解させる必要がある。これらのことから，作業療法士は，対象者と自分との人間関係（例：上下関係や信頼関係など）について，どのような状態なのかをスーパービジョン★2などを利用して客観的に判断できるように心がける必要がある。

Key Word

★1 SST (Social Skills Training)
リバーマンらによって開発された認知行動療法理論に基づいたトレーニング法で，現在では精神障害者ばかりでなく，触法少年の更生プログラムなどにも用いられている。

Key Word

★2 スーパービジョン
スーパーバイザーと呼ばれる第三者に対象者と作業療法士との関係について評価してもらい，振り返ること。

(3)精神科領域におけるADLの評価の視点

精神障害者の治療が病院から地域へ移行してきた現在において，彼らのADLを「社会生活に関連した活動」と「個人生活に関連した活動」とに分けて評価することが重要である[2]。

社会生活に関連した活動にはコミュニケーションや周囲との協調などの対人関係に関連する活動と交通機関・公共機関の利用などがあげられ，場合によっては就労に関係する活動も含める。

個人生活に関連する活動には食事・整容などの身の回り動作（self-care関連活動），金銭管理や時間管理，服薬管理などの生活管理活動などがあげられる[3]。

これらの活動の完成度は，個人によって異なるが，個人生活や社会生活は彼らが生活すると想定される地域社会の環境要因の影響を受ける。具体的には，その地域での精神障害者を取り巻く人間関係や，彼らの生活を支える社会資源の整備状況，彼らに期待される地域での役割などがあり，これらの要因が精神障害者を支える役割を果たした場合には彼らに求められる個人的能力は高くなくてもよいが，逆に支える資源がほとんどない場合には非常に高い個人能力が求められる。

個人生活の評価においては，彼らの想定される生活形態を考慮する必要がある。個人生活の形態としては，家族との同居，グループホームでの共同生活，単身生活などがある。家族との同居の場合には，食事や洗濯，服薬や私物管理など身の回りの管理については家族の援助が期待できるが，グループ

ホームでの生活や単身生活では自分のことは自分でしなければならない。このように生活の可否は個人要因である対象者の能力と環境要因である生活形態や人間関係などとの相互作用で決まる [図]。したがって精神科領域で生活活動を評価するときには，以下のことに注意を払う必要がある。
- 個人要因である精神障害者の能力
- 環境要因である対象者を支える資源
- 生活形態

以上の項目について評価したうえで，最終的には個人要因と環境要因の相互作用を考慮する。

[図] 社会生活の適応の要因

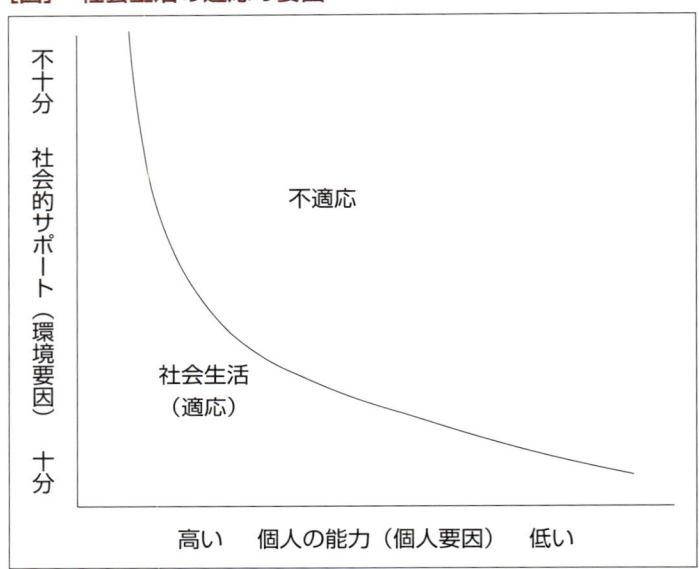

縦軸：社会的サポート（環境要因）　不十分←→十分
横軸：個人の能力（個人要因）　高い←→低い
領域：不適応／社会生活（適応）

（小山内隆生）

文献

1) 臺弘：生活療法の復権．精神医学26（2）：803-814, 1984.
2) 小山内隆生：統合失調症者の社会生活支援．OTジャーナル37（6）：648-651, 2003.
3) 小山内隆生・清宮良昭・藤井浩美他：入院中の慢性分裂病者の生活技能．OTジャーナル25（5）：366-372, 1991.

5. 発達過程領域における日常生活活動(ADL)のとらえ方

- 近年,発達過程領域における作業療法対象児は拡大してきている。
- 教育関連領域において作業療法の提供が増加している。
- ADL・APDLの評価には発達里程標（milestone）を利用する。
- ADL・APDLにおいて遊びは重要である。

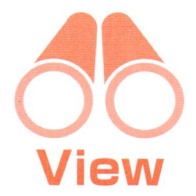

(1) 発達過程領域における対象疾患

　日本における近年の合計特殊出生率★1は下がり,人口が減少に向かうとされる2.07を下回り続け,子どもの数も人口比率★2も低下している。一方では,高齢者の人口割合が2007年に21％を超え超高齢化社会に突入している。このような社会情勢では,子どもは非常に貴重な存在であることに間違いはない。

　発達過程領域における作業療法は,脳性麻痺を対象とした作業療法がこれまでの主流をなし,これは現在でも変わりはない。しかし以前とは違い,周産期医療の技術進歩による救命率の向上や妊婦をとりまく環境の変化による胎児への影響,障害をもって生まれてきた子どもの早期発見と早期治療技術の進歩による以前にはみられなかった治療後の障害像の出現,出生後の発達期における社会心理的ストレス等による多様な障害像を呈する脳性麻痺や精神発達遅滞,**発達障害（自閉スペクトラム症/自閉症スペクトラム障害（ASD），学習症/学習障害，注意欠如・多動症/注意欠如・多動性障害**など，脳機能の発達に関係する障害）などが対象となり,作業療法の対象が徐々に拡大されてきている。

　資料として2010年に日本作業療法士協会から出された作業療法白書の発達過程領域における対象の表を掲載する［表1］〜［表3］。

Key Word

★1　合計特殊出生率
「一人の女性が,生涯の間に何人の子どもを産むか」を推定する指標。2013年の日本の合計特殊出生率は1.43。

One Point

★2　子どもの推計人口
15歳未満の子どもの推計人口（2013年4月1日現在）は1649万人。1982年から32年連続の減少。総人口に占める子どもの割合は12.9％。1975年から39年連続低下。

(2) 教育関連領域における作業療法

　発達障害領域の作業療法は,病院などの医療領域や児童福祉施設などの保健・福祉領域で提供されてきていたが,2007年度からの特別支援教育制度によって,外部専門家★3の活用が位置づけられ,特別支援学校などの教育関連領域において作業療法が提供されるようになってきた。教育関連領域に関わる作業療法士の数は着実に増えており,今後ますます必要性は高まると思わ

Key Word

★3　外部専門家
特別支援学校自立活動指導充実事業の事業内容に外部専門家の活用があり,外部専門家には専門の医師,作業療

[表1] 医療領域（発達障害）作業療法の対象

	2010年			2005年	
	n＝209	n＝193 無回答16除く		n＝241 無回答12含む	
	回答数（％）	％	順位	順位	％
脳性麻痺	172（82.3）	89.1	1	1	91.3
精神遅滞，知的障害	157（75.1）	81.3	2	2	75.5
自閉症・アスペルガー症候群・学習障害など特異的な学習障害と広汎性発達障害	148（70.8）	76.7	3	3	66.4
てんかん	124（59.3）	64.2	4	6	61.4
染色体異常	124（59.3）	64.2	4		―
神経筋接合部および筋の疾患（重症筋無力症・筋ジストロフィーなど）	94（45.0）	48.7	6	10	38.6
先天性奇形	94（45.0）	48.7	6	8	51.0
重症心身障害	92（44.0）	47.7	8	7	51.9
児童青年期の行動・情緒障害（ADHD含む）	90（43.1）	46.6	9		―
二分脊椎	84（40.2）	43.5	10		―
先天性筋疾患	74（35.4）	38.3	11	9	49.0
頭部外傷	58（27.8）	30.1	12	12	33.6
視覚障害	57（27.3）	29.5	13	11	34.9
脳血管性障害	57（27.3）	29.5	13	14	22.0
聴覚障害	42（20.1）	21.8	15	13	24.5
情緒障害	35（16.7）	18.1	16	18	15.4
高次脳機能障害（注意・遂行機能・記憶の障害など）	25（12.0）	13.0	17		―
その他の骨・関節疾患	24（11.5）	12.4	18	16	16.2
中枢神経系の系統萎縮・脱髄疾患など	21（10.0）	10.9	19		―

10％以上回答があったもの
（日本作業療法士協会：作業療法白書2010．p48，日本作業療法士協会，2012．より）

法士，理学療法士，言語聴覚士，心理学の専門家等が該当する。

れる。

教育関連領域における作業療法の目的は，「日常生活活動の改善」が最も多く，医療領域や保健・福祉領域において最も多い「運動機能の改善」とは違いがみられ，**よりADLやAPDLに重きがおかれている。**

（3）発達過程領域におけるADLとAPDL

身体障害領域や精神障害領域と発達過程領域の大きな違いは，発達途上の障害のため，身体機能や精神機能と同様にADL・APDLも，一度も機能獲得は行われていないという点にある。一度獲得された機能を再獲得するのではなく，一から初めて獲得しなければならない。

人間の発達は，人種や文化，環境による多少の違いはあるものの，発達す

[表2] 保健・福祉領域（発達障害）作業療法の対象

	2010年 n=89	2010年 n=77 無回答12除く		2005年 n=109 無回答4含む	
	回答数（%）	%	順位	順位	%
精神遅滞，知的障害	65 (73.0)	84.4	1	2	67.9
自閉症・アスペルガー症候群・学習障害など特異的な学習障害と広汎性発達障害	65 (73.0)	84.4	1	3	64.2
脳性麻痺	61 (68.5)	79.2	3	1	88.1
染色体異常	49 (55.1)	63.6	4		―
てんかん	46 (51.7)	59.7	5	4	63.3
児童青年期の行動・情緒障害（ADHD含む）	33 (37.1)	42.9	6		―
重症心身障害	27 (30.3)	35.1	7	7	49.5
神経筋接合部および筋の疾患（重症筋無力症・筋ジストロフィーなど）	24 (27.0)	31.2	8	11	30.3
聴覚障害	20 (22.5)	26.0	9	11	30.3
視覚障害	19 (21.3)	24.7	10	8	39.4
先天性奇形	18 (20.2)	23.4	11	9	38.5
二分脊椎	18 (20.2)	23.4	11		―
情緒障害	14 (15.7)	18.2	13	18	8.3
先天性筋疾患	13 (14.6)	16.9	14	10	34.9
その他の骨・関節疾患	10 (11.2)	13.0	15	18	8.3

10%以上回答のあったもの
（日本作業療法士協会：作業療法白書2010．p58，日本作業療法士協会，2012．より）

る時期や動作はおおよそ同じであるように，ADL・APDLの獲得時期も同じ時期であることが多い。定型発達児のデータから作成される発達里程標（milestone）[表4][表5][1]には，身体機能，知的機能，情緒的機能，社会的機能の獲得時期が示されており，そのなかの社会的機能にはADL・APDLの発達時期も記載され，発達障害領域の対象児への利用は重要となる[表4]。

● ADLの発達

ADLの発達は，乳児期（0～1歳）では，身の回り動作はすべて養育者に全面介助され，哺乳や排泄などの生命維持に必要な活動は，出生時より生理的な反射活動によって営まれる。原始的な反射活動に支配されていた姿勢や視覚，手の運動が，座位や立位・歩行といった起居・移動動作の発達や目と手の協調した上肢機能へと発達していく。また，それらは身体知覚の発達とともに促進されていき，コップを持って飲むことができたり，手づかみで食べたり，着替えに協力することができるようになり，身の回り動作は部分的に可能となる。この時期に，育児という養育者との密接な関係は，その後の情緒や対人関係の発達に大きな影響を与える。

幼児期（1～6歳）では，粗大運動や微細運動の発達に伴う身体知覚や空間知覚の発達も得られ，さらに模倣し反復することで，ほとんどの身の回り

[表3] 教育関連領域（特別支援学校など）における作業療法の対象

	n＝57	n＝42 無回答15除く
	回答数（％）	％
精神遅滞，知的障害	32（56.1）	76.2
脳性麻痺	28（49.1）	66.7
自閉症・アスペルガー症候群・学習障害など特異的な学習障害と広汎性発達障害	24（42.1）	57.1
てんかん	21（36.8）	50.0
神経筋接合部および筋の疾患（重症筋無力症・筋ジストロフィーなど）	20（35.1）	47.6
児童青年期の行動・情緒障害（ADHD含む）	16（28.1）	38.1
染色体異常	15（26.3）	35.7
重症心身障害	13（22.8）	31.0
脳血管性障害	11（19.3）	26.2
先天性奇形	10（17.5）	23.8
高次脳機能障害（注意・遂行機能・記憶の障害など）	9（15.8）	21.4
視覚障害	9（15.8）	21.4
情緒障害	8（14.0）	19.0
二分脊椎	7（12.3）	16.7
統合失調症	6（10.5）	14.3
心臓疾患	6（10.5）	14.3

10％以上回答のあったもの
（日本作業療法士協会：作業療法白書2010．p70，日本作業療法士協会，2012．より）

動作が可能となる。また，それらは生活習慣として学習され，幼稚園や保育所などの集団の中で行われる。集団の中での，身の回り動作の自立は，自信や自尊心といった心理的な発達も促進される。

身の回り動作の自立により，学童期（6～12歳）の発達課題である学校生活の遂行へと進むことができる。さらに，身の回り動作の自立は学童期や青年期（12～22歳）での家事手伝いという社会的役割の発達へと進む。

日常生活活動（ADL）の定義と分類は本書に記載されており（第Ⅰ部1「日常生活活動（ADL）の定義と分類」参照），日常生活活動は日常生活動作（身の回り動作），基本動作とコミュニケーション，APDL（日常生活関連動作〈活動〉）により構成されているが，子どもを対象とした場合の日常生活動作（身の回り動作）は，生命維持から社会的側面まで幅広い技能が含まれる。身の回り動作の困難は，摂食機能，排泄コントロール，動作の完遂，行為の意味理解や手順の記憶，触覚や味覚の感覚調整障害など多様である。心理面の影響も強く，拒食などの摂食障害，下痢などの排泄障害が起こることもある。

基本動作とコミュニケーションは，筋緊張や関節可動域，姿勢アライメントなどの身体的機能の問題により基本動作が困難となりやすいが，知的機能との関わりが大きい意欲や動機づけなどに影響されることも多い。また，基本動作は，経験不足や過剰介助といった環境面，さらに，所要時間や疲労など実用性に問題がみられる場合もある。コミュニケーションには，相手が表現する読み取りと相手に伝える表現，言葉や文章の意味理解，構音などの障

[表4] 6歳までの運動・社会性・言語発達

		粗大運動		目と手の協応運動		対人交流		言語理解		言語表出
乳児期 〜1歳	0:0	顔の向きを変える	0:1	正中線まで追視する	0:0	泣いている時抱き上げると泣き止む	0:0	大きな音に反応する	0:1	大きな声で泣く
	0:1	腹臥位で頭を上げる		音のする方に顔を向ける	0:1	人の顔をじっと見つめる	0:2	人の声で一瞬動きが止まる	0:2	色々な泣き声を出す
	0:3	首がすわる	0:3	180度追視する	0:3	あやされると声を出して笑う	0:3	人の声のする方に首を回す	0:4	声を出して笑う
	0:4	腹臥位で両腕を張って胸を上げる	0:4	手に触れたながらがらをつかむ	0:4	人に笑いかける	0:4	母親の声を聞き分け、泣くのをやめる	0:5	不快な感情を声で表す
	0:5	寝返りをする	0:5	顔にかかった布を手ではらう	0:7	イナイイナイバーを喜ぶ	0:6	親の話し方で感情を聞き分ける	0:6	親の声につられて声を出す
	0:7	座る	0:6	物を持ち替える	0:7	おもちゃを取られると不快そうにする	0:7	名前を呼ぶと振り向く	0:7	声を出して親の注意を引く
	0:8	腹這いをする	0:6	手掌全体で小さなものをつかむ	0:9	人見知りをする	0:10	聞きなれない音や声を恐がる	0:8	ママママダダダなどの音を出す
	0:9	つかまって立ち上がる	0:8	物を打ち合わせる	0:10	身振りを真似る	0:11	「ちょうだい」というととれる	0:9	発音をまねる
	0:10	四這いをする	0:9	親指と他指で小さなものをつまむ	0:11	親の後追いをする	0:12	「ブーブどこ」と聞くとそちらを見る		
	0:11	一瞬立つ	0:10	おもちゃの車を手で走らせる						
			0:11	なぐり書きをする						
			0:11	コップを持って飲む						
幼児期前半 1〜3歳	1:1	2〜3歩歩く	1:3	積み木を2個重ねる	1:0	ほめられて同じ動作を繰り返す	1:2	絵本を見て「ワンワンどれ」と聞くと指差す	1:0	ママ, パパなどの有意語を1語言う
	1:5	走る	1:6	あまりこぼさずスプーンを使う	1:1	バイバイをする	1:3	簡単な指示に従う	1:3	ママ, パパ以外に有意語を3語言う
	1:7	一段ずつ足をそろえて階段を上がる	1:7	まねてぐるぐるまるを書く	1:2	親から少し離れて遊ぶ	1:5	本を読んでもらいたがる	1:4	絵本の犬をみて「ワンワン」と言う
	1:10	ボールをける	2:1	鉄棒にぶらさがる	1:5	難しいことがあると親の助けを求める	1:6	身体部分の名称が2つ以上わかる	1:6	名前を呼ばれて「はい」と返事する
	2:4	足を交互に運んで階段を上る	2:4	手遊び歌をする	1:6	簡単な手伝いをする	1:10	三語文の指示に従う(「テーブルにコップを置いて」など)	1:9	「これ、あれ」などの代名詞を使う
	2:6	両足ジャンプをする	2:7	まねて直線を引く	1:7	友達と手をつなぐ	2:3	大きい、小さいがわかる	1:10	二語文を言う
	2:9	三輪車がこげる	2:9	まねて丸を書く	2:0	欲しいものがあっても言い聞かせると我慢する	2:9	長い、短いがわかる	2:2	三語文を言う
	2:10	片足立ちを2〜3秒する	2:10	はさみで紙を切る	2:3	友達とけんかして親に言いつけにくる				
幼児期後半 3〜6歳	3:5	幅とびをする	3:3	ボタンをはめる	3:0	ままごとで役をする	3:0	赤青黄緑の色を正しく指せる	3:0	同年齢の子どもと会話する
	3:10	片足けんけんを数歩する	3:11	まねて十字を書く	3:0	子ども同士で電話ごっこの会話をする	4:2	5個までの数を理解する	3:2	姓名を言う
	4:2	ブランコに立ちのりする	4:2	直線にそってはさみで紙を切る	3:6	母親から平気で離れられる	4:5	左右を理解する	4:5	四数詞を3問中2問正しく復唱する
	4:2	継足歩行を4歩以上する	4:4	床に落としてはずむボールをつかむ	4:3	じゃんけんで勝ち負けがわかる				
	5:0	片足立ちを10秒する	4:6	四角形を模写する	4:6	ぶらんこなどを友達と順番に使う				
			4:8	3種類以上の身体部分からなる人の絵を描く	4:6	砂場で二人以上が協力して一つの山を作る				
			5:5	6種類以上の身体部分からなる人の絵を描く						

注）各項目の最初の数字は、ほぼ60〜75%の子どもが通過する年齢（年：月）である

（津守式発達検査，遠城寺式乳幼児分析的発達検査，DENVER II（デンバー発達判定法）の資料をもとに作成．小林繁一：行動・情動（情緒）の発達の診かた．鴨下重彦監，桃井真里子他編：ベッドサイドの小児神経・発達の診かた，第3版．p75，南山堂，2009．より）

[表5] 基本的生活習慣の発達

年齢(年)	(月)	食　事	排　泄	更　衣	清　潔
0	6	ビスケットを自分で食べる			
0	9	哺乳瓶を持って飲む			
1	0	スプーンを使う		体を動かして衣服の着脱に協力する	
1	3	コップを持って飲む			
1	7		排尿後に教える		
1	8	ストローで飲める		帽子を1人でかぶる 靴をぬぐ	風呂で体を洗う
1	11				
2	0		便意を言葉で教える 尿意を教える	靴をはく	
2	6	「ごちそうさま」をいう		1人で衣服を着ようとする	
3	0	箸を使って上手に食事をする ほとんどこぼさないで1人で食事する		ボタンをはずせる 指示されて衣服を着る	手を洗って拭く
3	6		排尿の自立		
4	0			指示なしで衣服を着る	歯を磨く, 口をすすぐ 鼻をかむ, 顔を洗う
4	6		排便の自立(紙の使用)		
5	0				
6	0				
7	0		眠前に自分からトイレへ行く	衣服の着脱の自立 脱いだ服をたたむ	ほうきで掃除する

（宮尾益知：神経発達の診かた．鴨下重彦監，桃井真里子他編：ベッドサイドの小児神経・発達の診かた，第3版．p66，南山堂，2009．より）

[表6] 教育関連活動

- ・登下校の移動動作
- ・学校内の移動動作
- ・姿勢保持を含む着席動作
- ・読み書き計算などの学習活動
- ・文房具や学習教材の操作
- ・体育や音楽などの学習活動
- ・給食当番や掃除などの役割活動
- ・委員会やクラブ活動
- ・運動会などの学校行事　など

害により困難になる。

●APDLの発達

　APDL（日常生活関連動作〈活動〉）には，屋内活動の調理や掃除，洗濯などの家事，金銭管理，電話の使用などが含まれ，屋外活動には交通機関の利用，買い物などが含まれる。家事は，家族が行う姿を見ることによって興味がわき，手伝いの形で徐々に獲得されるが，障害特性とともに環境や経験の有無による差が出やすい。交通機関の利用に際しては，乗り物への乗降や目的地までの経路の計画，金銭の取扱い，車内のマナーなど，さまざまな要素が必要となる。

●教育関連活動

　子どもを対象とした場合には，**APDLの中に教育関連活動［表6］を含む必要がある**。それは，幼児期後期（3～6歳）より青年期前期（12～18歳）までは，幼稚園や学校などの集団生活を送る時期でもあり，そこでの活動の占

める割合は家庭生活と同様に長い時間となるためである．また，前述したように，今後，教育関連領域での作業療法の提供が増加することが予測されるからでもある．教育関連活動には，読み書き計算や文房具の操作，楽器や運動用具などの道具の操作，運動などの学習関連動作，学級活動，クラブ活動，そして各種の行事がある．

(4)遊びとADL・APDL

　生活を構成する活動は，**日常生活活動**，**遊び・余暇活動**，**生産的活動**に分類される．遊び余暇活動は生活を構成する1つになっており，人が遊び余暇活動に求める目的は，❶人との交流を楽しむ，❷心身のリフレッシュ，❸興味・関心を満たすことである．発達途上の子どもにとっても同様であるが，子どもの遊びはADL・APDL獲得の役割ももっている．

　遊びの種類には，❶**身体遊び**（感覚・運動・単純操作遊び），❷**認知遊び**（構成（創造）・想像遊び），❸**社会的遊び**があり，どの年代においてもそれぞれの遊びは行われるが，身体遊びから認知遊び，認知遊びから社会的遊びへと発展していく．

　身体遊びとは，感覚・運動で獲得された単純で瞬間的な遊びを，自分の身体や物を好きなように操作し処理する遊びで，感覚運動が培われる．この遊びからの，起居移動動作に必要な身体機能の発達や目と手の協調，物の操作などの上肢機能の発達は，身の回り動作を獲得するための準備となる．

　認知遊びは，身体遊びを踏まえて知的発達の相互作用において生じてくる遊びで，より高度な知的活動を駆使した，物を組み立てたり作り出したりする遊びやごっこ遊びになる．役割を決めて身の回りの世話をするままごと遊びは，身の回り動作の獲得に役立ち，APDLで必要となる対人関係技能の発達に関係する．

　社会的遊びは，認知遊びを踏まえて対物・対人的関係性と情緒的安定性をふんだんに使った達成行動遊びで，競技やルール遊びを通して集団における自己統制能力が培われていく．この遊びは，APDLに必要な社会の規範やルールの獲得に役立ち，認知遊びと同様に対人関係技能の発達に関係する．

　発達過程における**日々繰り返される遊び**は，ADL・APDL獲得には非常に重要な要素となる．

(5)発達過程領域におけるADL・APDLの評価と治療計画

　発達過程領域における対象児は，症状の程度，進行性疾患，二次障害，環境などにより多種多様な状態を示していることが多く，重症心身障害児から

自閉症スペクトラム障害児等の発達障害児と幅が広い。ADLやAPDLの実施状況は，成長や発達の影響を強く受けるだけではなく，特定の環境条件，環境調整の有無，動機づけ，養育者や教師の期待，養育態度などにしばしば左右される。評価を実施する際には，前述の点を考慮する必要がある。

評価は，情報収集と観察により行い，各動作の自立度だけではなく，どのように行っているかという質的な評価が重要となる。**APDLの評価では，特に幼稚園や学校などの集団生活における問題の有無と実施状況を評価する。**

ADL・APDLのフォーマルなテストには，子どものための機能的自立度評価法（WeeFIM）やリハビリテーションのための子どもの能力低下評価法（PEDI）などがある。

治療計画は，評価から導き出された課題に対して計画されるが，将来起こりうると思われる課題を考慮しながら，物や人を含めた環境調整も計画に入れ込む必要がある。

（黒渕永寿）

引用文献

1）鴨下重彦監，桃井真里子他編：ベッドサイドの小児神経・発達の診かた，第3版．南山堂，2009．

参考文献

○田村良子編：作業療法学全書［改訂第3版］第6巻　作業治療学3発達障害．協同医書出版社，2010．
○岩崎テル子他編：標準作業療法学　専門分野　作業療法評価学．医学書院，2009．
○福田恵美子編：標準作業療法学　専門分野　発達過程作業療法学．医学書院，2008．

6. 老年期における
日常生活活動（ADL）のとらえ方

- 加齢に伴う生理機能の低下は，老年症候群に総称される多様な症候をもたらし，放置すると高齢者の生活の質（QOL），およびAPDL・IADL，ADLを阻害する。
- 高齢者のADLは，身体的にも個人差が大きく，疾患に起因する障害と廃用に起因する障害，加齢による障害の3つの視点から包括的にとらえる必要がある。
- 長年の生活行為様式や個々の環境要因が違うことを前提に，ADLの動作項目だけでなく生活習慣や役割，価値観など総合的に評価し，本人が望む暮らしを支える必要がある。

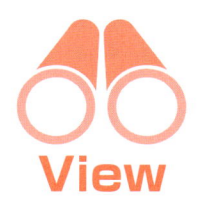

(1) 高齢者の生理的変化と特徴

　高齢者は，加齢によってさまざまな生理的変化が現れることから，若年者とは異なる特徴がある。加齢による筋骨格系，呼吸・循環器系，神経系の退行性変化が，日々の活動に何らかの制限をもたらし，その結果として総体的に体力やADL低下を招く。高齢者には，若年時からの慢性疾患が加齢に伴う生理機能の変化により病態が変化したものや，加齢とともに著しく増加する特有の疾患がある。

　多くの疾患を併せもつ**高齢者のADLを阻害する因子は，身体的要因だけでなく，心理的要因や環境要因，生活習慣や価値観などの個人因子が複雑に絡み合っている**。加齢に伴う機能変化は社会的・時代的背景の影響からも個人差が大きく，年齢層による比較だけでなく，個別の変化をとらえることが大切である。このため，老年期の一般的な特徴をとらえた上で個々の背景からADL能力を分析することが重要となる。

(a) 加齢に伴う機能的変化

■──心血管系

　心血管系疾患の発症は加齢とともに増加し70歳以上の死因の第1位を占め，廃用症候群を助長しやすい。加齢による心機能の変化は，冠動脈の加齢による血液供給の低下，カテコールアミンに対する心拍数，心筋収縮力の反

応の低下などで説明され，高齢者の心臓は負荷に対する予備機能が低下しており，心不全になりやすいといえる。動脈壁の肥厚や硬化といった変化は血管の伸展性（コンプライアンス）を低下させ，血圧の変動や動脈瘤，動脈解離の原因となる。このように心不全は心臓自体の疾患のみでなく，その原因は，陳旧性心筋梗塞，狭心症，弁膜症，高血圧症などがある。また，加齢に伴い頻度が増す脳のアミロイド・アンギオパチーは脳血管壁にアミロイド（多くはβタンパク）が沈着し，血管が脆弱になり出血を起こしやすい。

■——呼吸器系

呼吸器系は，加齢変化が最も認められる臓器の1つといわれている。高齢者では呼吸器を形成する組織の粘弾性・収縮力の低下，横隔膜筋力の低下がみられる。ガス交換や換気予備能，運動耐容能も低下し，肺炎で死亡する患者の多くは65歳以上の高齢者である。上気道反射の低下も関与しているため，誤嚥，夜間の不顕性誤嚥が生じやすいなど容易に肺炎を発症する。

■——精神神経系

精神神経系の変化では，神経細胞の脱落や記憶力の減退などさまざまな変化が認められる。生理学的な萎縮では脳はびまん性に萎縮するとされているが，病的な変化となると局所性の萎縮が目立つことが相違点である。認知機能の加齢変化では陳述記憶は手続き記憶と比べて減退しやすく，陳述記憶のなかでもエピソード記憶は意味記憶よりも減退しやすいとされている。

前頭葉は，注意機能，抑制機能，作業記憶，実行機能，流暢性などさまざまな認知機能の神経基盤であるとされているが，選択的注意や注意の分割，聴覚性の注意変換などの高次の注意機能は正常な加齢でも減衰することが知られている。これらの高次の注意機能が低下するために，高齢者では複数の課題を並行して遂行していく能力の低下や，認知的な処理の最中に不適切な情報が混入しやすくなるために間違いや勘違いが増加すると考えられる。

■——骨・運動器系

骨・運動器系ではその疾患率は，急速に増加する。体の支持能力の主要な因子である骨密度は，女性ホルモンの低下やビタミンD等の栄養不足などの関係が深く加齢に伴い徐々に低下し，腰・背部痛や骨折の頻度が増加する。筋肉の萎縮では運動量の低下や低栄養，関節軟骨においては，加齢とともに肥満や過剰運動による機械的なストレスが加わり，関節炎や関節痛をもたらし運動制限や行動範囲が縮小することになる。

(b)老年症候群と虚弱に陥るサイクル

高齢者が虚弱に陥る原因は，生活様式や食習慣との関連も深く，疾病や老年症候群をもたらす加齢による機能低下が背景に存在する。**老年症候群とは**，

Column
高齢者の介護予防

　要介護の原因は高齢による転倒・骨折，認知症，関節疾患等が多くを占める。軽度の介護を必要とする人を水際で防ぎ，介護を必要としないための介護予防が重要となる。高齢者が安心して健康維持を全うするためには，健康な時からの心がけや筋力維持のための体操などの取り組みが推進されるべきである。介護予防教室への参加など外出の機会が体力の向上につながり，ADL障害予防やQOL向上に役立つ。

加齢に伴う複数の臓器器官の機能低下によって起こる多彩な症状・徴候のことである。老年症候群は明確な病気と分類することは難しいが，高齢者に多い特有な治療やケアが必要な症状の総称とされ，転倒，誤嚥，記憶障害，脱水，睡眠障害などがある。

　例えば，転倒では加齢による運動機能の低下や身体活動の低下によって総エネルギー代謝が減少し，食欲減退から低栄養状態に陥り，その状態が筋量減少（サルコペニア）★1を招く。サルコペニアがもとで，要介護状態の原因の1つである転倒が起こる。転倒は結果であり，また原因にもなる。

　さらに日常よく遭遇する老年症候群の1つに脱水がある。高齢者では水分貯留量が低下しやすく，体内総水分量や細胞液の減少に加え，生理機能の低下など，水・電解質異常をきたす因子が多数あり，容易に陥りやすい。発熱や下痢，倦怠感，四肢の筋力低下，痙攣，失見当識，言語障害，錯乱，意識障害など精神・神経症状が現れることが多い。神経系の機能低下のため自覚症状がなく脱水状態に気がつかない場合も多いと考える。生命に関わる脱水状態の予防が重要である。

　また，高齢者は睡眠・覚醒リズムが乱れやすく，加齢に伴って睡眠障害を訴える人の割合は増加する。睡眠障害は日中の眠気や疲労感ばかりでなく，認知機能や作業能力の低下をもたらす。

　このように**老年症候群が虚弱の原因**であり，また，その虚弱から老年症候群やその背景原因へのフィードバックという負のサイクルにより生活の自立度低下が発生する。高齢者は，病気ではない状態であっても日常生活に不具合が生じる老年症候群の発生や生活習慣といった複数の要因から悪循環に陥り，虚弱となるリスクは非常に大きい。

(c) 高齢者の心理的特徴

　高齢者は身体的だけでなく精神的・社会的に何らかの喪失感を抱いていることが多いことから，行動の変化を不安や心理的葛藤など心理的側面の観点からも分析する必要がある。転倒による打撲，かぜで寝込むなどがきっかけ

Key Word

★1 サルコペニア
加齢に伴う筋力の低下，または老化に伴う筋肉量の減少を指し，Rosenberg IHにより提唱された造語で，高齢者の脆弱性を考える際に重要な概念である。サルコペニアは，高齢者が虚弱になる過程で生じる全身の筋肉が量的，質的に低下することを指し，これが原因でさまざまな老年症候群が生じる。

---

6 老年期における日常生活活動（ADL）のとらえ方

となり，日常生活でできると思っていたことができなくなると，意欲や気力の低下，依存性または攻撃性などの精神的変化が生じる。また，長期入院による他者への依存が自己価値観や自信の低下を引き起こす可能性があることに注意しなくてはならない。このような状況がもたらすうつ状態や長期のストレスは認知機能を低下させる。一方，習慣化された日常生活には問題はみられないが，新しい場面になかなか対応できない状態や，世の中の出来事にあまり興味や関心を抱かなくなることが認知症の初期の徴候であったりすることもあり，注意深く観察する必要がある。

虚弱の状況を放置することは，活動制限だけでなく外部との交流が不足することで社会生活の狭小化，さらには身体機能だけでなく認知機能の低下に拍車をかけることになる。

(2) 高齢者のADL

高齢者のADLは，個々の心身機能に環境と価値観や生活様式が複雑に関連しているため，高齢者の生活機能に低下をもたらす主な要因と生活全般の特徴を理解しておく必要がある。

(a) 高齢者の立位姿勢と動作時バランス

高齢者の立位姿勢は，腰椎部の過剰な後彎とともに，頸椎部の代償的な前彎および股・膝関節の屈曲，骨盤後傾位を呈することが多い。重心線は足部の後方へ変位しており，後方バランスを崩しやすい状態となっている。脊椎の椎体変形によって円背が進行するとともに身長が低下し，円背の頂点が下方へ移動する。これらの姿勢アライメントの変化や異常により**動作時のバランスが不安定**になりやすく，また視野の狭小化や頸部前屈による下方視も伴って動作速度や移動能力に低下が起こる。

高齢者の歩行[★2]時のふらつきは，平衡性の低下によってもたらされ，重心動揺における支持基底面の低下や運動ニューロンの減少により，足底内での重心移動範囲が狭くなり結果としてバランス能力を維持する比率が縮小することにつながる。

(b) 移動能力と転倒

高齢者における転倒の発生頻度は高く，非常に多くが転倒を経験している。要因[★3]には，体力の低下により歩行スピードが遅くなる，長距離の移動が困難，疲労しやすい，また下肢機能の低下から摺り足で歩くことによってつまずきやすい，視力や注意機能の低下から段差に気がつかないなど障害物の回

> **One Point**
>
> **★2　高齢者の歩行の特徴**
> 歩行速度の低下・歩幅の短縮・両脚支持時間の延長・歩隔および足向角の増大・遊脚期での足の挙上の低下・腕の振りの減少・体幹回旋の減少・体幹前傾位・不安定な方向転換・蹴り出し時の足関節底屈と股関節伸展の減少・踵接地時の足関節背屈の減少・立脚期の膝関節屈曲位　など
> このことより歩行時のストライドが狭く，姿勢全体の前後左右への移動が縮小し，歩行速度が低下する。歩行パターンの変化では，特に歩行周期や歩幅の変動性が大きい高齢者は転倒発生のリスクが高いことが報告されている。

避能力の低下などが考えられる。立ち上がりや歩行，方向転換を含めた一連の移動能力から**転倒の危険性**を評価する必要がある。

転倒の発生状況は，日中の屋内で，場所は寝室や居室，歩行中が多いとされており，多くの日用品が混在する環境下での活動，いわゆる外的要因として障害物との関連性を考えなければならない。

また，薬剤も転倒を引き起こす大きなリスクファクターであるため，内服状況の確認は重要である。

さらに，転倒を経験することによって活動することに恐怖が生じ，身体活動量が制限されることが報告されている。特に後期高齢者は，繰り返される転倒や骨折などによって，自己効力感の低下により活動を控えるようになり，運動機能や心肺機能さらに認知機能などの低下となって要介護状態に陥ることがある。

(c)食べる機能と食生活

高齢者にとって食べることは単純に食事動作の遂行というだけでなく，生命維持のための生活リズムや健康のバロメータとして，さらに，生きがいとしての楽しみの1つとして幅広い意味がある。

ADLの食事動作を評価する際には，咀嚼力の低下や嚥下機能の低下，口腔周辺の筋肉の衰えやその影響による唾液の分泌など併せて注意が必要である。義歯が合っていないことにより食事内容も変化し，加齢による味覚の低下などにより，さらに噛む力も低下する可能性がある。また，買い物や調理がおっくうになり，簡単な食事ですませたり，食事回数の減少，運動不足から食欲が落ちるなど**低栄養**★4〜★6のリスクを抱える在宅高齢者は非常に多い。

高齢者の栄養障害は，免疫力の低下や骨の脆弱性，そしてサルコペニアをもたらし，ADLやQOLの低下をもたらす。障害高齢者では，摂食・嚥下機能の低下から誤嚥性肺炎を起こしやすくなる。水分摂取を控えている高齢者は，皮膚の乾燥や発汗量から脱水の有無を確認する。1日1.2Lの定期的な水分補給と，運動や入浴，発熱など，汗をかいたら補給をするなどの生活管理が重要である。

(d)セルフケアの特徴

入浴は，衣服の着脱や浴槽の出入でのまたぎ動作，洗い場の椅子からの立ち上がりなど複合動作であることや気温や室温などの影響も受けやすく，全般的におっくうになりやすいと考えられる。このように次第に面倒な活動になり，また，運動量が低下すると発汗等の影響が少ないと感じることで，入浴が2日に1回になるなど入浴頻度が減ることも考えられる。

衣服の着替えでは，動作時に関節の痛みを伴う，バランスを崩すなど身体機能の影響も大きい。また，外出頻度が減ることで身だしなみを整えること

One Point

★3 転倒の内的要因と外的要因

転倒の要因には，内的要因として運動器の機能低下だけでなく，視力や認知障害などが関与している。また，外的要因として床（滑りやすい床材・じゅうたん）・障害物・照明・階段（段差の高さ・手すりの不備）・浴室（手すりの不備や浴槽の高さ）・ベッド（不適切な高さ）・履物・歩行器具（調節不備）などがある。

One Point

★4 高齢者における低栄養の要因

・身体的側面：食欲不振，認知症，うつ状態，うつ病，味覚・嗅覚の減退，食欲調整ホルモンの変化，唾液分泌の低下，咀嚼力の低下，嚥下障害，消化管機能の低下
・社会・経済的側面

One Point

★5 低栄養の指標

体測定値：body mass index(BMI)，体重減少率，上腕周囲長，下腿周囲長など，血液検査：最も汎用され指標とされているものは血清アルブミン値（Alb）

Key Word

★6 BMI

体重（kg）÷身長（m）÷身長（m）
18.5未満，1〜6カ月間に3％以上の体重の減少，2〜3kgの体重減少，血清アルブミン値（中リスク）3.5g/dL以下，摂取量が不良75％以下

や衣服を選ぶ機会が減り，装いの楽しみや目的がなくなることも考えられる。

このように**更衣や整容は，精神・心理的機能との関連も深く，生活リズムや社会活動のバロメータとなる**。

排泄は，1日のいく度と繰り返される行為であり，屋内の起居・移動能力と関係する。尿漏れなど排泄機能の問題があると外出を控え，ADL機能低下の要因になりうる。排便習慣は，水分，繊維質の多い食事内容や摂取量によって個人差がある。投薬によりコントロールしている高齢者も多い。

認知症や高次脳機能障害を有する高齢者においては，運動機能障害が著明でなくてもADL障害がみられる。記憶や認知機能の低下のため，物品の操作や管理ができなくなったり，動作が完結しなかったり，逸脱することがある。

(e) APDL・IADLの特徴

高齢者にとってのAPDL・IADLは，身体機能や移動能力との関連はもちろんのこと，個々の生活習慣の要因が大きくさまざまである。**高齢による能力の低下は，まず社会的な能力を失い，手段的能力の低下の後，ADL能力の低下が起こる**とされている。

家庭内行為として，連続して負担なく行えている家事動作や趣味・娯楽，役割といった日課が活動性を反映する。また，生活を維持するためには，服薬や金銭などの生活管理能力も重要である。買い物や屋外活動は，移動能力と地域環境因子の影響が大きく，地域のバリアによって活動範囲が制限されることもある。社会生活行為である隣人や友人との付き合いや地域活動，外出の目的などによって個々の行動範囲や社会交流は大きく異なる。地域での暮らしは，人的・物理的環境と個人の生きがいや生活史との関連が深く，個別性を大切にしたとらえ方が重要である。

(3) 高齢者におけるADLの評価

> **One Point**
>
> ★7 高齢者におけるADLの指針
>
> 高齢者の活動における最大有酸素能力は，65歳の時にはせいぜい8METsであり，それ以降には低下して85歳では5～6METsとなる。したがって，典型的な1日にわたって高齢者が行う諸活動は，「低」（＜3METs），「中」（3～6METs），そして「高」

高齢者にみられる運動機能の低下には，加齢による低下だけでなく，加齢に伴って増加する疾患による低下や生活習慣の変化による廃用性の機能低下が複合している。過度の安静や長期にわたる臥床の継続によってさまざまな合併症が起こるため，早期のリハビリテーションの開始にあたっては，体動や日常の摂食パターン，睡眠，皮膚の状態，身体活動度などの基本的なチェックは重要である。そして高齢者自身が自分の生活をどのようにとらえているかといった健康に対する意識や価値感から健康リスクを確認し，ニーズを把握することが重要である。高齢者のADLは，**老化や疾病，障害の程度に注意しながら長年の生活行為様式や生活習慣など総合的に評価**する必要がある。

高齢者のADL評価尺度には，高齢者機能評価（GDS）や老研式活動能力指標，LSA（Life Space Assessment），E-SAS（Elderly Status Assessment）

などがある。加えて，具体的に1日の活動評価（24時間の生活）や不定期な活動などを確認することが重要である。また，ADL項目の「できる・できない」やADL介助量だけではなく，さまざまなチェックリストの活用や実用度・頻度などを数量的にとらえることも必要となる[★7]。認知症では，認知機能障害がADLに影響を及ぼしていることは知られている。その進行にしたがって生活機能の障害が現れるため，ADLを総合的にとらえることができる行動評価尺度がある。それにはADL障害に影響を与える症状の関連や介護負担の把握などの目的がある。さらに，家庭環境や高齢者本人だけでなく家族の意識が重要な因子であることを忘れてはならない。

（＞6METs）の3強度の範疇に大別できる。身体活動の指針では，高齢者に定期的に身体活動を行うよう勧めている「中（適度な）」強度の身体活動は，個人の酸素摂取予備能の50％（最大酸素摂取量の50〜60％）もしくは心拍予備能の50％（最大心拍数の60〜70％），すなわち典型的な高齢者では3〜4METsに相当する。

（4）高齢者におけるADLに対する支援

　高齢者の疾病は慢性的に経過するため必要以上の長期臥床，廃用症候群によって生活機能が低下してしまうことが少なくない[★8]。このため入院中では，疾病に対するアプローチだけでなく，二次的障害の予防，経過の長期化を防ぐことが重要である。時に受け身の治療を希望し，積極的にトレーニングや指導を受け入れない可能性もある。さらに，入院によって日常生活自立度が低下してしまい，介助の割合が増加あるいは新しく生じてしまうと，在宅復帰がより困難となる。高齢者における支援では，疾病を治そうという気力や疾病および環境の変化に伴う気分の落ち込みに対する配慮など**心理的支援**が重要である。

　また，多くの高齢者の場合，社会活動に対するニーズが少ないと，家庭内における身の回り動作の自立が目標となることが多い。しかし，狭義の基本的ADL（BADL）だけでなく，近年，高齢者世帯や高齢者の独居も多くなり，食事の準備を含む家事や生活管理など日常生活関連動作の維持は非常に重要と考える。継続的な**健康管理**，自立や安全性を高めるための**環境調整**や**福祉用具の導入**なども併せて支援する必要がある。

　高齢者の認知機能の低下問題は，長期の入院生活や疾病の合併による日常生活の不活発が廃用性の低下を伴うことから認知症を疑われることも多い。しかし，このような場合は早期に介入することで比較的短期間で回復や改善がみられる。今日，MCI（軽度認知障害）の概念も注目され，早期から予防的介入が重要視されている。認知症予防においても，**運動や栄養，日常生活の計画的実行や社会的交流が有用**であり，日々の生活行為を狭小化させない活動性の維持と改善が求められる。認知症を有する高齢者は，原因疾患による局在病変や神経学的特徴をとらえ，症状の進行や日常生活上の行動所見や経過に基づいて対応する必要がある。認知症の精神機能とADLとは関連性が大きく，介護ニーズとも相関があるとされている。症状経過はバラつきが大きく，日常生活のさまざまな実行能力が制限されるが，本人のペースで遂行できるよう日常生活を通した働きかけが隠された能力を発揮しやすい。

　高齢者におけるADL低下の要因は疾病が原因であることも多いが，**老年症**

One Point

★8　要介護になる原因に対する意識調査

厚生労働省の2010年国民生活基礎調査によると，介護が必要になった主な原因は，実際は運動器障害が22.9％で最も多く，脳血管疾患は21.5％，認知症は15.3％だった。第2次健康日本21では，ロコモティブシンドロームを認知している国民の割合を2022年度に80％（2012年は17.3％）にすることを目標にしている。しかし，国民の意識調査（日本整形外科学会）では「要支援・要介護になる主な要因は認知症」と考える人が多く，骨折や転倒，関節疾患などによる運動器障害が要因の第1位という実態とずれがあることがわかった。要介護状態になるリスクという理解はまだ不足している。

候群に総称される多様な症候に対しては，まずはその徴候に対する対応が必要となる。家族や理解可能な高齢者には，疾患や症候に対する基礎的な知識を提供しながら，より具体的で可能な限り実際の場面での動作指導や反復トレーニングをすることが大切である。

以上のことから，**高齢者のADLおよび健康状態を高める生活支援は，単一な方向からではなく，全体的な視点によってアプローチすることが必要**である。個人を取り巻く家族などとともに関連職種の専門性を活かした連携が，本人の望む暮らしを支援するためには必要不可欠である。

(長倉寿子)

文献
○福井圀彦監：老人のリハビリテーション，第7版．医学書院，2008．
○大内尉義編：老年医学の基礎と臨床Ⅰ　認知症を理解するための基礎知識．ワールドプランニング，2008．
○大内尉義編：老年学，第3版．医学書院，2009．
○鈴木隆雄：老年症候群―要介護への原因．理学療法学18（4）：183－186，2003．
○市橋則明編：高齢者の機能障害に対する運動療法．文光堂，2010．
○葛谷雅文・雨海照祥編：栄養・運動で予防するサルコペニア．医歯薬出版，2013．
○阿部勉他：地域在住高齢者における活動量と身体機能・IADLとの関連性．理学療法学24（5）：721－726，2009．
○川越雅弘・備酒伸彦：一般高齢者の生活機能の特徴と生活支援ニーズ．神戸学院総合リハビリテーション研究6（2）：9－20，2011．
○黒川幸雄他編：呼吸理学療法，第2版．三輪書店，2009．

7. 地域における
日常生活活動（ADL）のとらえ方

View

- 地域において作業療法士が関わる時期は，予防期と生活回復期とに分けられる。各期で対象者の状態像も異なるため，ADLのとらえ方にもそれぞれの特徴がある。
- 領域にかかわらず，ADLへの関わりには他職種との連携が必要となるが，特に地域では他職種のみではなく，他機関との連携が不可欠である。その際に，地域全体を対象としてとらえるPopulation approachの考え方が効果的である。

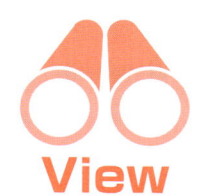

（1）地域における作業療法の対象者

医療機関での作業療法の対象者は，ほとんどの場合，何らかの機能障害のある者である。しかし，地域[★1]においては，加えて，生活障害というとらえ方と生活障害もない対象者もいることが特徴である。すなわち，これから生活障害に結びつく可能性のある者を事前に把握し，障害を未然に防ぐアプローチも必要となってくる。本項では作業療法の対象者を，❶予防期，❷生活回復期に分けた上で，それぞれのADL・APDL支援について述べる。さらに，❸地域全体への働きかけについてもふれる［図1］。

One Point

★1 地域とは
広義の意味は医療機関や福祉施設も地域に含まれるが，ここでは，対象者が居宅で生活を営むことを指すこととする。すなわち，物理的な場所としてはもちろん，隣近所や町内会等における人と人との関係や仕事も含まれる。

[図1] 時期（ステージ）による作業療法対象者の違い

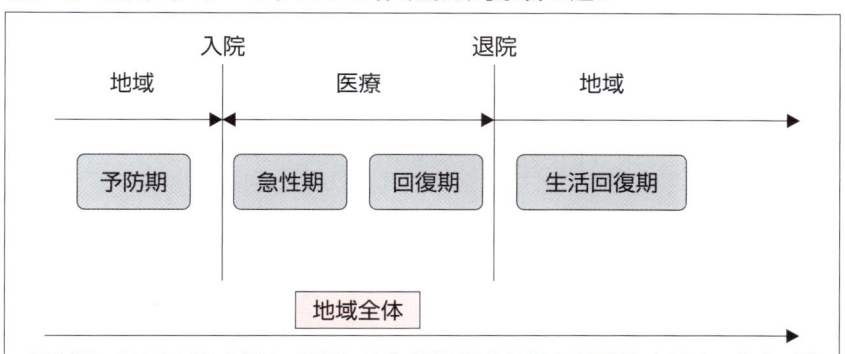

```
        入院            退院
  地域  │    医療    │   地域
 ←─────┼────────┼──────→
        │             │
 ┌────┐ ┌────┐┌────┐ ┌──────┐
 │予防期│ │急性期││回復期│ │生活回復期│
 └────┘ └────┘└────┘ └──────┘

        │  地域全体           │
        └───────────────┘
```

予防期におけるADL支援は，元気な対象者が入院や施設の入所等になるまで続く。同じように，生活回復期の支援は何らかの障害のある対象者が地域で暮らしている限り持続的に行われる。この場合の持続的というのは，継続して関わるという意味ではなく，必要な時に必要な支援がタイムリーに提供される仕組みのことを指す。一方で，ステージにかかわらず，地域全体に対する働きかけも重要である。

(2) 予防期におけるADLの視点

従来，予防（prevention）の考え方は糖尿病等に代表される生活習慣病に特化したものであった。それは，より健康的な身体を目指そうという健康づくりとしての一次予防，疾患の早期発見・早期治療としての二次予防，そして疾病の治療・重度化予防のための三次予防とされる。

しかし，介護予防の取組みから**地域リハビリテーション**[★2]領域においても予防的な視点が芽生えてきている。生活習慣病予防の例にならうと，一次予防は生活機能の維持・向上，二次予防は生活機能低下の早期発見・対応があげられ，三次予防は要介護状態の改善・重度化予防となる。

これらをADLの側面からとらえた場合，二次および三次予防においてはADL能力低下への対応ということになるが，一次予防対象者は基本的にADLは自立していると考えられる。ADL自立者への作業療法アプローチとは，どのようなものか，次のように考えることができる［図2］。

作業療法士は疾病による生活機能障害発生の予測が可能であるので，現在の生活動作の評価から予測される障害を対象者に伝えることができ，予防として生活動作および生活環境改善への指導を行うことができる。

例えば，40歳代から50歳代で肥満傾向（BMI：Body Mass Index 25以上）が疑われる女性については，将来的に変形性膝関節症の発症が予測される。そこで，膝への体重負荷となる動作（床からの立ち上がり，階段昇降等）の

> **Key Word**
>
> ★2　地域リハビリテーション
>
> 地域リハビリテーションとは，障害のある人々や高齢者およびその家族が住み慣れたところで，そこに住む人々とともに，一生安全に，いきいきとした生活が送れるよう，医療や保健，福祉および生活に関わるあらゆる人々や機関・組織がリハビリテーションの立場から協力し合って行う活動のすべてをいう（日本リハビリテーション病院・施設協会，2001）。

［図2］　予防の視点からのADL支援

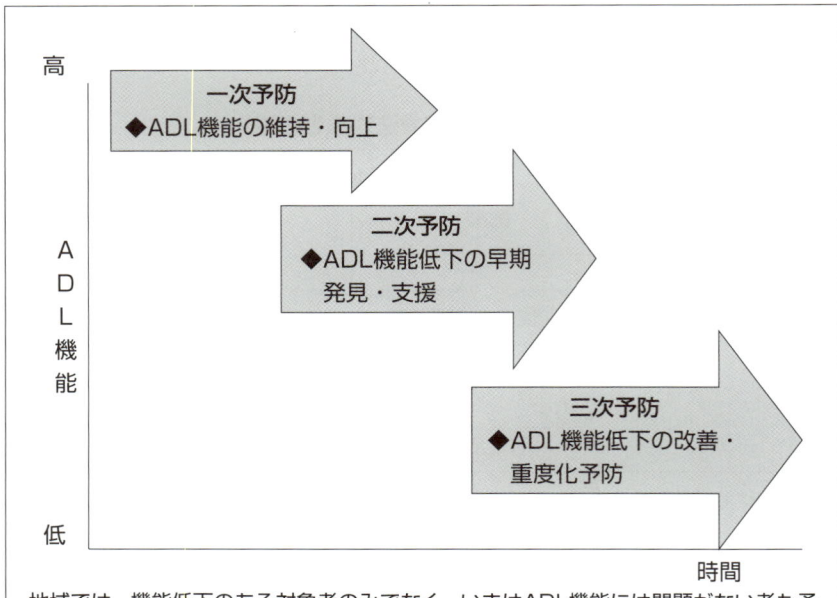

一次予防
◆ADL機能の維持・向上

二次予防
◆ADL機能低下の早期発見・支援

三次予防
◆ADL機能低下の改善・重度化予防

（縦軸：ADL機能　高／低，横軸：時間）

地域では，機能低下のある対象者のみでなく，いまはADL機能には問題がない者も予防として対象となる。作業療法士は，そのような者に対する支援もできるようにしておくことが重要である。

回避や軽減のための動作方法や生活環境改善を指導する。また，家事へのストレス感やキッチン調理台の高さ，炊事作業時間が腰と肩への負担に関連しているという報告もあり，作業療法士はこれらの要因について対処して，腰痛や肩こりの予防に寄与できる可能性がある。

(3)生活回復期におけるADLの視点

①基本的視点

生活回復期にある対象者へのADLアプローチは，①**身体機能**，②**精神機能（意欲）**，③**環境**，の3つの視点で評価・支援を行う。そして，対象者が暮らす生活の場面に合わせた柔軟な対応が望まれるとともに，生活のなかで豊かな作業を行っていくという作業療法ならではの視点が重要となる［図3］～［図5］。

②対象者に合わせた住まいづくり──住宅改修

何らかの障害のある人が住まいや社会の環境に合わせることは容易なことではない。そのような関わりは時間とエネルギーの無駄遣いであり，社会に

［図3］ 在宅でのADL（床からの立ち上がり）

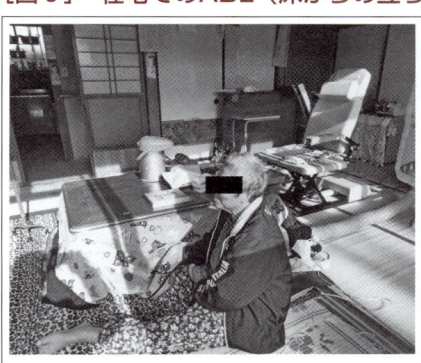

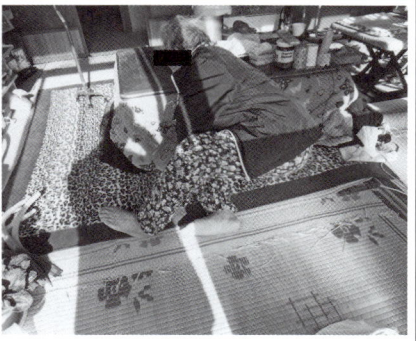

生活期にある対象者へのADLアプローチは，①身体機能，②精神機能（意欲），③環境，の3つの視点で評価・支援を行う。脳卒中左片麻痺のこの人は，普段は電動昇降いすを使用して立ち上がりを行っている（a）。しかし，周囲の人の声かけで立ち上がりを行ってみると（b），こたつの高さを上手に活用して立ち上がることができた（c）。地域では，潜在的なADL能力を生活のなかでうまく引き出すようにして，「しているADL」★3を広げていく関わりが求められる。

Key Word

★3 「しているADL」と「できるADL」

ADLには，「しているADL」と「できるADL」がある。「しているADL」は実行レベルであり，「できるADL」は能力レベルである。病院ではできたADLが，退院後，自宅ではしていない，ということが多く見受けられる。病院と自宅という環境（物理的，人的，社会的）の違いである。地域では，できるADLよりも実際にしているADLをより重視していくことが重要である。

[図4] 起居動作自立度の違いによる環境設定の例

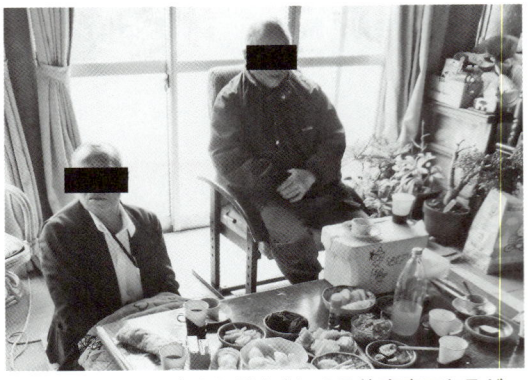

食事時の風景。二人とも脳卒中による片麻痺であるが，床からの立ち上がり動作でみると，左側の人は自立，右側の人は要介助である。したがって，食事の際に左側の人は畳上座位で食事が可能であるが，右側の人は椅子座位である。さらに，食卓は冬期間等ではこたつを囲み，椅子座位では食器までの距離が離れてしまうために工夫が必要となる。写真では，高さ約25cmほどの発泡スチロールの箱を使って高さの違いを補っている。

[図5] 生活環境を活かすADL支援の例

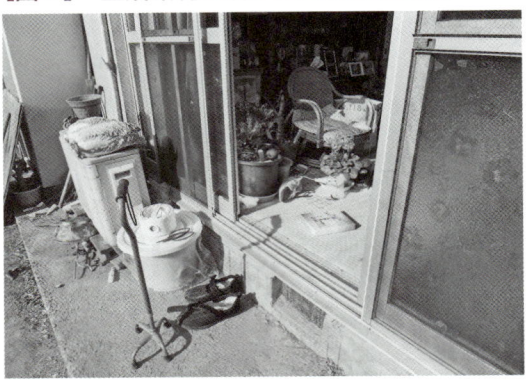

床からの立ち上がりが困難な対象者が外出する際には，このような掃き出し窓からの出入りを検討することで，独力での外出が可能となる場合がある。必ずしも，玄関を利用しなくてもよいのである。

Key Word

★4　住宅改修
介護保険制度では，要介護1～5の認定を受けた者は，手すりの取り付け，段差の解消，通路面の材質の変更，扉の変更，便器の変更，の5種類の住宅改修が20万円を限度に行うことができる。同じようなサービスは，身体障害者等を対象とした障害者の日常生活及び社会生活を総合的に支援するための法律（障害者総合支援法）にもある。また，市町村によっては独自の住宅改修制度もある。

とっても人的資源の大きな損失でもある。このような場合には，介護保険制度の**住宅改修**★4で住居の手すりや敷居等の段差を解消するなどの環境整備を行ったほうがより早くADLの拡大を図ることができる場合がある［図6］。

[図6] 和式（畳）部屋と廊下の間にある敷居

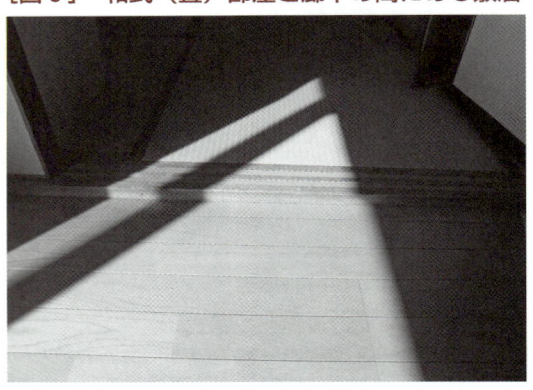

日本の住宅では畳の厚さ分の段差（約30mm）が生じる。この段差により，歩行時につまずいて転倒する可能性が大きくなり，対象者の行動が制限されることにもつながる。車いす（標準型）でも，30mmの高さを前方アプローチで乗り越えることは困難である★5。
また，図のように日光に照らされることによって生じるグレア（glare）★6も危険である。これらの問題は，対象者の生活動線を詳細に評価することで明らかとなってくる。

[図7] 近隣の生活環境まで評価する

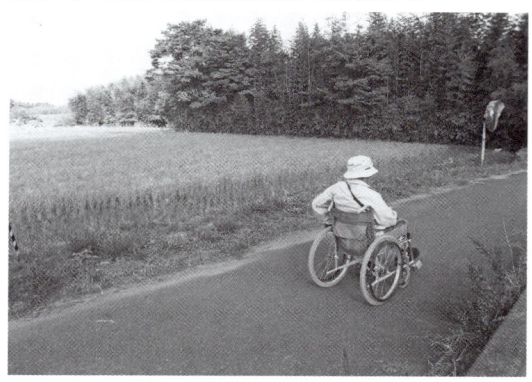

地域におけるADLの範囲は自宅内のみではなく，対象者が暮らす近隣の環境も含まれる。近隣とは，単に物理的な距離ではなく，対象者が交流する人や組織等へのアクセス可能性である。
写真は，自宅から友人宅へ片手片足駆動にて車いす移動を行う脳卒中片麻痺の人である。作業療法士は安全にできるだけエネルギーを消費せずに移動できる駆動方法と道路環境を評価し，対応をプログラムする。

③住宅構造以外の生活環境整備

対象者のADLは住宅内のみではない。店舗への買い物，通勤，通学，催事や地域活動への参加等，広く社会的活動を含むものである［図7］。

④福祉用具・自助具の活用

この時期における対象者への関わりは身体機能改善への視点よりも残存能力の効果的な活用や潜在能力の発掘，さらには動作や物の工夫によりADLの拡大を図る視点が重要である。その際，福祉用具や自助具は作業療法士としてその適用評価はもっとも専門性が要求される［図8］。

●福祉用具

対象者のADL拡大には，車いすやベッド（特殊寝台）等の**福祉用具**[★7]は欠かすことができない。介護保険制度の導入等により福祉用具は広く市民権を得てきたが，なかには対象者の身体機能やADL能力に適合しない導入もみられることから，作業療法士による適合評価を行うような仕組みが必要である。

●自助具

●制度上の対応

自助具はセルフケアからAPDLまで広く用いられ，自立支援のために欠かすことのできないツールである。しかし，介護保険制度や障害者総合支援制度等の公的給付の対象とはなっていないことから，ケアプラン等に組みこまれない場合が多い。そこで，作業療法士には自助具の適用者を見つけ出す**アウトリーチの姿勢**が強く求められる。

●作業療法士同士の連携

入院中に担当作業療法士に作製してもらった自助具が退院後期間が長くな

One Point

★5 車いすと段差

車いすの特徴として，①段差を嫌う，②通行に幅を要する，③到達範囲に制限が生じる，があげられる。このうち標準型車いすが通常の前方アプローチで乗り越えられる段差は20mmとされる。これは，車いすの前部にあるキャスター（caster）の直径が5〜7インチと小さいことに起因する。対応策としては，大車輪を進行方向の前側にして，後ろ向きにアプローチすることで乗り越えることができる。

Key Word

★6 グレア（glare）

一般的に照度（明るさ）は高いほうが視覚的な認識が容易とされるが，逆に，あまりにも明るすぎたり，直接日光が当たることでグレア（眩しさ）があり過ぎて，よく見えないという現象も起こる。

Key Word

★7 福祉用具

介護保険制度では，車いす，車いす付属品，特殊寝台，特殊寝台付属品，床ずれ防止用具，体位変換器，手すり，スロープ，歩行器，歩行補助杖，認知症老人徘徊感知機器，移動用リフト，自動排泄処理装置が貸与できる。また，腰掛便座，自動排泄処理装置の交換可能部品，入浴補助用具，簡易浴槽，移動用リフトのつり具部分といった貸与になじまない品については，年間10万円を限度に購入できる。貸与，購入いずれも自己負担額は1割である。

[図8] 福祉用具と自助具

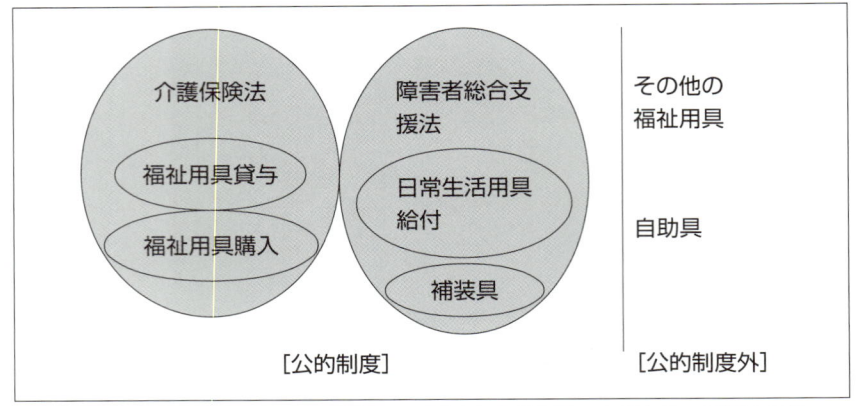

制度上の福祉用具提供は，介護報酬等にも反映される仕組みであるため，活用される。一方で，自助具は公的制度外に位置づけられるために，その知識や認識が不足していると活用されにくい。

ると，損傷等で使用できなくなることがある。対象者はどこに相談してよいかわからず，結局せっかく自立した動作をあきらめざるを得ないときがある。このような場合に備えて，相談・対応の仕組みをつくっておくべきである。

● 生活のなかにある物の活用

福祉用具は，毎年国内はもとより世界中で多くの商品が開発され商品化されている。また，それに伴いパンフレット等も数多く流通しており，エンドユーザーにとっては選択の幅が広がり価格的にも求めやすくなってきている。しかしながら，必ずしも商品を購入せずとも対象者のADLを支援できる用具がある。暮らしのなかにある**「ちょっとした物」**である。対象者が日々使用する物だからこそ，対象者とともにある慣れ親しんだ物を使いたい。特

[図9] 身近な物の活用

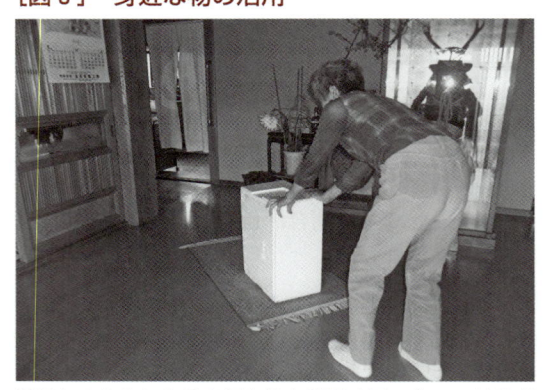

暮らしのなかにある身近な物を利用することで，対象者の安心感も増し，ADLの活動性向上が期待される。
写真は，家庭内の移動がつかまり歩行レベルの対象者が，鮮魚等が入っていた発泡スチロールの箱を押すことで移動が自立した例。発泡スチロールのみでは床の上を滑らないので，玄関マットを敷き摩擦を少なくして押しやすくした。

に高齢者にとっては，新しい物を購入するよりは受け入れられることが多い[図9]。

(4)他職種・機関との連携

　作業療法士の関わりによりADLやAPDLの自立可能性が拡大したとしても，それだけでは不十分である。対象者が身につけたADL・APDLの動作方法は，地域生活での長い時間的経過のなかで変更が必要な時期が訪れる。また，今は自立できていることでも，暮らしのなかで関わる人や環境の変化により，あっという間に困難となってしまう場合がある。

　このことを前提として，作業療法士は家族（介護者）をはじめ，関わる他職種（介護支援専門員，ホームヘルパー，看護師，福祉事務所職員など）や他機関に対して，まずは対象者のADL・APDL能力を確実に伝えておくことが重要である。その際に福祉用具や自助具等を導入しているのであれば，その使用方法等についても伝えておく。

　また，医療機関を退院してきた対象者であれば，退院後のADL状況について入院していた医療機関（作業療法士等）に対して適切な時期に**フィードバック（報告）**をしておく。こうすることで，入院中におけるリハビリテーションの関わり方の検証を喚起することにもなり，その後のより効果的なADL支援プログラム作成につながることが期待される。

(5)Population approach と High risk approach

　人は一人では生きていけない動物である。小は家族というユニットから，大は町や国家という集団がある。同じ趣味をもつ者同士のサークルや学術的な学会もあろう。それら何らかの集団に属していることで，生きていく（活動していく）上での安全が保障され，安心感が生じる。そして，集団のなかでの考え方や活動について共通認識が生まれていく。

　地域という集団のなかで対象者がADLを遂行可能とする鍵は，本人の能力のみに視点をおくHigh risk approachのみではなく，他の集団員のADLに関する共通認識が必要となる。つまり，ADLやAPDL実行の種々の実行方法や福祉用具の使用，居住環境の改善等は**地域全体に広めていくという**Population approachが重要となる。

Column
作業療法士が活動する場所としての病院と地域の違い

　サッカーにたとえて言えば，医療者にとって病院はホーム（home）であるが対象者にとってはアウエー（away）である．アウエーで自分のもっている力をいかんなく発揮するために多大な労力を要することは，サッカーJリーグやワールドカップを観戦しているとよくわかる．アウエーには自分の味方が少ない．医療者が「私はあなた（対象者）の味方です」と説いてみても，白衣を着ている人に言われても今一つ安心できないことは，自分が対象者の立場に立ってみれば容易に理解できる．そのようなアウエー環境で，ADLやAPDLの力を発揮せよというほうに無理がある．

　一方，対象者宅は対象者にとってはもちろんホームであるが，医療者にしてみれば完全アウエーである．医療の最先端にあるのが，対象者宅にて行う訪問リハビリテーションである．訪問リハビリテーションは，ホーム（家）にいるのにアウエーなのだ．病院では患者（患者様とか呼称を変えたところで，患者は患者，立場が弱い）だったその人が自宅では主（あるじ）である．対象者のADLやAPDLを自立・拡大してもらうためのプログラムをいかに進めるか，この完全アウエーの環境で医療者の力が試されるといっても過言ではない．

　自宅では，対象者の本当の姿（こころと身体）が現れる．関わる側のニーズと対象者のデマンドとのせめぎ合いである．訪問リハビリテーションでは，白衣は着ない．白衣を着ていない医療者が自立支援の名のもとにADLやAPDLの指導をしても，対象者にしてみれば馬耳東風かもしれない．自分のホームで他人から言われる筋合いはないのだから．では，どうすれば良いのか？　医療者がアウエー環境で対象者に行ってもらうには，対象者本人に対してのみのリハビリテーションでは不足なのである．個人の行動変容はハイリスクアプローチではほとんど否定されているという報告もある．つまり，医療機関で行う対個人アプローチというものは地域ではその効果に疑問がある．身近にいる家族や友人，それから住宅構造や近隣の生活環境にまで目を向けたポピュレーションアプローチを駆使できる医療者が地域リハビリテーションでは求められる．

（慶徳民夫）

文献
○大田仁史：地域リハビリテーション原論ver.5．医歯薬出版，2010．
○テクノエイド協会：介護保険の福祉用具サービスの質の向上と効果的な活用に関する調査研究事業報告書．2013．
○伊藤利之・江藤文夫編：新版日常生活活動（ADL）―評価と支援の実際．pp303-314，医歯薬出版，2010．
○慶徳民夫：地域保健福祉領域のOTから見た連携ADL支援．OTジャーナル37（6）：563-569，2003．

第Ⅱ部 日常生活活動（ADL）の評価とトレーニング

A 基本動作

1. 定義・基礎知識

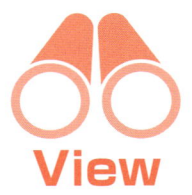

View
- 対象者のADL獲得にあたっては，基本動作のどの部分ができるのか，できないのかを把握する必要がある。
- ADLを拡げるためには，姿勢を安定→不安定→安定へ自由に移行する能力が必要になるとともに，安全に遂行する方法が求められる。
- そのため身体運動の開始する力，停止する力，力の方向，運動速度，関節モーメント，てこの原理など基礎知識が必要である。

(1) 基本動作のとらえ方

　地球上の物質は，$9.80 \mathrm{~m/sec^2}$の加速度で地球の中心に向かって作用する重力の影響を受ける。対象者の生活再建を考える上でも重力の克服が重要であり，基本動作を含むADLは，重力に抗したり，重力を利用したりしている。

　重力が働く私たちの身体中心は，**重心**（center of gravity）という。発達過程によって身長や体重などの形態が変われば，重心位置も変化する。当然，体位や肢位の変化によっても，重心位置は変化する。例えば，成人では男女で重心位置に多少の差異があるものの，立位で骨盤内の第2仙椎やや前方にあるといわれている。これは安静立位によるものであって，常に第2仙椎のやや前方にあるわけではない。立位で肩関節90°屈曲し，上肢を前方水平位置にすれば，重心は前上方へ移動する。

　基本動作には，「寝返り動作」「起き上がり動作」「立ち上がり動作」と「移乗動作」および「移動動作」がある。これらの動作は，身体各部の関節運動が重力下で複合された結果であり，対象者のADL獲得に向けては，どの基本動作のどの部分が「できる」または「できない」かを把握する必要がある。また，座位保持や立位保持は，ADLの基本であるため，バランスや耐久時間の側面を含めてとらえる必要がある。

Column
重心と荷重中心

重心（center of gravity：COG）とは，重力が働く地球上にある物体の質量中心（center of mass：COM）をいう。一方，支持基底面上に重心が投影される点を荷重中心（center of pressure：COP）という。

[図1]　座位から立位への体位変化に伴う重心と荷重中心の推移

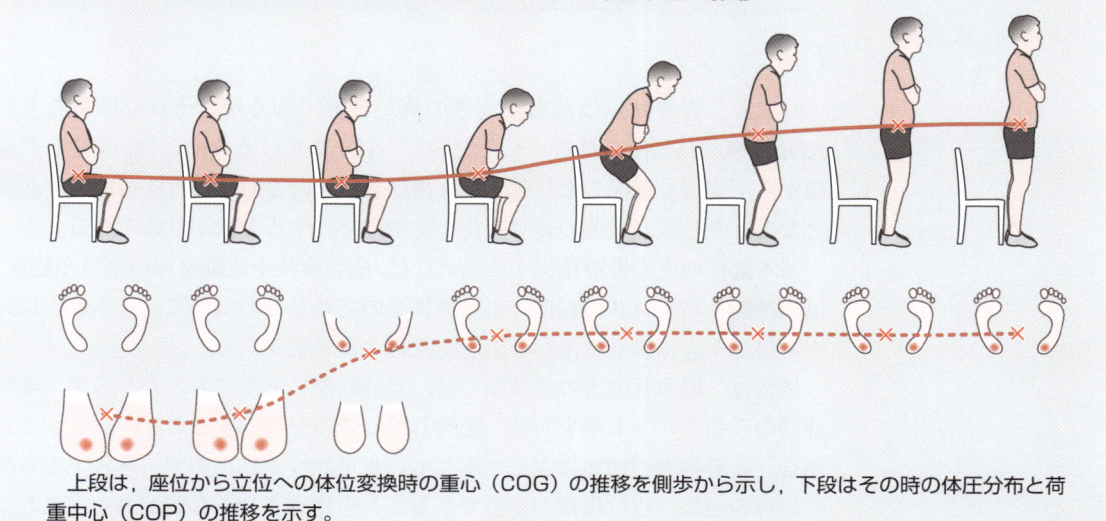

上段は，座位から立位への体位変換時の重心（COG）の推移を側歩から示し，下段はその時の体圧分布と荷重中心（COP）の推移を示す。

（2）安定性と安全性

　安定性は，重力下の床面に接した安静（静止）状態での因子である。それは，❶重心の高さ，❷支持基底面の広さ，❸支持基底面と重心の投影点の関連，❹摩擦抵抗，❺重量（質量），❻加わる外力の方向と大きさによって決まる。

　重心位置は低いほど外力に対して安定する。つまり，立位よりも座位，座位よりも臥位のほうが外力に対する安定性が高い。同様に支持基底面は，立位よりも座位，座位よりも臥位のほうが広いので安定性が高い。また，同じ立位であっても，［図2（a）］よりも［図2（b）］のほうが支持基底面が広いので安定性が高い。支持基底面と重心の投影点の関連では，重心が支持基底面の中央に投影されるほうが辺縁よりも安定性が高い。

　摩擦抵抗は大きいほど外力に対する安定性が高く，重量は重いほど外力に対しては安定する。そして，外力は床面に垂直であれば安定に働くが，水平であれば不安定に働く。

[図2] 立位における支持基底面と重心の投影点

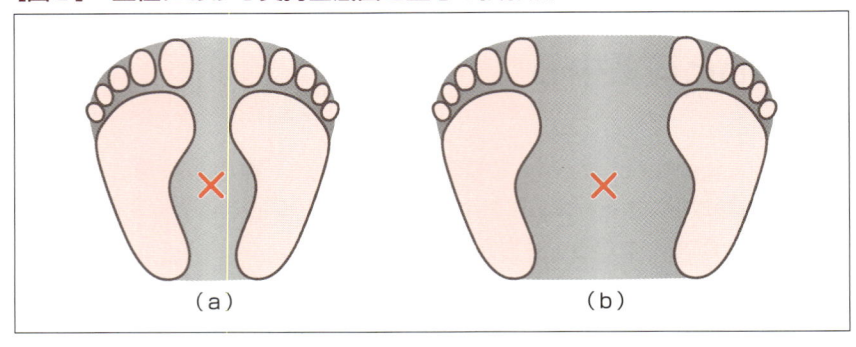

(a) 　　　(b)

　つまり、安静臥位は最も安定性の高い姿勢であるが、それでは私たちのADLが極端に制限される。したがって、ADLを拡げるためには、安定した姿勢から不安定な状況を乗り越えて、再び安定した姿勢へ移行する能力が必要となる。そして、一連の姿勢変化を安全に遂行する方法が求められる。

　基本動作の安全性を確保するためには、感覚麻痺や運動麻痺の部位や程度、協調運動やバランスの程度、自律神経系の応答などのほかに、基本動作に対する自信や恐怖感など多彩な因子を把握する必要がある。

　例えば、脳血管障害の急性期では、安静臥位にあるにもかかわらず、非麻痺側の手指でベッド柵を力強く把持している姿を観察することがある。この場合、姿勢制御の情報に混乱が生じている可能性が高いので、起き上がり動作指導の前に、座位保持が安心できることを体感させる必要がある。また、日中は自力で基本動作が可能であっても、意識レベルが下がる夜間では難しい場合もある。対象者の日内リズムにも注意を払って、生活リズムを再構築する必要がある。

(3) 運動と動作の分析

　ADLの拡大には、姿勢保持だけではなく、何らかの身体運動が伴う。身体運動の指導には、その運動を開始する力や停止する力、力の方向、運動速度、関節モーメントやてこの原理などの基礎知識が必要である。

　運動や動作の開始および停止に関与する筋の構造と機能を理解することは、対象者にADLを指導する上できわめて重要である。

　例えば、[図3]に示した椅子座位からの立ち上がり動作では、身体に作用する重力に拮抗した各関節運動を行わなければならない。この例では、立ち上がり動作の開始から大腿直筋が活動する。殿部離座直前から脊柱起立筋、外側広筋、前脛骨筋がほぼ同時に活動する。

　この立ち上がり動作は、一側膝関節の屈曲角度が110°、90°になるだけでも、筋活動量が変化する[1]。その理由は、膝関節角度が変わったことで、立ち上がり動作に必要なCOP距離が長くなり、その距離を確保するために体幹

[図3] 立ち上がり動作時の荷重中心と筋電図

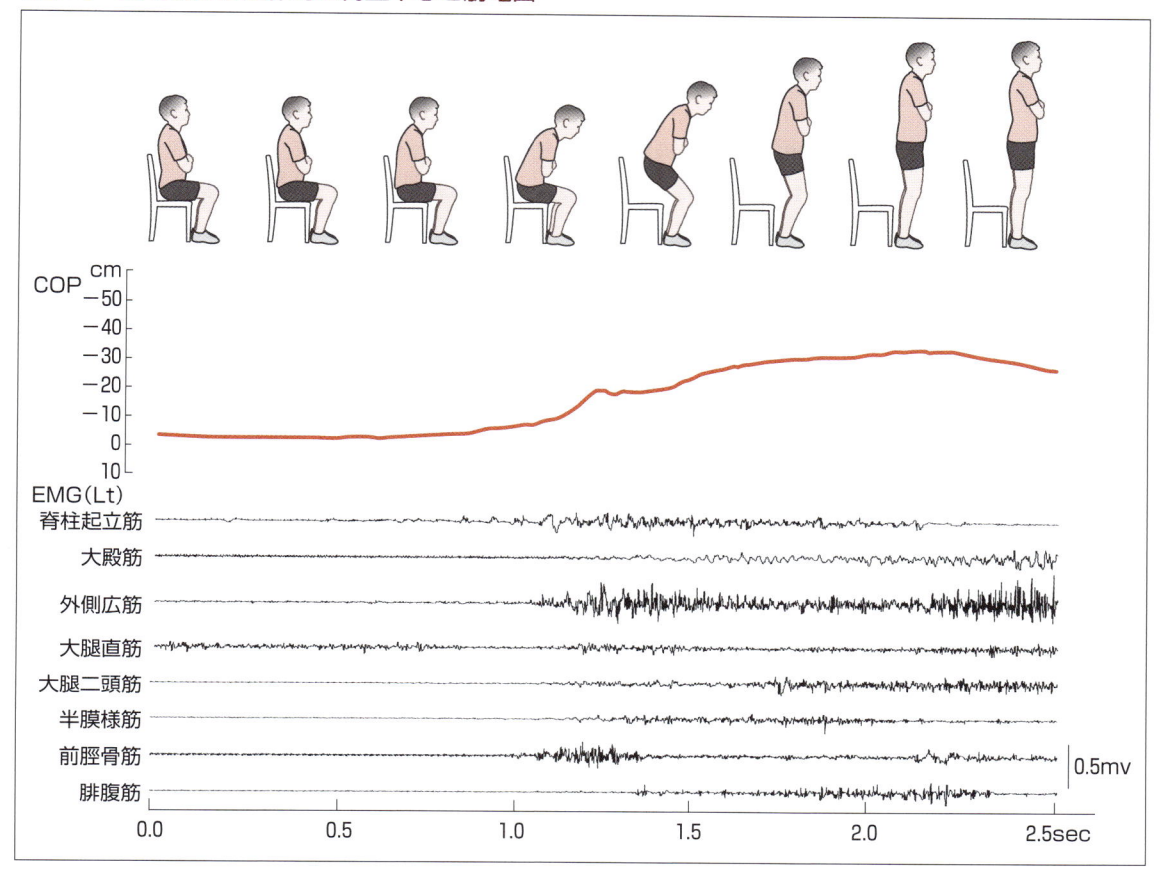

[表] 立ち上がり動作時の膝関節角度の相違による体幹前屈角度とCOP距離

膝関節屈曲角度	90°	110°	任意
COP距離	30.8±7.2cm	24.6±4.9cm	24.6±5.6cm
体幹前屈角度	46±4°	38±5°	39±6°

男性：17名

（泉田康志・藤嶋聖子・藤倉美雪他：健常成人における膝関節屈曲角度の違いが立ち上がり動作へ及ぼす影響―荷重中心点，足底圧分布および筋電図からの検討．山形保健医療研究12：59－74，2009．からデータ引用）

の前屈角度が大きくなるためである［表］。

　椅子からの立ち上がり動作では，床反力が身体の重心を貫き垂直上方へ向かわなければ，前方や後方への回転力が生じて転倒する。そのため，正常な立ち上がり動作では，いったん前方へ体幹を前屈し，床反力の延長線上に重心を近づけてから起立する。片麻痺者では，重心移動が減弱あるいは過剰，反応時間の遅延などによって立ち上がれないことがある。また，椅子からの立ち上がりが可能でも，洋式トイレの便座から立ち上がりが不可能な場合がある。これは，座面中央部に空洞があり体幹前屈に必要なCOP距離が確保できないためであり，それに代わる手段として，手すりや杖の利用を考える必要がある[2]。

また，椅子からの立ち上がり動作が可能であっても，玄関の上がりかまちから立ち上がれない片麻痺者の場合，股関節を外転外旋位にすることで，立ち上がりが可能になることがある[3]。対象者の身体機能に合わせた動作指導が求められる。

　ADLは，基本動作と応用動作の組み合わせによる「ながら動作」である。ある対象者が「椅子に座ってテレビを見ていたところ，トイレに行きたくなった」場合，立ち上がりの基本動作は目的ではない。立ち上がった後は，「車いすに移乗してトイレに向かう」「杖をついてトイレに向かって歩く」など目的とする作業のための1つの工程である。「杖をつきながら歩く」は可能であっても，ドアの前にさしかかった場合，それまでのながら動作ができなくなることがある。そのドアが開き戸であるか引き戸であるかでも変わりうる[4]。

　ADLは基本動作なくして成り立たないが，その先には作業と環境が関与することを忘れてはならない。

（藤井浩美）

文献

1) 泉田康志・藤嶋聖子・藤倉美雪・木村陽子・加福隆樹・佐藤寿晃・福田恵美子・藤井浩美：健常成人における膝関節屈曲角度の違いが立ち上がり動作へ及ぼす影響—荷重中心点，足底圧分布および筋電図からの検討．山形保健医療研究12：59－74，2009．
2) Fujikura M, Fujii H, Kafuku T, Kimura Y, Fukuda E：Sit-to-stand from a toilet seat by hemiplegic subjects using a one-point cane. Phys Occup Ther Geriatr30：150－164, 2012.
3) Kafuku T, Fujii H, Kimura Y, Fujikura M, Fukuda E：Functional significance of a sit-to-stand by hip abduction with external rotation angle. Asian J Occup Ther 10：1－8, 2014.
4) 藤嶋聖子・泉田康志・藤倉美雪・藤井浩美：片麻痺者の一点杖歩行における麻痺側単脚支持期の杖荷重量に関係する要因の検討．作業療法6：669－679，2009．

A 基本動作

2. 寝返り・起き上がり動作

- 寝返り・起き上がり動作の開始姿勢である臥位の状態を観察する。
- プラットホーム上の動作だけではなく，実生活のベッドでの評価が重要である。
- 最終的にはベッドで掛け布団を掛けた状態での自立を目指す。

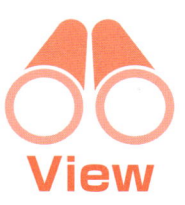

View

(1) 動作・活動の特徴

◉寝返り動作

　寝返り動作は，背臥位から側方へ身体を回転させて側臥位や腹臥位で運動を制止させる一連の動作であり，就寝時には30回以上行われている。動作は，頸部の屈曲もしくは頸部の伸展から始まる頭頸部パターン，上肢挙上から始まる上肢パターン，下肢挙上から始まる下肢パターンの3パターンがある。

　頭頸部パターンにおいて，動作が頸部屈曲から始まる場合は頸部・体幹屈曲回旋パターンをとり，頸部伸展から始まる場合は頸部・体幹伸展回旋パターンとなり反り返るような寝返りとなる。また，動作の始まりが頸部と上肢の場合の体軸回旋は，肩甲帯から骨盤帯へ波及する。下肢から動作が始まる場合の体軸回旋は，骨盤帯から肩甲帯へ波及する。

◉起き上がり動作

　起き上がり動作は，病気や特別な理由がない限り1日1回以上は行われている。寝返り動作は，起き上がり動作の前半部分と考えられる。よって起き上がり動作の開始は，寝返り動作に準ずる。さらに上下肢の反動利用，上肢で床を押す，ベッド柵や紐をつかんで起きるなどの方法がある。

　本項では，臨床で最も多く行われている頸部・体幹屈曲回旋パターンの寝返り・起き上がり動作について説明する[1]。

> **One Point**
>
> ★1 起き上がり動作に有利に続く寝返り動作は？
>
> 頸部・体幹伸展回旋パターンでの寝返りは，反り返った状態の側臥位になる。起き上がるにはその状態からon elbowになる必要があり，それまでの伸展パターンの動作から，頸部・体幹屈曲回旋パターンの動作に切り替える必要がある。この動作の切り替えは，困難であるばかりか非効率的である。よって，起き上がり動作を見据えた寝返り動作は，動作開始から屈曲パターンである頸部・体幹屈曲回旋パターンが望ましい。

[図1] 寝返り動作の工程

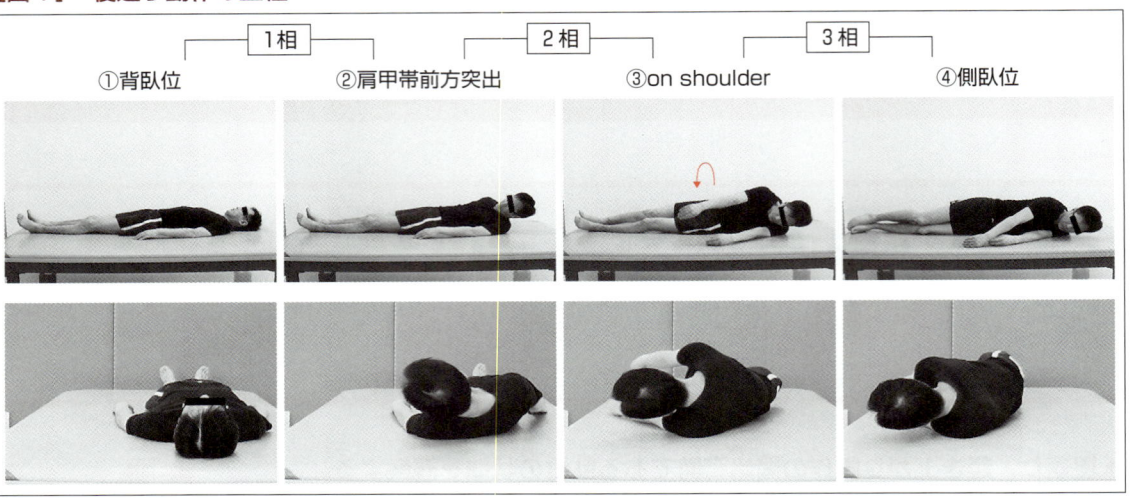

1相 ①背臥位 — ②肩甲帯前方突出
2相 ②肩甲帯前方突出 — ③on shoulder
3相 ③on shoulder — ④側臥位

(2)動作・活動の工程の分析とその評価

①動作・活動のチェックポイント

　寝返り・起き上がり動作とも全体像を観察して，努力的である，動きのリズムが悪い，途中で失敗するなどの場合は，その相を把握し，相別に対象者の特徴をつかむ。相別に観察することで，相ごとに止まっているような印象を受けるかもしれない。しかし，協応的な動きは動作が止まらず軽やかである。次の相への移行がスムーズであるか確認することが重要である。

●寝返り動作

　寝返り動作は，[図1]のように3相で分析される。

　1相は❶背臥位から❷対側肩甲帯前方突出までで，背臥位から頭部を支持側に向けると同時に頸部を屈曲しながら，対側肩甲帯を前方へ突出する。この肩甲帯前方突出がないと，体軸回旋の推進力を得ることができず回旋が困難になる。頭頸部挙上を円滑に行うためには，体幹筋の筋活動が先行して働き，体幹が安定する必要がある。また，開始肢位である背臥位において，後頸部の過剰な筋活動や胸椎の過度な前彎など，頸部屈曲や体軸回旋を困難にする要素があると，寝返り動作は努力を要する。

　2相は❷対側肩甲帯前方突出から❸on shoulderまでで，1相で得られた推進力を体幹へ波及させ体軸回旋が起こる。頸部と体幹上部が屈曲回旋するためには，体幹下部が動かないで固定される必要がある。さらに，対側肩関節を内転（[図1]，❸矢印）して支持側へ持っていくと，回旋方向への推進力が得られ体軸回旋に有利に働く。

　3相は❸on shoulderから❹側臥位までで，立ち直り反応により体幹下部も回旋し側臥位となる。さらに，到達肢位である側臥位が安定しているか観察

[図2] 起き上がり動作の工程

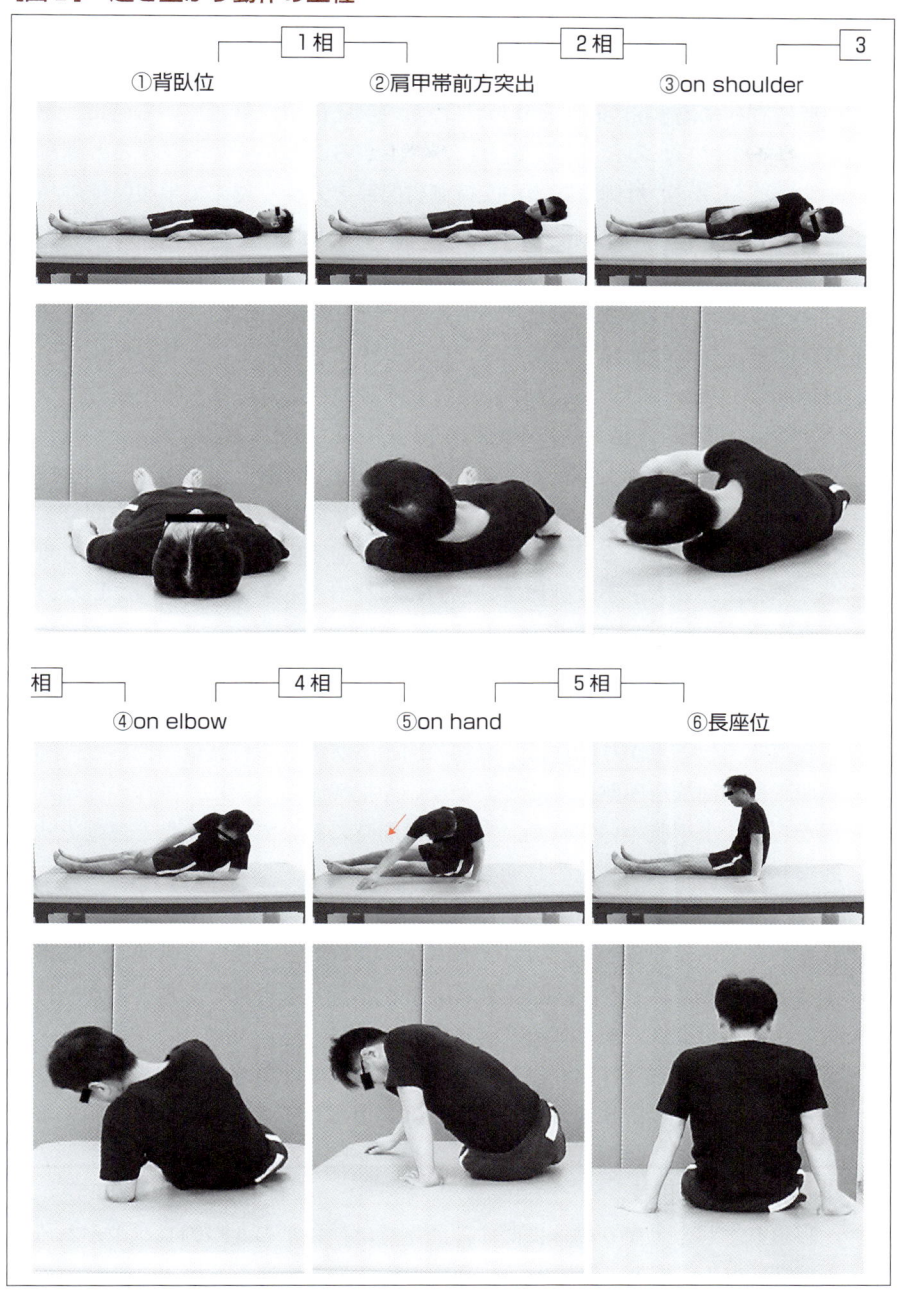

1相		2相		3
①背臥位	②肩甲帯前方突出	③on shoulder		

相	4相		5相	
④on elbow	⑤on hand	⑥長座位		

することも重要である。

● 起き上がり動作

　起き上がり動作は，[図2]のように5相で分析される。2相のon shoulderまでは寝返りと同様であるが，on shoulderを経由せず肩甲帯前方突出からon elbowになる場合もある。

　3相は❸on shoulderから❹on elbowまでで，対側肩関節をさらに内転して体軸回旋を推し進め，回旋は体幹上部から体幹下部へ波及し骨盤も支持方向に回転し片側殿部支持となる。on shoulderからon elbowになるためには，支

持側の肩関節を伸展して上体を持ち上げなければならない。そのためには，対側肩関節が支持側肩関節を越えたところで体軸回旋を制動しなければならない。制動することで，回旋によりつくり出された推進力が支持側肩関節の伸展に有利に働きon elbowが容易になる（例えば車に乗っている時に，急ブレーキを掛けられると身体が前方に浮き上がることをイメージすると理解しやすい）。しかし，対側肩関節が支持側肩関節を大きく越えて半腹臥位の状態まで回旋すると，推進力を利用せずに上体を持ち上げなければならないので支持側肩関節の伸展は努力的になり，on elbowになるのは困難となる。

4相は❹on elbowから❺on handまでで，肘関節を伸展して上体を起こす。体軸回旋，骨盤の前傾と股関節屈曲により上体を持ち上げ，相対的に肩関節は伸展しon handになる。上体を持ち上げるときに，対側上肢を前方にリーチすると（［図2］，❺矢印）推進力が得られon handに有利に働く。

5相は❺on handから❻長座位までで，骨盤を対側方向に回旋し，支持側だけの片側殿部支持から両側殿部支持になり，同時に体幹回旋も中間位に戻しながら長座位になる。さらに，到達肢位である座位を観察することも重要で，その後の立ち上がり動作に効果的に移行できるように安定していなければならない。

②動作・活動の評価

寝返り・起き上がり動作は，最初の開始姿勢である背臥位において，頸部屈曲や体軸回旋を困難にする要素がないか把握する。次に，動作の開始が頸部からか，上下肢のいずれか，もしくは同時に働いているかなど運動方法を観察し，最後に到達肢位の状態を観察する。

また，プラットホーム上の動作だけではなく，実生活のベッドでの評価も行うべきである★2。ベッドでの評価において，ベッド柵など外的固定物につかまった寝返りは[1]，予測的姿勢調節★3が出現しないため，起き上がりに移行できない可能性がある★4。

本人の任意の寝返りを評価した後に，動作開始が頸部から始まる寝返り・起き上がり動作の各相におけるポイントを指導して追随できるか評価する。

③問題点の抽出

寝返り・起き上がり動作に関する問題点は，以下の3つのレベルがある。

- **機能レベル**：痛み，筋力低下，過度の筋活動や麻痺などによる頸部の屈曲制限，体軸回旋の制限，対側上肢のリーチ制限があるなど。
- **活動レベル**：寝ている面の硬さや広さにより寝返り・起き上がり動作の可否が左右される。掛け布団の有無が動作に影響する。寝返り・起き上がり動作には，ベッド柵や敷き布団の端をつかまなければならない。立ち上がり能力により，就寝の形態がベッドに限られてしまうなど。
- **参加レベル**：ベッド周辺の環境，立ち上がり能力による就寝形態の限定により，一人での外泊が制限されるなど。

One Point

★2 布団の中での寝返り
実生活のベッドでの寝返りと，プラットホーム上の寝返りは環境が異なるので，運動方法も変化する。布団の中での寝返りは，プラットホーム上のように行うと掛け布団がまくれてしまう。そのため，上肢で布団が動かないように固定して身体を巧みに動かして寝返ったり，布団がまくれたら側臥位のままで布団を直しており高度な方略を必要とする。プラットホーム上での動作の自立が，実生活にすべて反映されないことに注意したい。

Key Word

★3 予測的姿勢調節
運動を起こそうとする場合，その運動により生じると考えられる姿勢の乱れに対して事前に制御しようとする機構が作用する。この乱れに対応する機構が備わっているからこそわれわれは安全に動作を遂行できる。つまり，四肢が自由に運動するには，姿勢筋の活動により体幹を固定させ，姿勢を保持することが必要になる。この機構を予測的姿勢調節（先行随伴性姿勢調節）といい，このシステムは運動開始後も続き運動に伴って繰り返され，身体をさらに安定させる。

(3) 作業療法計画の立案の流れ

対象者の多くは，ベッドを中心とした生活スタイルである。実生活を考えると，ベッド上でのトレーニングが好ましいが，導入時はプラットホームでの頸部・体幹屈曲回旋パターンの計画を勧める。それは，第1にプラットホームのほうが固く，広いため動作を獲得しやすい，第2にベッド柵や敷き布団の端につかまるなど，外的固定物につかまらない動作を獲得したいためである。

プラットホームでの寝返り・起き上がり動作が獲得できたら，ベッド上での動作獲得のための計画に移る。まずは掛け布団のない状態で行う。プラットホームに比べマットレスが柔らかく，横幅が狭いため動作は難しくなる。しかし，ここでもベッド柵を使用しない寝返り・起き上がり動作獲得のための計画を立案する。ベッド柵がない状態で動作を獲得することは，参加レベルでの問題点の解消につながる。次に掛け布団がある状態での，寝返り・起き上がり動作獲得のための計画に移る [図3]。

One Point

★4 ベッド柵など外的固定物につかまった寝返り・起き上がり動作

ベッド柵につかまった寝返り動作の開始は，上肢パターンであることが多く，身体を引き寄せるようにして寝返り，上肢の力によって姿勢を制御する。意図的な力による姿勢の制御は，予測的姿勢調節が出現しないといわれており，四肢の自由な運動が困難になる。特に，片麻痺である対象者の場合は姿勢維持のためにベッド柵を放すことができないため，on elbowやon handになるためのスペースがあっても起き上がれないことがある。

[図3] 寝返り・起き上がり動作における計画の段階づけ

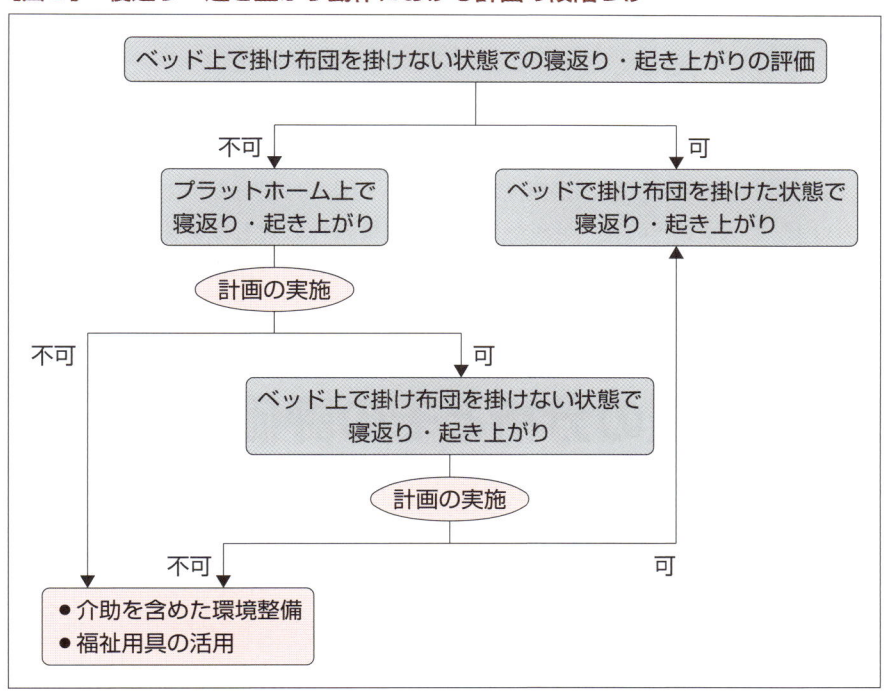

（加福隆樹）

文献

1) 山岸茂則編：臨床実践動きのとらえかた—何をみるのかその思考と試行．pp130-131, 文光堂, 2012.

A 基本動作

3. 立ち上がり動作

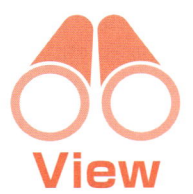

View
- 動作開始時の足の肢位，姿勢や荷重の対称性，座面の高さと硬度，手の関与などにより立ち上がり動作の可否が左右される。
- 立ち上がった後の立位姿勢の観察も重要である。
- 状態に応じて手すり等の環境整備が必要となる。

(1) 動作・活動の特徴

　　立ち上がり動作は，座位から立位に至る動作であり移乗や歩行を行うための準備動作として重要である。動作は体幹を前傾し，重心を前方に移動させることから始まり，殿部が座面から離れると重心は足部だけの狭い支持基底面内[★1]に入り，その後，足底からの床反力情報[★2]に対して身体を伸展させながら重心は上方に持ち上げられ，立ち上がり動作は終了する。

(2) 動作・活動の工程の分析とその評価

①動作・活動のチェックポイント
● 動作分析

　　立ち上がり動作は，[図1]のように3相で分析される。

　　1相は❶座位から❷殿部離座までで，足部に荷重しながら体幹を前傾し重心を前方へ移動させる。ただし，ただ前傾すればよいというものでなく，股関節を屈曲して骨盤と脊柱が一塊となって前傾することが重要となる。そのためには，動作開始前の座位において，坐骨結節荷重がなされ，骨盤と脊柱が一塊で動くための機能的な準備姿勢が得られている必要がある。しかし，体幹と下肢を結ぶ体幹下部の筋群の機能が低下していると，動作開始前の座位において骨盤は後傾のアライメント[★3]となることが多い。その場合の体幹

[図1] 異なる立ち上がり動作の工程

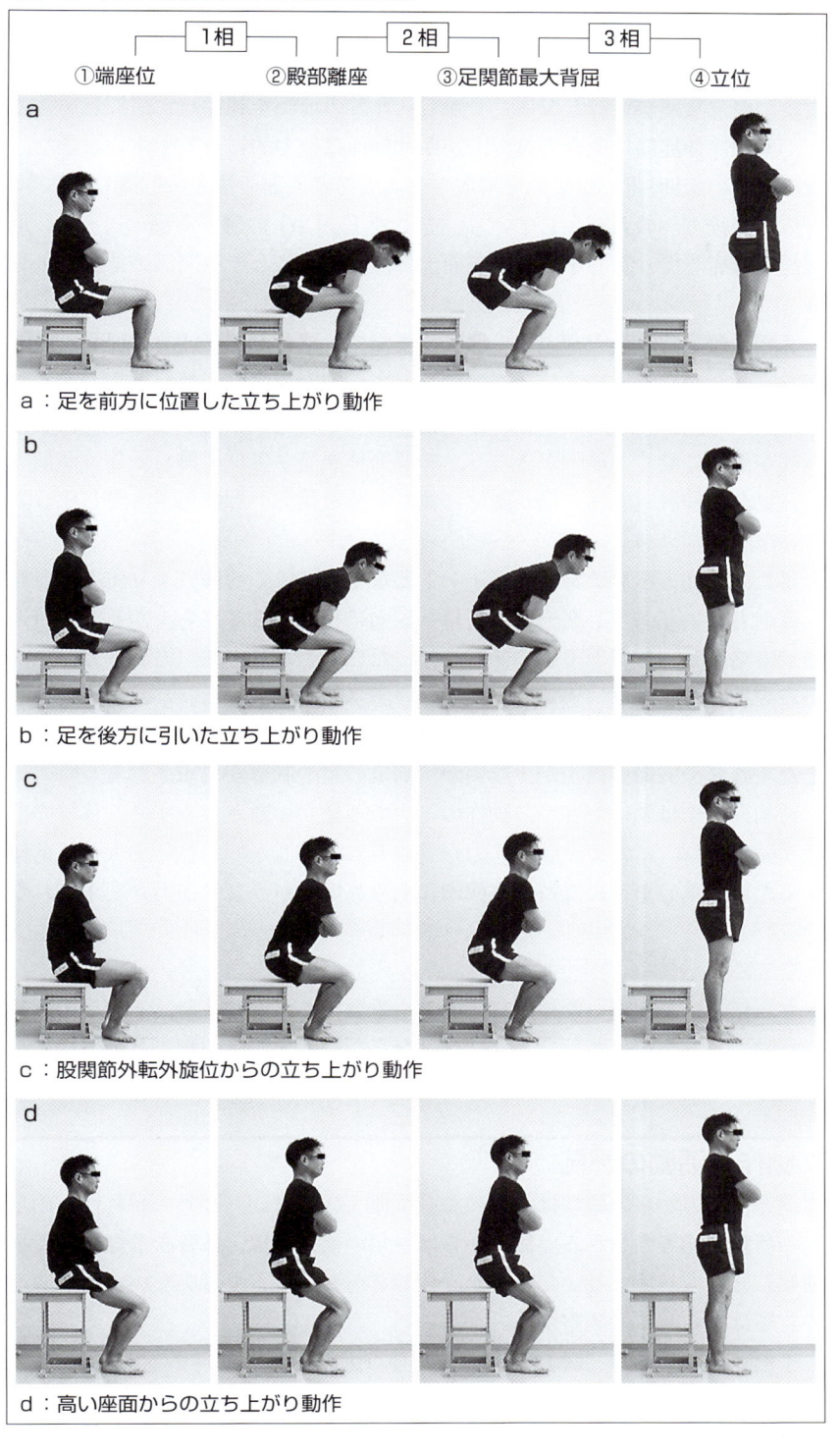

1相		2相	3相
①端座位	②殿部離座	③足関節最大背屈	④立位

a：足を前方に位置した立ち上がり動作

b：足を後方に引いた立ち上がり動作

c：股関節外転外旋位からの立ち上がり動作

d：高い座面からの立ち上がり動作

の前傾は，骨盤と脊柱が一塊となって前傾しておらず，上部胸椎の屈曲によるものが主で殿部が持ち上がらないことが多い。

　2相は❷殿部離座から❸足関節最大背屈までで，殿部離座後も体幹の前傾

Key Word

★1　支持基底面（base of support；BOS）

体重や重力により圧を感じることができる身体表面（支持面）とその間にできるエリアのことをいう。立っている時は両足底で囲まれた部分で，杖をついた場合は両足底と杖に囲まれたエリアになる。

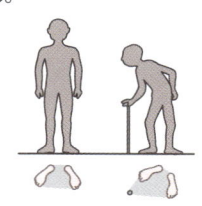

Key Word

★2　床反力（ground reaction force）

歩行や立ち上がり時に，足底が床を押すのに対応して，同等に床から足底に加わる反作用の力であり，身体各部の筋活動によって生まれる力である。人が身体運動を制御する際に，関節運動を変化させるために筋活動を制御しているわけではなく，床反力を制御するために筋活動を制御している。例えば，立ち上がる時の下肢筋力は，関節を伸展させるために活動しているというよりは，立ち上がるために必要な床反力を生み出すために活動していると考える必要がある。

Key Word

★3　アライメント

生体の軸位の相対的な関係，関節の相互の位置関係。例えば，交通事故により頸椎が本来あるべき並びを乱したとき，アライメントが崩れたと表現する。

と足関節を背屈し重心を前下方に移動させ，その後膝関節伸展により重心は上方に向かう。体幹の前傾によってつくり出された前方への推進力を，股関節伸展筋で体幹の前傾を制動することで，その推進力は股関節から膝関節へ波及し殿部離座が可能となる。しかし，体幹の前傾を制動せず前傾しすぎると，膝関節伸展筋に大きな負荷がかかり動作は努力的になりやすい。また，殿部離座の瞬間，重心は足部で構成される支持基底面の後方に位置しており，身体には後方への力が生じている。そこで［図1a］の❷から❸のように，足関節を背屈して，重心を支持基底面上に位置することで膝関節の伸展が生じる。

3相は❸足関節最大背屈から❹立位までで，腰背部と下肢を伸展し足底で床を蹴りながら重心は支持基底面内を上方へ向かい立位姿勢をとる。そのためには，股関節，膝関節，足関節が協調的に伸展する必要がある。股関節伸展筋が優位に働くと体幹が後方へ，膝関節伸展筋が優位に働くと体幹が前方へ，足関節伸展（底屈）筋が優位に働くと膝を後方へと作用させてしまう。

●動作方法

また，動作方法もチェックポイントとなる。体幹の前傾により生み出された推進力により，重心を一気に支持基底面に移動させて立ち上がる方法（運動量方略）と，体幹と下肢の伸展に頼った立ち上がり方法（力制御方略）がある。

運動量方略は動作が速く，動作の途中で運動が中断されることが少ない。また下肢筋や関節の負担が少ないが，高度の重心制御が要求される。

力制御方略は動作が遅く，動作の途中で運動が中断されやすく，体幹の前傾が強く表れ，体幹や下肢の筋力が要求される。しかし，体幹を大きく前傾するため，重心が常に支持基底面内にあり高度なバランス能力が要求されない。

●立位姿勢

さらに，立ち上がった後の立位姿勢も重要である。つまり，その後の移乗や移動にスムーズに移行できなければならない。どちらの脚もどの方向にもステップでき，さらにスムーズに座位に移行できることも重要である。

②動作・活動の評価

前方・後方からの観察は，足の左右位置・幅・方向，姿勢の対称性，両足への荷重の均等性をみる。側方からは，足の前後位置，体幹の前傾は骨盤を前傾し脊柱も一塊で動いているか，体幹を前傾しすぎてはいないか，足関節の背屈はみられるか観察する。

また，座面の高さ［図1d］，手の関与（大腿や座面を押す：［図2］，手すりの使用：［図3］，肘掛けの使用：［図4］）についても評価する。次に，運動量方略か力制御方略なのか運動方法の傾向を見て，立ち上がった後の立位姿勢の機能性を評価する。

本人の任意の立ち上がりを評価した後に，足を肩幅に開き，踵を膝より後方に引き［図1b］，股関節を外転・外旋し爪先を外に向ける［図1c］，骨盤を前傾し両側荷重で左右対称な立ち上がりを誘導し，追随できるか評価する。

> **One Point**
>
> ★4 座り動作について
> 座り動作は，足部で構成される狭い支持基底面から殿部と足部で構成される広い支持基底面に重心を移動する動作である。座り動作開始時に足部で構成される支持基底面から重心が出てしまうと，後ろにドンと座り危険である。よって座り動作でも，体幹の前傾，股関節と膝関節の屈曲，足関節の背屈をしながら，殿部着座するまで重心を足部の支持基底面に入れた状態にする必要がある。

座り動作の評価は★4，立ち上がり動作に準じるが，ゆっくり座ることができるか着目する。

③問題点の抽出
立ち上がりに関する問題点は，以下の3つのレベルがある。
- **機能レベル**：痛み，筋力低下や関節可動域制限による体幹前傾制限，足関節背屈制限，腰背部と下肢の伸展制限があるなど。
- **活動レベル**：座面の高さや硬さにより立ち上がりの可否が左右される。立ち上がるには手の関与が必要である。運動方法の傾向と，立ち上がり後の機能性など。
- **参加レベル**：手すりや肘掛けがないと立てないため，一人での外出が制限されるなど。

(3)作業療法計画の立案の流れ

(a)作業療法計画立案の留意点

立ち上がり動作は，移乗や移動の前提条件になるものなので，できるだけ早い時期からトレーニングを計画実施することが望ましい。作業療法計画では，以下の方法を状態に合わせて組み合わせるとよい。

①足を後方へ引いて立つ［図1b］
足を後方へ引くことで，足部で構成される支持基底面が身体に近くなり重心の移動距離は短縮される。［図1］のように足が後方にあるbはaに比べ，殿部離座までの体幹の前傾が減少し，さらにすでに足を引いているので殿部離座後の足関節背屈はみられない。よって，足を後方へ引く立ち上がり動作は，1・2相での体幹前傾制限と2相での足関節背屈制限がある場合に有効である。

②股関節外転外旋位から立つ［図1c］
股関節外転外旋位からの立ち上がり動作は，爪先を正面に向けた立ち上がりより骨盤の前傾が強まり，動作開始時から重心が前方に位置し，足部支持基底面までの重心の移動距離が短縮する。［図1b］の足を後方に引いた立ち上がり動作よりも，体幹前傾は減少し，殿部離座後の足関節背屈はみられない。よって，股関節外転外旋位からの立ち上がり動作は，1・2相での体幹前傾制限と2相での足関節背屈制限がある場合に有効である。

③高めの椅子やベッドから立つ［図1d］
座面が高くなると，股関節と膝関節の屈曲角度が小さくなり，動作開始時

[図2] 大腿を押して立ち上がる時の大腿と床からの反力

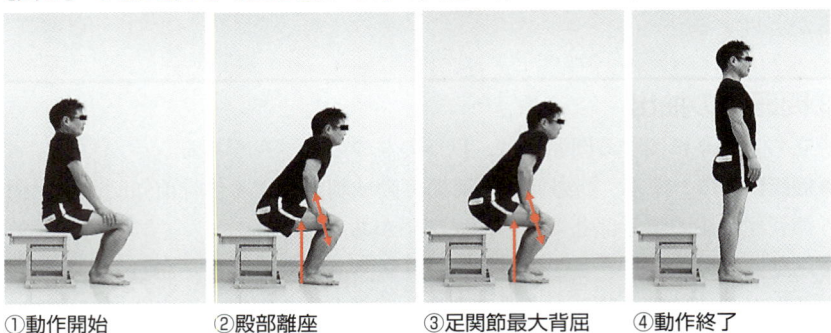

①動作開始　②殿部離座　③足関節最大背屈　④動作終了

[図3] 手すりを使用して立ち上がる時の手すりと床からの反力

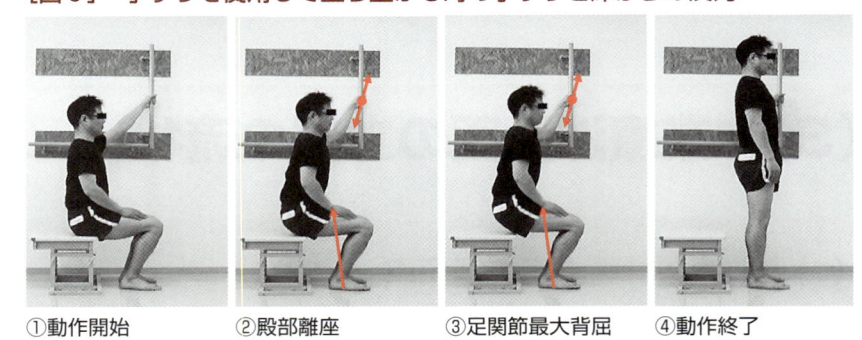

①動作開始　②殿部離座　③足関節最大背屈　④動作終了

[図4] 肘掛けを使用して立ち上がる時の手すりと床からの反力

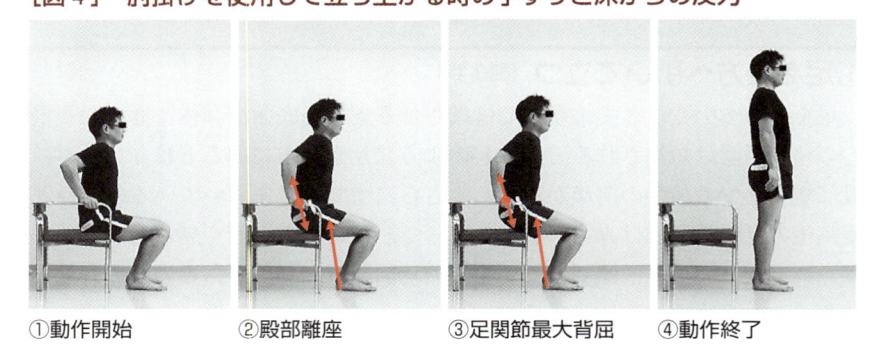

①動作開始　②殿部離座　③足関節最大背屈　④動作終了

から重心が前方に位置する。そのため重心の前方移動が減少し，座面が高くなるほど体幹の前傾と足関節背屈は減少する。[図1d] くらいの高さになると，殿部離座後の足関節背屈がみられないまま，腰背部と下肢の伸展動作が行われる。よって，高い座面からの立ち上がり動作は，1・2相での体幹前傾制限と2相での足関節背屈制限がある場合に有効である。

④大腿に手をついて立つ [図2]

大腿に手をついていることで，手の反力を使って体幹を起こす力をサポートでき，腰部と股関節が発揮する力を軽減することができる。よって，大腿

> **Column**
> **手すりが設置されていないトイレにおける便器からの立ち上がり動作**
>
> 　手すりがない環境において，杖が手すりの代わりとなりうる。しかしなかには，杖を使用して椅子からは立ち上がることができても，便器から立ち上がれない対象者がいる。これは，殿部が便座穴に落ち込んでいるため，殿部離座時に座面からの反力を得ることができないからである。
>
> 　そのような対象者が便器から立ち上がるための指導点は，①杖を踵付近につく，②殿部離座直前に体幹を前屈する，③殿部離座時に肩関節伸展，肘関節屈曲位をとり，④杖を床面に垂直に押し付け体を斜め前方にのばす，の4点が重要である[1]。

に手をついた立ち上がり動作は，3相の腰背部と下肢の伸展制限がある場合に有効である。

⑤手すりを使用して立つ［図3］

　通常の立ち上がりでは，体幹前屈と足関節背屈による重心の前方移動と，股関節・膝関節伸展と足関節背屈による重心の上方移動が必要となるが，手すりを使用することで手すりからの反力が得られ，これらの役割を上肢にも担わせることができる。よって，手すりを使用した立ち上がり動作は，1・2相での体幹前傾制限，2相での足関節の背屈制限，2・3相での腰背部と下肢の伸展制限がある場合に有効である。

⑥肘掛けを利用して立つ［図4］

　肘掛けからの反力により下肢にかかる床反力を減少させ，股関節と膝関節にかかる力を軽減し体幹の引き起こしをサポートし，重心を上方に移動させる役割を担う。しかし，手をつく位置が後方にあるので，大腿に手をついた立ち上がり動作ほど体幹の前傾はみられない。よって，肘掛けを使用した立ち上がり動作は，1・2相での体幹前傾制限，2相での足関節の背屈制限，2・3相での腰背部と下肢の伸展制限がある場合に有効である。

(b)計画の段階づけ ［図5］

　トレーニングは，高く硬い座面から，手の関与がない立ち上がり動作から計画するとよい。手の関与がない立ち上がりを獲得することは，参加レベルの問題点の解消につながる。

　実施方法として，完全に立ち上がることができない場合は，2相まで行ったら座位に戻るという具合に繰り返し，しだいに立位まで導くようにする。また，1相と2相は頸部を屈曲位にし，3相は頸部を伸展させながら行うとよい。逆に，座り動作を行う際は，頸部を屈曲しながら行うとバランスを崩

［図5］ 立ち上がり動作における計画の段階づけ

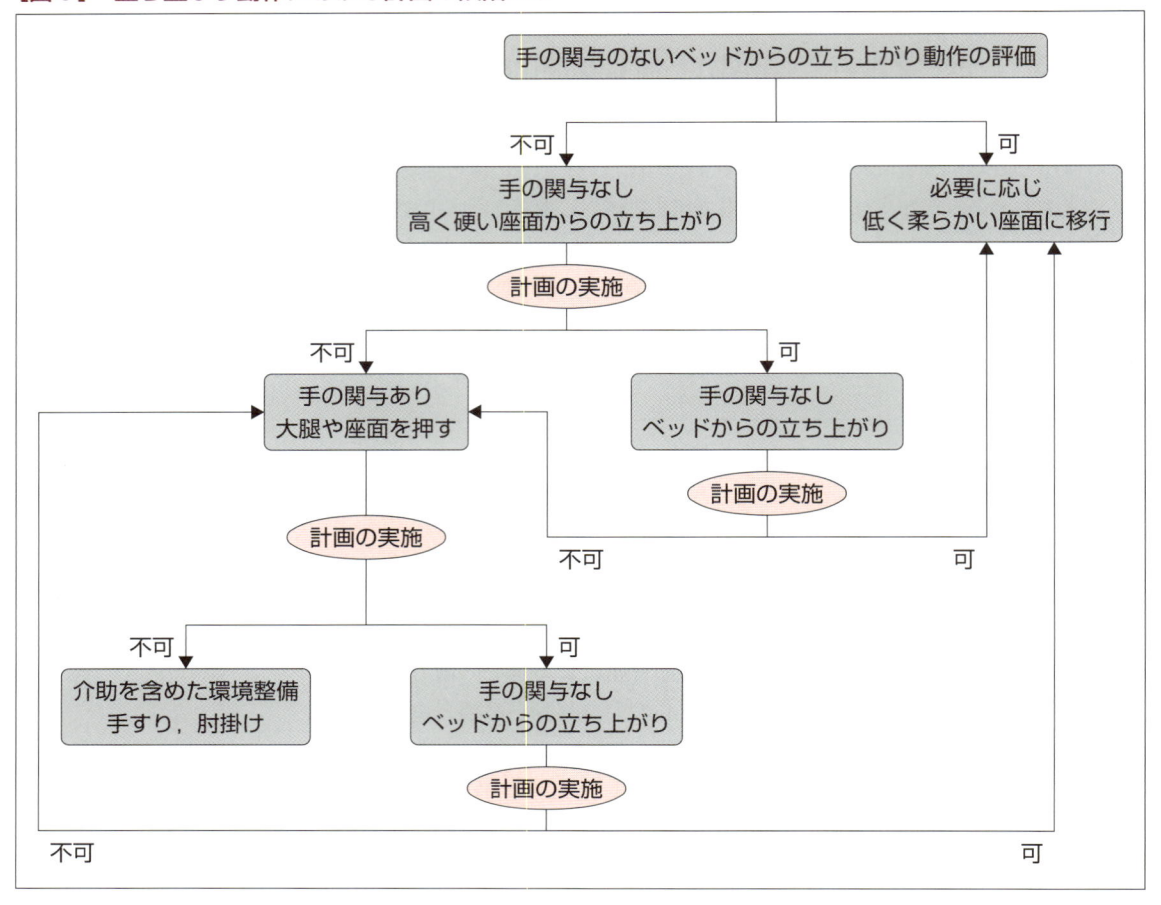

```
                    手の関与のないベッドからの立ち上がり動作の評価
                    ┌──────────────┴──────────────┐
                  不可                              可
                    │                               │
          手の関与なし                      必要に応じ
          高く硬い座面からの立ち上がり        低く柔らかい座面に移行
                    │
              （計画の実施）
            ┌───────┴───────┐
          不可              可
            │               │
      手の関与あり      手の関与なし
      大腿や座面を押す   ベッドからの立ち上がり
            │               │
       （計画の実施）    （計画の実施）
        ┌───┴───┐       ┌───┴───┐
       不可     可      不可     可
        │       │
   介助を含めた   手の関与なし
   環境整備     ベッドからの立ち上がり
   手すり，肘掛け      │
               （計画の実施）
              ┌───┴───┐
             不可     可
```

しにくい。高く硬い座面からの立ち上がり動作を獲得したら，上り框やソファからの立ち上がりを想定して，徐々に座面を低く・柔らかくしていくように計画する。

手の関与のない立ち上がりが不可能な場合は，手で大腿や座面を押す立ち上がりトレーニングを計画する。それでも不可能な場合は，手すりや肘掛けの利用など環境調整を計画する。

（加福隆樹）

文献

1) Fujikura M, Fujii H, Kafuku T, et al.: Sit-to-stand from a toilet seat by hemiplegic subjects using a one-point cane. Phys Occup Ther Geriatr 30: 150−164, 2012.

A 基本動作

4. 移乗動作

- 移乗動作の自立度を高める要因は，座位保持能力，立ち上がり，方向転換，立位保持能力などがある。
- 移乗動作評価は，実際の動作パターンを観察し，各要因について評価・分析して問題点を抽出する。
- 治療トレーニングとともに，動作の工夫，福祉用具の活用によって自立度が高まる。

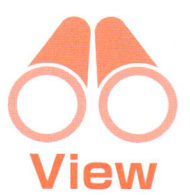

(1) 動作・活動の特徴

　移乗とは，ある姿勢から異なる姿勢に身体を移動させる動作である。その動作自体に目的がある行為ではなく，起点となる基本動作である。具体的には車いすからベッド，車いすから便座など，座面座位からほかの座面へ移動する動作であり，さまざまなADL場面で多用する。そのため，移動動作困難な場合，排泄動作，入浴動作などの移乗を伴うADL低下につながる[★1]。

　移乗動作の改善は，早期ADLを自立するための重要な動作の1つにあげられる。よって，移乗動作を向上させることは生活範囲の拡大となるため，ADL項目での重要な項目である。

> **One Point**
>
> ★1　移乗動作の重要性
> 移乗動作ができなくなると，それによって多くの動作が連鎖的にできなくなる。例えば，「便座に乗り移れないから排泄がトイレでできない」「浴槽に入れない（浴槽から出れない）からお風呂に入れない」など。

(2) 動作・活動の工程の分析とその評価

①動作・活動のチェックポイント

　ここで具体的な移動（車いす→ベッド）動作の工程を車いす端座位からベッドへの移乗動作工程を例に［表1］に示す。

　［表1］に示すとおり5工程に分類する。❶座位，❷立ち上がり，❸立位保持，❹姿勢変換，❺目的地に移動（この場合，着座）となる。それぞれ座位

[表1] 移乗動作自立のためのチェックポイント（車いす→ベッドを例に）

	工程（Task）	個人（Individual）	環境（Environment）
1	座位	座位保持能力	移乗のための空間確保
2	立ち上がり	座位から立位への姿勢変換	
3	立位保持	立位保持能力	
4	姿勢変換	姿勢変換	
5	目的の場所へ移動（着座）	立位から座位への姿勢変換	

[図1] 移乗動作の評価の視点

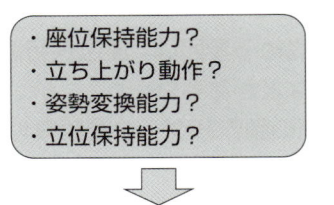

- 座位保持能力？
- 立ち上がり動作？
- 姿勢変換能力？
- 立位保持能力？

↓

関節可動域，筋力，座位，立位バランス能力，感覚，認知機能…

および立位保持能力が重要である。

②移乗動作における作業療法評価の流れ [図1][図2]

　移乗動作は座位，立ち上がり，着座など姿勢変換を多用する。そのため転倒などのリスクを考慮する必要がある。そのため，「車いすを適切な位置に止める」「ブレーキをかける」などの準備動作も移乗に含めて評価する。

　また，移乗動作の場合，その方法と方向について着目する必要がある。具体的には，「歩行から直接」「車いすから立位を経て横移乗」「車いすから座位横移乗」などである。それぞれ立位および座位保持能力，筋力，関節可動域，麻痺程度などに着目し，できない要因，改善の手がかり，介助方法を明らかにする必要がある。

　これらを追求することは，その後の治療手段の手がかりに直結するため，重要である。

③問題点の抽出

　移乗動作に関する問題点は，以下の3つのレベルがある。
- **機能レベル**：座位保持能力，立ち上がり，方向転換，立位保持能力が低下しているなど。
- **能力レベル**：[図1]で示した個人の動作因子の何らかの原因でできないため，移乗時にバランス[2]を崩したり，転倒したりする。
- **社会レベル**：移乗困難なため，生活範囲が狭まる。

> **One Point**
>
> ★2　バランス能力の要素
> バランス能力は単一的要素からなる能力でなく，姿勢調節を担う神経機構をはじめ，感覚機能，筋機能，骨・関節機能，呼吸・循環機能，認知機能などの要素が相互に関係して発揮される能力である。バランス能力低下の要因には，加齢，感覚，筋力，関節可動域，協調性，敏捷性などの低下があげられる。

[図2] 移乗動作における作業療法評価の流れ

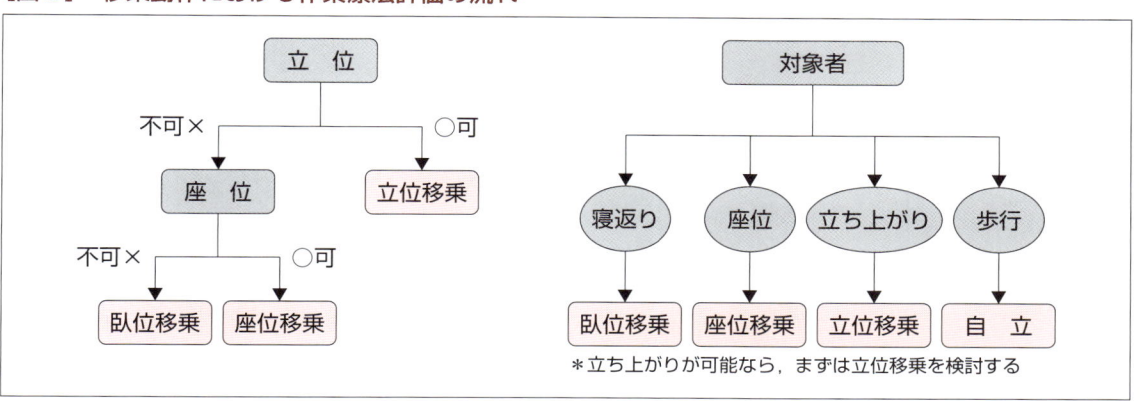

[図3] 移乗動作における計画立案の流れ

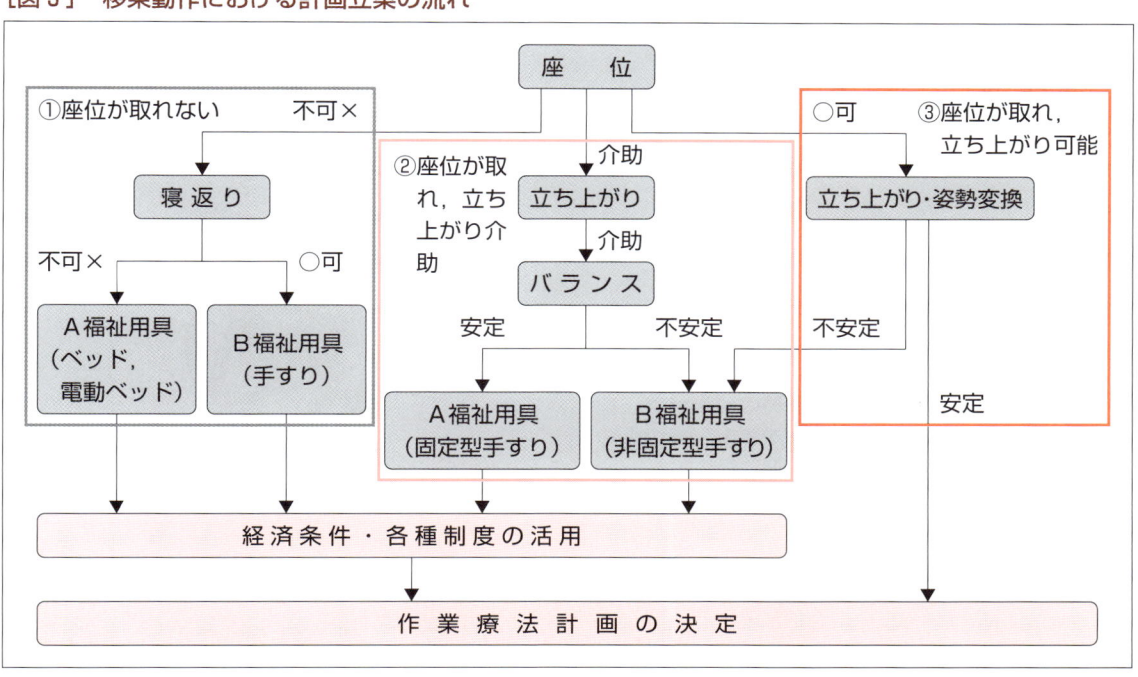

（3）作業療法計画の立案の流れ

　移乗に関する作業療法計画を立案する上で，自力で座位が可能か否かによって，計画は異なる。今回は，車いす→ベッドの移乗を例にあげる。

①座位が取れない場合 ［図3-①］

　座位が取れない（保持不能）場合は，その原因を抽出する。その原因に対応した治療トレーニングを実施する。それが不可の場合は，寝返りができるか否かを評価する。座位保持ができない場合は，寝返りの評価をし，可能か

[図4] 移乗動作で用いる福祉用具の一例

A 移動用バー

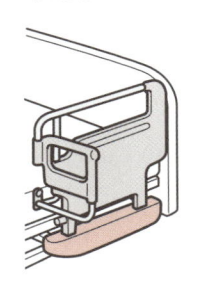

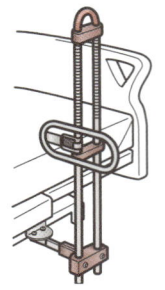

①ベッド差し込みタイプ
ベッドと車いす間の移乗動作に用いる。移動バーは回転軸にあるレバーを緩めることで，対象者の身体状況に合わせて角度を調整できる。

②フレーム固定タイプ
ベッドと車いす間の移乗動作に用いる。移動バーは上下にも可動するので，ベッドから起きて立ち上がる時に有効である。

③床置タイプ
床から立ち上がる動作が困難，介助を要する場合に用いることが多い。

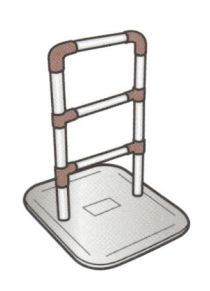

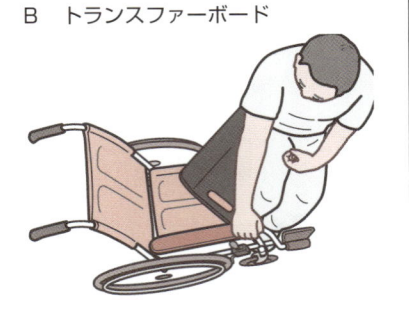

B トランスファーボード
ベッドと車いす間の移乗動作に用いる。自力で殿部を移動されることが困難な場合に用いる。

C スライディングシート 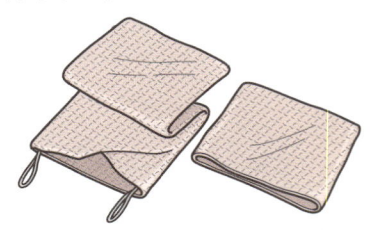
身体の位置修正や移乗時に，頭や背中，殿部の部分にこのシートを敷きこむと少しの力でベッド上の移動に有効である。

D 手すり付きターンテーブル 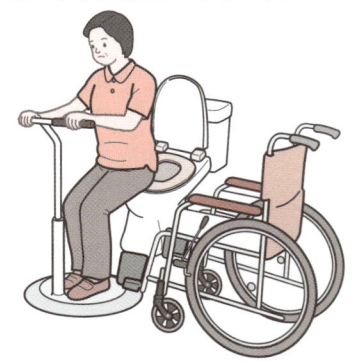
立位保持は可能であるが，身体の方向転換が困難な場合に用いる。

否かを判断し，否の場合の原因を追求する。

それによって［図3−①A，B］へ進む。姿勢変換などはその身体機能状況に応じて，福祉用具［図4］[*3]，介助にて移乗動作を可能とする。

> **One Point**
>
> ★3 福祉用具（移乗に用いる福祉用具）
> ベッド周辺機器にはベッド柵，ベッド固定形移乗介助バーなど，移乗補助具にはスライディングシート，ターンテーブル，トランスファーボード，滑り止めマットなどがある。作業療法士は対象者の移乗動作レベルに合わせて選択する。

②座位が取れて，立ち上がりが一部介助の場合 ［図3−②］

座位が取れる場合は，次に立ち上がり能力があるか否かが重要である。

立ち上がり動作が安定性があり，スムーズであれば，［図3−③］へ進む。立ち上がり動作時のバランスが重要である。比較的安定している場合は［図3−②A］，不安定の場合は［図3−②B］と福祉用具［図4］を選択して，立ち上がり，体位変換を安定させ，移乗動作を可能とする。

③座位が取れて，立ち上がりが可能 ［図3−③］

座位が取れて，立ち上がり可能の場合は，立ち上がり，姿勢変換，着座などの能力は評価し，その状況に応じて福祉用具［図4］（手すり）を導入することもある。

Column
転倒はさまざまな要因で生じる

　転倒リスク要因は，身体的要因を主とする「内的要因」と生活環境要因を主とする「外的要因」に大別できる．転倒はその両者の相互依存の結果により生じる．
- 内的要因：身体的疾患（循環器系，脳循環器系，神経系，筋骨格系，視覚—認知系など）

　薬物（睡眠薬，抗不安薬，抗パーキンソン病薬など）
　加齢変化（筋力低下，反応時間の延長，平衡機能低下など）
- 外的要因：物理的環境，人的環境，環境変化（段差，滑りやすい床，不慣れな環境など）

（佐藤寿晃）

文献
○生田宗博編：ADL—作業療法の戦略・戦術・技術，第3版．三輪書店，2012．
○細田多穂監：日常生活活動学テキスト．南江堂，2010．
○藤澤宏幸編：日常生活活動の分析．医歯薬出版，2012．
○奈良勲・内山靖編：姿勢調節障害の理学療法．医歯薬出版，2004．
○日本作業療法士協会監：福祉用具の使い方・住環境整備，第3版．協同医書出版社，2009．

A 基本動作

5. 移動動作

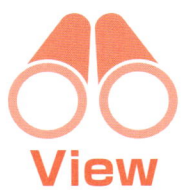

View
- 移動には歩行動作，床上移動動作，車いす移動動作がある。
- 歩行評価として，その自立度（安定性），歩行速度，歩容，歩行可能範囲，持久力（連続歩行可能時間，距離）の評価が行われる。
- 歩行はADL・APDLに直結する応用歩行の獲得が重要であり，座位移動は室内での近距離移動，車いすは広範囲の移動に適した移動手段である。

(1) 動作・活動の特徴

　ここでの移動動作とは，起居・移乗動作以外の大きく位置が変化するものとする。すなわち，❶歩行動作，❷床上移動動作，❸車いす移動動作を指す。本来，移動動作には「ある目的を達成させるためにその場所まで移動しなければその目的を達成できないために，あらゆる手段を使ってその場まで移動する」手段としての移動が備わっており，それを応用的移動動作とする。そのため，移動のニーズをよく聴取することが重要である。移動を伴う目的として，トイレ，入浴，外出，買い物，家事，交際などを行うためや体力維持のためなどが考えられる。

(2) 動作・活動の工程の分析とその評価

①動作・活動のチェックポイント

　基本的移動動作は，平地歩行である。平地歩行においても単に直線的に歩行できればよいというわけではなく，目的地まで到達するにあたり，直角に曲がる，折り返すなどの歩行も必要となる。その他，横歩き，後ろ歩き，早歩きなども日常生活上行う移動方法である。さらに応用歩行となると，上り

[図1] 片手いざり

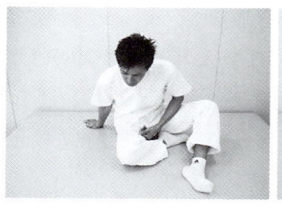

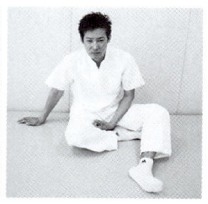

[図2] 肘いざり

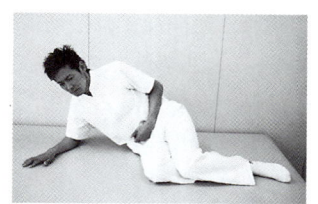

[図3] 正座いざり

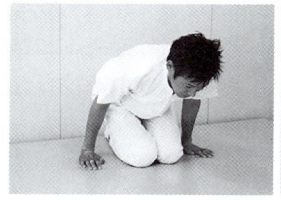

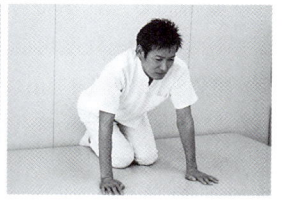

[図4] 両手いざり

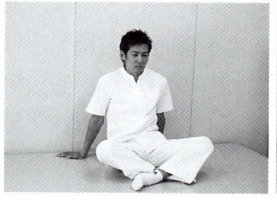

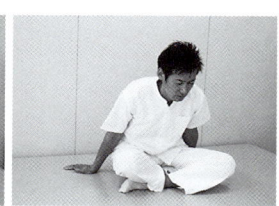

坂・下り坂などのスロープ歩行，悪路歩行，階段昇降，障害路歩行は生活の空間を拡大させる意味でも獲得すべきである。また，バッグや買い物袋などの荷物を持って歩行する場合もある。

床上移動動作では，屋内での短い距離の移動で行われることが多い。床上移動は，座位移動と四つ這い移動の2つがある。座位移動は**「いざり移動」**ともいわれ，さまざまないざりがある［図1］〜［図4］。また，四つ這い移動は，いざり移動よりも移動距離が長く確保されやすく，歩行に比べて安全性が高い移動手段である。

車いす移動は自立移動と介助移動に分けられる。自立移動できる場合においても，駆動場所によっては十分に移動できない場合もある。特に走行路が悪路（未舗装路）の場合その駆動性は低下する。また，介助移動においては，自力駆動を前提としていない構造になっていることも多く，介助用車いす，リクライニング車いす，ティルト式車いすなどがある。

②動作・活動の評価
●歩行動作

歩行動作分析で重要なことはその実用性である。一般的な歩行評価として，その自立度（安定性），歩行速度，歩容，歩行可能範囲，持久力（連続歩行可能時間，距離）の評価が行われる。

自立度は一般的に介助量の程度により評価される。評価の目安として自立，監視，介助の3段階で評価される場合があるが，重要なことは量的な評価ではなく，質的な評価が重要となる。質的な評価は，歩行速度，歩容，歩行可能範囲，連続歩行可能距離等で評価される。

歩行速度は，10m平地歩行で通常歩行と最大速歩の所要時間と歩数を計測する。その際，歩容の評価も行う。観察ポイントとして左右差の確認が必要である。左右差が生じていればそこに何らかの問題が生じていることになる。骨盤では回旋や左右の傾き，前後屈，上下動を観察する。股関節では屈曲・

伸展（腰引け），内転（はさみ脚）・外旋などの状態の確認をする。膝関節では膝折れ，足関節では接地前後の角度や蹴り出しの有無などの確認を行う。加えて，これらの症状の軽減のために代償動作を行っている場合もあるので，その評価が必要である。また，T字杖，4点杖，松葉杖，歩行器，歩行車などの歩行補助用具を使用する際には，それらの用具を使っての歩行評価も必要となる。

歩行許容範囲は，トレーニング室内，自室内，病棟内，院内，屋外など歩行可能範囲の評価も必要となる。

歩行の持久力は，連続歩行可能時間や連続歩行可能距離などで評価することができる。自宅内移動では移動距離20m程度可能であれば十分であると思われるが，実用性を考慮すると屋外移動では1km以上，30分程度の連続歩行が可能であることが望ましい。歩行中の歩容の変化，心拍数の変化，本人の疲労感等に留意しながら評価する。

異常歩行として下肢の動脈硬化による血行障害等で生じる間欠性跛行や，中殿筋の筋力低下によって生じる中殿筋歩行（トレンデンブルグ歩行★1），前脛骨筋麻痺により下垂足になるために生じる鶏歩，脳卒中でみられる分回し歩行，パーキンソン病でみられる小刻み歩行，小脳疾患の運動失調性歩行★2などが特徴的な歩容としてあげられる。

また，応用歩行として3m先のポールを回ってできるだけ速く戻ってくるTimed Up & Go Test[1]や物を持って歩行するテストなどを行い，応用歩行レベルを評価する［図5］[2]。

●床上移動動作

座位移動は，殿部を床につけたまま滑らすようにして移動する動作である。歩行が困難な場合や畳上での生活など短い距離の移動で用いられる。移動の際には殿部と床面との摩擦抵抗をできるだけ少なくするために殿部を浮かせる必要があり，かつ移動のための推進力がなければならないため，上肢・下肢のそれなりの筋力も必要となる。

四つ這い移動は，腹部を床から上に離し，両手と両膝を床に接地して移動する方法であり，座位移動よりも長い距離の移動が可能である。立位のバランス不良や下肢筋力低下などの場合に用いられる安全性の高い移動手段である。

●車いす移動動作

歩行が不安定で実用的でない場合には，車いす移動になる。車いす駆動自立には車いす上の座位の安定が不可欠である。短時間の座位は可能であっても長時間の座位により姿勢が崩れてしまうことがあり，長時間同じ姿勢でいることは殿部への圧の負担が大きく自分で除圧できることも必要である。

車いすの操作性を高めるためには車いすの選択も重要となってくる。後輪駆動式車いすは一般的には普通車いすと呼ばれ，前輪がキャスター，後輪が大車輪でハンドリムが取り付けられており，自走と介助の両方で活用されている。自走する場合には，下肢障害の場合には両手動作の駆動方法，片麻痺の場合は片手片足駆動方法があり，両足駆動方法，片足駆動方法など，これらの操作性について評価を行う。

Key Word

★1 トレンデンブルグ歩行
中殿筋の筋力低下により筋力低下側の立脚期において反対側の骨盤の低下が生じる歩行。

Key Word

★2 運動失調性歩行
身体動揺が大きく，歩幅を広くした不安定な歩行。よろめき歩行あるいは酩酊歩行と呼ばれる。歩行速度は遅い。

[図5] 歩行のチェックリスト

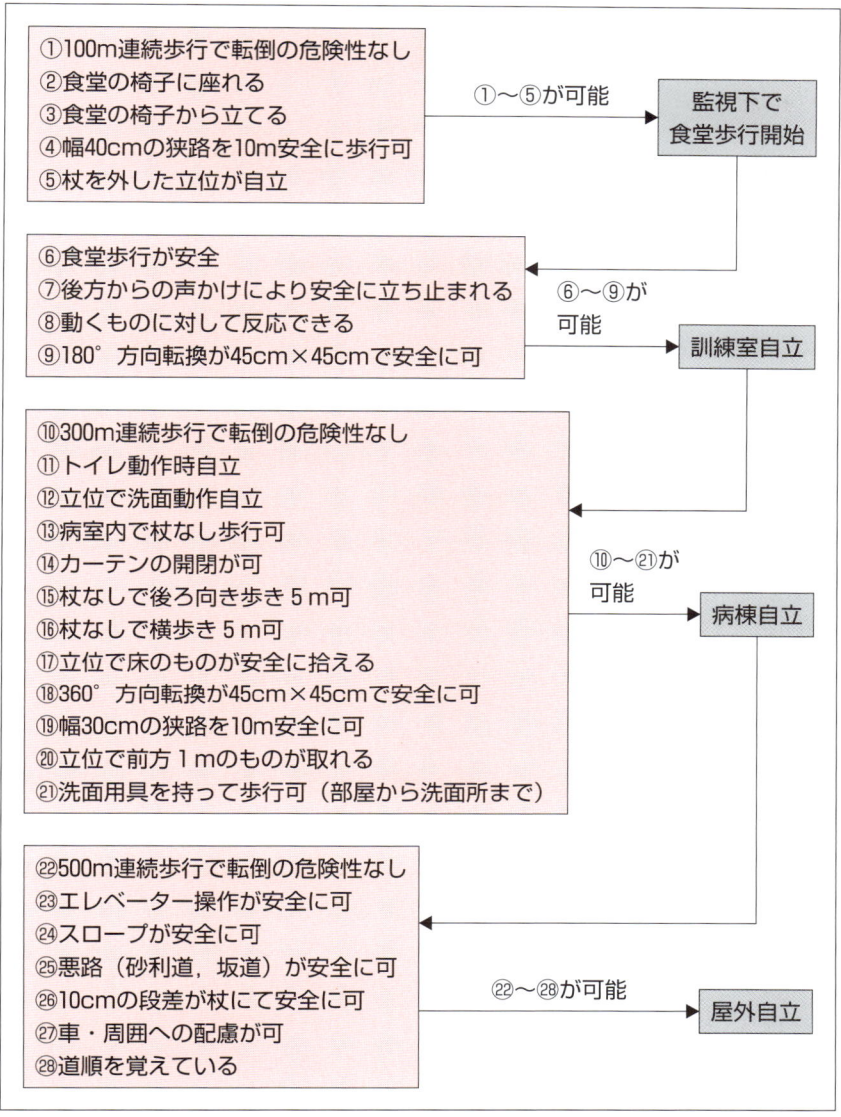

```
①100m連続歩行で転倒の危険性なし
②食堂の椅子に座れる
③食堂の椅子から立てる           ①～⑤が可能 → 監視下で
④幅40cmの狭路を10m安全に歩行可               食堂歩行開始
⑤杖を外した立位が自立

⑥食堂歩行が安全
⑦後方からの声かけにより安全に立ち止まれる
⑧動くものに対して反応できる     ⑥～⑨が可能 → 訓練室自立
⑨180°方向転換が45cm×45cmで安全に可

⑩300m連続歩行で転倒の危険性なし
⑪トイレ動作時自立
⑫立位で洗面動作自立
⑬病室内で杖なし歩行可
⑭カーテンの開閉が可
⑮杖なしで後ろ向き歩き5m可       ⑩～㉑が可能 → 病棟自立
⑯杖なしで横歩き5m可
⑰立位で床のものが安全に拾える
⑱360°方向転換が45cm×45cmで安全に可
⑲幅30cmの狭路を10m安全に可
⑳立位で前方1mのものが取れる
㉑洗面用具を持って歩行可（部屋から洗面所まで）

㉒500m連続歩行で転倒の危険性なし
㉓エレベーター操作が安全に可
㉔スロープが安全に可
㉕悪路（砂利道，坂道）が安全に可   ㉒～㉘が可能 → 屋外自立
㉖10cmの段差が杖にて安全に可
㉗車・周囲への配慮が可
㉘道順を覚えている
```

（永井将太：歩行障害の評価．園田茂編：動画で学ぶ脳卒中のリハビリテーション．p29, 医学書院, 2010より）

　介助型としての座位保持機能付車いすはリクライニング機能つきとティルト機能つきの車いすがある．介助用車いすの場合，座位保持への配慮が特に重要で対象者の姿勢評価を行わなければならない．

③問題点の抽出

　移動動作の問題点としてあげられることはその目的ごとに違ってくる．設定する目標がベッドサイド周辺レベル，自室内レベル，自宅内レベル，屋外レベルにより，その問題点となるところが違ってくる．基本となる平地歩行レベルで問題が生じる場合も多く，平地歩行が可能であれば，[図5]のチェックリストをもとに応用歩行レベルでの問題点が抽出される．

(3)作業療法計画の立案の流れ

①歩行移動 [図6]

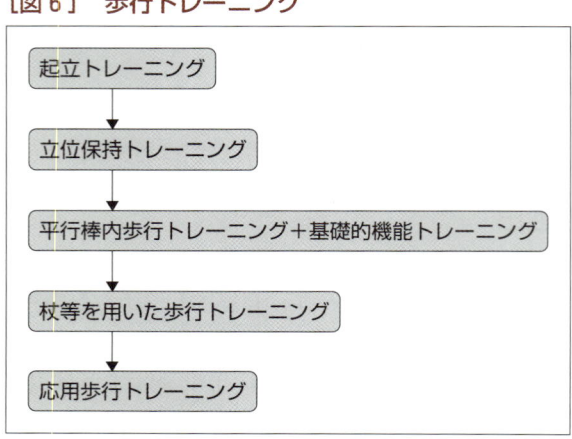

　歩行トレーニングに先立って起立トレーニング，立位保持トレーニングが行われる。これらの動作の安定性の向上に伴い歩行トレーニングは平行棒内歩行トレーニングから開始されることが多い。平行棒内歩行は，歩行バランスが不良の場合，上肢でつかまることができ転倒リスクを最小限に留めることができる。一般的には平行棒内歩行時において歩容の改善のトレーニングを実施する。歩容の改善のポイントについては前記（2）を参照してほしい。

　歩容の異常には末梢神経系の筋力低下や中枢神経系の問題などで機能面に問題が生じることが多いため，基礎的機能トレーニングも並行して行われる。歩行トレーニングは介助を最小限にしながら練習量を増加させ正しい運動を学習させる。

　平行棒内でのトレーニングにおいてつかまらないでバランスを保ちながら歩行が可能になったら，杖等を用いた歩行トレーニングとなる。杖歩行では，歩行の安定性が低い場合には常時2点支持歩行 [図7(a)]，安定性が高い場合には2点1点交互支持歩行をとる[図7(b)]。それぞれ安定性と歩行速度に相違がある。平地歩行が可能となれば実用的な歩行を目指し応用歩行[図5参照]トレーニングを実施する。

②座位移動

　座位移動は，殿部を床につけたままで滑らすもしくは，殿部を浮かせて片手または両手で支持して移動する方法である。そのため，上肢と下肢にて殿部を持ち上げる機能が重要である。片手いざり片麻痺者でよく用いられる移動手段である。一般的に移動方向は頭部方向（後ろ方向）が容易である。

　動作は❶上肢（手）を移動方向へ置く，❷下肢（下腿部）を屈曲位で殿部

[図6] 歩行トレーニング

```
起立トレーニング
    ↓
立位保持トレーニング
    ↓
平行棒内歩行トレーニング＋基礎的機能トレーニング
    ↓
杖等を用いた歩行トレーニング
    ↓
応用歩行トレーニング
```

[図7] 杖歩行

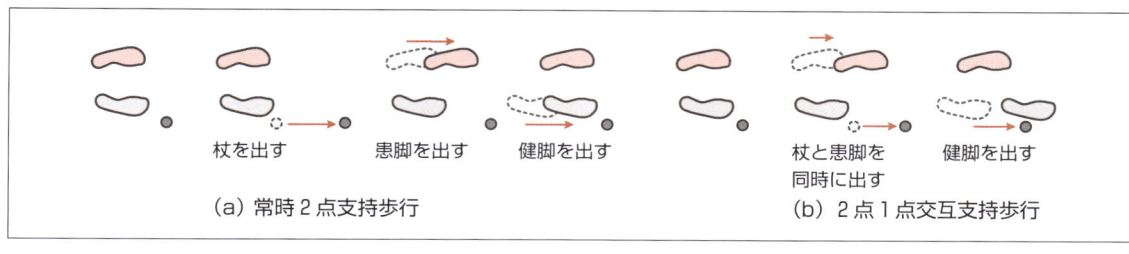

| 杖を出す | 患脚を出す | 健脚を出す | 杖と患脚を同時に出す | 健脚を出す |

(a) 常時2点支持歩行　　(b) 2点1点交互支持歩行

方向に近づけ，❸上肢と下肢で支持しながら殿部を移動方向（手の方向）へ移動させる3動作で行われる．

特に，殿部の移動は上肢での支持と下肢の床を進行方向へ押す力とタイミングが重要で，かつ殿部は重いので最も困難な動作で，指導のポイントとなる．手の置く位置は，体幹から近すぎると移動距離が短くなりすぎ効率が悪くなり，遠すぎると殿部の浮き上げる力が低下し床との摩擦が大きくなり，結果として1回の移動距離が短くなる．そのため，手の置く位置と殿部移動の下肢の持ち上げのタイミングは重要で，適切な指導を要する．

③車いす移動

車いす駆動には，❶両手駆動，❷片手片足駆動，❸両足駆動（片足駆動）がある．両手駆動の際には両手操作および両足駆動の場合には両手もしくは両足が推進力と（進行方向の）舵の役目を担う．一方，片手片足駆動の場合には足で舵をとり，手と足で推進させる．足駆動での車いす操作においては，車いすの座面の高さは足底面が床面にしっかり付かなければ推進力を十分に発揮することができない．そのため，低床型車いすを用いることになる．

また，自宅内での車いす操作をする場合，その広さは決して十分といえないため，狭い空間（トイレや洗面所）等での車いす駆動トレーニングも必要になり，前進だけでなく後ろ方向への操作も重要である．

屋外移動に車いすを用いる際には，悪路（傾斜，上り坂，下り坂，砂利道，横断歩道，エレベーター等）の環境が少なからずあり，非常事態の際の対応もトレーニングとして行う必要がある．

（千葉　登）

文献

1) 島田裕之・古名丈人他：高齢者を対象とした地域保健活動におけるTimed Up & Go Testの有用性．理学療法学，33：105−111, 2006.
2) 園田茂編：動画で学ぶ脳卒中のリハビリテーション．p29, 医学書院, 2010.

B 身の回り動作（身辺動作）

1. 食事動作

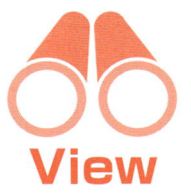

View
- 食事動作トレーニングの前段で対象者の摂食・嚥下機能, 覚醒レベル, 栄養状態を確認する。
- 座位姿勢や, 頸部のコントロールの評価が重要である。
- まずは, 自立を目指す。自助具を用いる場合は必ず使用状態を確認する。食具操作や利き手交換が完成するまでは多くの時間を必要とする。
- 他職種との情報交換を密に行う。

(1) 動作・活動の特徴

食事は生命維持に欠かせない生物学的機能であり, 生活に活力を与える意味でも非常に重要である[1]。また, 食事動作は対象者が, 発症間もない急性期から終末期まで保ち得るADLである[2]。一方で, 通常1日3回毎日行う活動であるために, できない場合は多くの介護力を必要とする[3]。同時に食事はほかのADLとは異なり, 個人の嗜好や動作のタイミングなどが重要となる。したがって, 対象者も介護者もできるだけ早期から自立することを望む活動である。

作業療法場面では, 発症（受傷）早期から食事動作のトレーニングに携わることが多い。実際, その活動範囲は「嗅覚」や「味覚」を利用して覚醒レベルを上げる試みから, 箸・スプーンなどの食具の操作トレーニングまで幅広い。また, 食事は片手で可能な動作でありながらも, 健常者は利き手で食具を操作し, 非利き手で食器を持つ複雑な両手動作で遂行している。

その活動工程は利き手, 非利き手, 食具の違いによって細分化することができ, 活動を通して姿勢や上肢機能, 高次脳機能等の改善を目途することもできる。重度の障害のある対象者が食事動作トレーニングを通して, 心身の回復のモチベーションを高めたり, 身体能力の改善を果たした事例が多数報告されている。

一方で中枢性疾患や長期臥床の対象者の場合は, 低栄養や誤嚥性肺炎に罹

Key Word

★1 NST
現在, 多くの医療機関は, 患者の栄養状態の改善や, 褥瘡予防などの目的のために医師・歯科医師・栄養士・看護師・薬剤師・理学療法士・作業療法士・言語聴覚士など診療科を超えた職種で構成される栄養サポートチーム（NST：Nutrition Support Team）を設置している。2006年4月の診療報酬改定で栄養管理実施加算が新設され, さらに活動が活発化するきっかけとなった。

患する危険性を常にもっている。作業療法士が対象者の食事動作の評価とトレーニングに関わる場合，まずは対象者の摂食・嚥下機能，そして栄養状態を念頭におく必要がある。その場合，普段密接に対象者の食事場面に関わる病棟看護師，ケアワーカー，対象者の家族，そしてNST[★1]等と，幅広く情報交換を行うことが望ましい。

(2)動作・活動の工程の分析とその評価

①動作・活動のチェックポイント

ここで具体的に食事動作の工程を示す。

[表]に示した通り10工程に分けた。初期の食事動作の観察は，覚醒が保たれ嚥下障害がなく，安全に食べることができる状態かを判断することから始まる。これができていれば，座位姿勢や頸部のコントロール，高次脳機能障害の有無を評価する。

嚥下機能の問題を除いて基本的には座位保持の能力があれば，工程に順序はなくなる。覚醒レベルの向上や，注意機能を高めるアプローチも早期の工程の中に含まれることが多い。

[表] 食事動作自立のためのチェックポイント

	工程（Task）	個人（Individual）	環境（Environment）
①	食事ができる状態であるか	覚醒レベル，嚥下機能，注意機能	室内環境，食形態の検討
②	座位姿勢を取る	座位保持能力	・ベッドギャッチアップ座位が可能か ・車いすの有無 ・サイドテーブルを使えるか
③	頸部を保つ	頸部のコントロール	頸部用の安定装具が必要か
④	食物を見る	半側無視の有無	配膳の位置
⑤	食具を使う	・利き手手指機能 ・上肢機能 ・失認・失行症の有無	自助具
⑥	食器を持つ（押さえる）	上肢機能（非利き手）	・自助具，食器の検討 ・テーブルの高さや位置の調整
⑦	食物に手を伸ばす	・上肢能力（リーチ） ・重心移動能力の有無	自助具
⑧	座位姿勢を保持する	・座位の耐久性 ・座位の安定性（上肢を動かしても座位保持が持続できるか）	体幹を安定させるための枕，クッションが必要かどうか
⑨	食事全体の時間	1回の食事にかかる時間 ・嚥下・咀嚼機能 ・注意，集中力 ・食具の操作性　その他	・室内の環境（食事に集中できる環境か）
⑩	食べこぼしの量	食具の操作性，口腔機能	タオル，エプロン等の準備

②動作・活動の評価

●嚥下機能

これらの工程のうち活動開始前に嚥下機能の評価が必要である。初回時，食べたものを咀嚼・嚥下する時にむせや咳き込みがないか，嚥下の後に口腔内に残菜がないかチェックする。

●注意機能

また，注意機能の評価も重要である。食事動作は目的が明確な動作でありながら，それに集中できない事例が多く存在する。室内の環境（人の出入りやテレビなどの音）に過度の注意転導が起こるのか，注意の持続性がないのか（15～30分の時間集中できないのか）等を評価する。

高次脳機能障害は通常のADL場面やバッテリーテスト等で発見されなくても，食事場面の観察で見つけられることがある。その代表例が食物に気がつかない半側空間無視や，食具の操作で混乱する失行である。筆者の経験では，重度の右片麻痺で非利き手の左手でスプーン操作ができずに苦慮していた症例だったが，「（牛乳パックに）ストローもさせないし，ストローから吸えない」という介護者の訴えから，失行の存在に気がついたことがある。

●身体機能

身体機能では座位姿勢★2と頸部のコントロールの評価が重要である。食事動作を問題とする対象者の多くが，座位姿勢や頸部のコントロールの問題を併せもつ。急性期の中枢性疾患や頸髄損傷などでは，ギャッチベッドによりかかって長座位姿勢（ギャッチアップ座位）を保持せざるを得ず，さらに上肢を使用することで徐々に姿勢が崩れてくることが多い。座位姿勢の特徴は対象者の体幹の筋緊張や，重心移動の可否によって異なるため，個々の評価が必要である。

頸部のコントロールは嚥下機能に影響する。頸部が安定しない時点での経口摂取に関しては，医師，看護師等，対象者に関わる職種とともに検討し，統一した対応をすることが望ましい。

●上肢機能

上肢機能の評価は食具・食器の操作の可否とスムーズなリーチができるかである。通常は，早期に食事動作の自立を図る目的から非麻痺側手で箸ないしスプーン（フォーク）の操作が可能であるかの評価を行う。急性期においては，非麻痺側手が利き手であっても食具の操作性が低下していることも少なくない。これと並行して対象者が重心移動を伴わずにリーチできる範囲の評価も必要である。

ある程度発症から時間が経過してきた時点で，本来の利き手で箸操作，非利き手での茶碗やお椀の操作が可能であるか評価する。

●食事動作全体

一方，対象者の動作を観察すると，主菜を中心にまんべんなく食べるのではなく，目の前に置かれた皿を1つひとつ片付けていくように，順番で食べていく例をよく見る。これは，座位が取れない場合でも観察される。このような食べ方を病前（受傷前）から行っていたのか，近親者から情報が収集で

One Point

★2 片麻痺者の座位姿勢

片麻痺者の座位姿勢の崩れの多くは，①麻痺側に崩れる，②非麻痺側に崩れる，③徐々にのけぞって（体幹が伸展）しまう，に分けられる。①は麻痺側の体幹機能の低下や非麻痺側からの「押し」，②は非麻痺側への過度の重心移動（固定），③は上肢使用による体幹の伸展の誘発などが考えられる。対象者の座位が崩れる理由を考えながらのアプローチが必要である。

きればしておく。病前にはみられなかった食べ方であれば、障害があることによって生じた食べ方として、評価を進める上で参考となる。

食事動作全体を見ていくと、食べこぼしの量や1回の食事にかかる時間なども問題とされることがある。食事は基本的には個人の意思が尊重されるべきものであるので、1回の食事にかかる時間を問題とすることは避けたい。しかし、通常の食事に1時間以上かかるような場合は、何が原因なのか把握しておいたほうがよい。

③問題点の抽出

食事に関する問題点は、以下の3つのレベルがある。

- **機能レベル**：嚥下が可能なレベルかどうか。覚醒、注意機能が保たれているか。座位保持、頸部のコントロールが可能か。
- **能力レベル**：食具・食器の操作が可能であるか。自助具での代償は可能か。
- **社会レベル**：他者との会食、飲食店での食事が可能か。

(3)作業療法計画の立案の流れ

食事動作獲得に関する作業療法計画を立案する上で、まず、覚醒レベル・注意機能の程度、高次脳機能障害の有無、そして座位保持が可能であるか否かによって、計画立案が異なってくる［図］。

①覚醒レベル・注意機能が保たれていない場合

覚醒レベルのチェックは食事を行う上で重要である。ご飯や味噌汁など、食欲を誘発する匂いを嗅がせる。また、りんごなどをガーゼ等にくるんで、噛ませてみる。嗅覚・味覚による刺激で覚醒レベルを上げることを試みる。

逆に覚醒レベルは高いものの注意機能が低いことは、たびたび食事動作の問題点として上げられる。視覚で食物を認識させることには限界があるので★3注意を転導させる原因を極力少なくすることが重要である。カーテンでしきったり、テレビ等の余分な音を消したりして、環境の整備を重視する。

②高次脳機能障害がある場合

中枢性疾患に伴う高次脳機能障害は食事動作に少なからず影響を及ぼす。多くは半側無視で麻痺側に置かれた皿やおかずに見落としが起こる。とりあえずの介護者の対応としては、見える範囲に食事を置く、あるいはおかずをご飯の上に乗せるようにするなどの方策がとられることが多い。しかし、そこで食事動作自立とするのではなく、高次脳機能トレーニング等を実施しながら対象者が病前に行っていた食事動作を、再度獲得することを目的とするアプローチも必要である。

> **One Point**
>
> ★3 どれだけ見ている？
> 食べこぼしが多い対象者には、「よく見て」と言いたくなる。しかし、実際の食事場面ではどれだけ食物を見ているのだろう。調査したところ、健常者がスプーンからジュースを飲む時、動作開始から最大1.2秒ほどでスプーンから視線が離れた。これは、スプーン上のジュースの量が変わっても差はなかった。この現象から、食事は自動化された動作であり、よく見ることを強要しても、動作自体を修正することは難しいことを示している[4]。

[図] 食事動作の評価の流れ

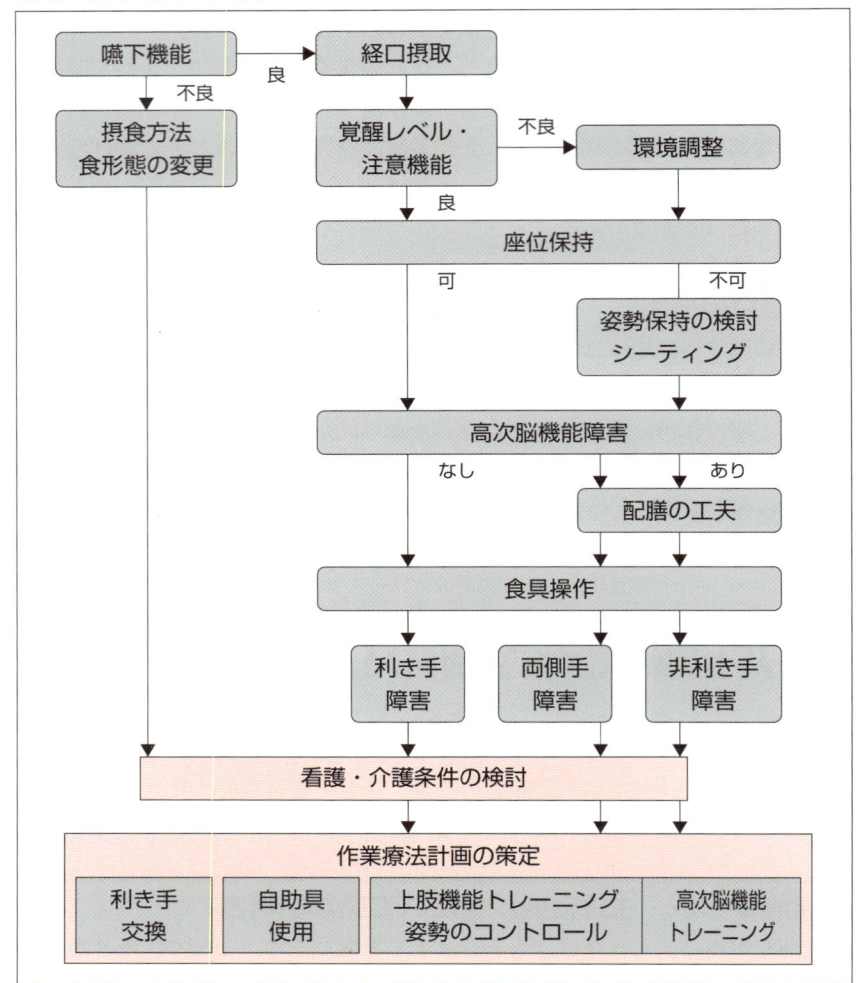

```
嚥下機能 ──良──→ 経口摂取
  │不良                │
  ↓                    ↓
摂食方法            覚醒レベル・ ──不良──→ 環境調整
食形態の変更        注意機能
                      │良
                      ↓
                    座位保持
                   可 │      │ 不可
                      │      ↓
                      │    姿勢保持の検討
                      │    シーティング
                      ↓
                    高次脳機能障害
                   なし│      │あり
                      │      ↓
                      │    配膳の工夫
                      ↓
                    食具操作
            ┌─────────┼─────────┐
          利き手     両側手     非利き手
          障害       障害       障害
            └─────────┼─────────┘
                      ↓
            看護・介護条件の検討
                      ↓
            作業療法計画の策定
    ┌─────────┬─────────┬─────────────────┬─────────┐
   利き手    自助具    上肢機能トレーニング  高次脳機能
   交換      使用      姿勢のコントロール    トレーニング
```

③座位が取れない場合

　座位が取れない場合は，対象者が安心して食事できるように体幹の支持を行う必要がある。対象者は食具を操作する上肢で体幹を支持しなければならないようなことも多い。姿勢保持の対策の多くは固めの枕やタオルを使用するが，対象者の動作の妨げにならずに長座位を保持できるようにする。

　中枢性神経疾患の場合，麻痺側だけでなく非麻痺側も含めた両側からのサポートで姿勢がより安定してくる。また，このような状態の対象者は非麻痺側上肢であっても，十分にリーチや食具操作ができないことも多いので，食具を操作する手をできるだけ自由に使うことができるようにサポートすることが大事である。

　ベッドをギャッチアップして食事をする際，時間が経過するにつれて姿勢が崩れてくる対象者が少なからず存在する。このような対象者の場合，ベッド上よりも，車いす上での端座位のほうが安定することがある。食事のたびごとの車いすへの移乗は，介護力との兼ね合いで即断できないことも多いが，

対象者が安心して食事できる環境づくりを心がけたい。

④座位が可能な場合

座位保持が可能であれば，食具の操作へのアプローチに視点を置く。

障害側が利き手であれば非利き手での食具操作の必要性が出てくる。頸髄損傷や骨折等での両上肢の損傷などであれば自助具の使用も検討する。

作業療法場面では利き手でのスプーン，箸などの食具操作の練習が求められる。障害側が利き手であるとき，特に中枢性疾患などの場合，障害側での食具の操作は非常に高い目標になる。一方，食事中非利き手で茶碗やお椀を保持し続けることも，高い能力を必要とする動作である。

利き手での食事が不可能な場合は，利き手交換トレーニングが必要となる。非利き手での箸操作が困難な場合，スプーンやフォークを使用しての食事でよしとする対象者も多い。しかし，麺類や刺身など箸で食べてこそ美味しい食材も多数存在する。作業療法場面においては，これらの例を提示しながら，目先の機能のみでなく将来的に対象者が食事を楽しめるような能力の獲得も視野に入れるべきであろう。

⑤自助具の検討

現在，食事を楽に行うための自助具が多数市販されている。しかし，市販された製品をうまく使えない対象者も多い。特に頸髄損傷者などはスプーンの角度が少し違っただけでも，全く使えなくなることがある。重度の障害[★4]のある対象者ほど，食具への不適応の有無が食事の自立度に影響する。市販品を用いる場合は必ず1度実際の食事場面でのチェックをする必要がある。

（鈴木由美）

One Point

★4 重度の障害＝スプーン使用は早急

片麻痺患者などで発症後間もない重度の障害がある場合，利き手が使えるにも関わらずスプーンで食事をしている（させられている）例を見ることがある。スプーンは箸よりも操作が簡単だと思いがちであるが，重度の障害があっても長年使ってきた箸のほうがはるかに上手に使える人が多い。特に高齢者にとってはスプーンでの食事は非日常である。利き手が使えるなら箸での食事を試してみよう。

文献

1） 寺岡加代・森野智子：施設在住要介護高齢者の意欲（Vitality Index）に関する縦断研究．老年医学25（2）：115-122，2010．
2） 山田秀夫・高橋龍太郎・小澤利男：老年患者のADL―東京都老人医療センターにおける断面調査．日本老年医学会雑誌30（1）：44-52，1998．
3） 塚本芳久・本多知行・川井多可子他：病棟におけるADL援助時間の検討 特に食事動作について．総合リハ19（7）：715-718，1991．
4） 佐々木俊二・鈴木由美・仁藤充洋・川勝祐貴・藤井浩美他：健常成人の摂食中の上肢動作に対する視線の関与―スプーンで摂食するジュース量の違いからの検討．作業療法32（1）：64-74，2013．

B 身の回り動作（身辺動作）

2. 整容動作

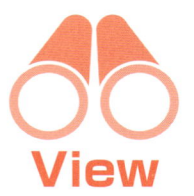

View
- 整容動作の自立度を高める要因は，座位保持能力，リーチ動作，上肢機能，巧緻性などがある。また，操作性の要素が多いため，認知機能面も重要である。
- 整容動作評価は，実際の動作パターンを観察し，各要因について評価・分析して問題点を抽出する。
- 治療トレーニングとともに，動作の工夫，福祉用具の活用によって自立度が高まる。

(1) 動作・活動の特徴

> **One Point**
> ★1 ADL難易度
> 疾患，年齢，生活習慣などによって異なるが，一般的な難易度をみると，自立しやすい順は，コミュニケーション，食事，整容，更衣，排泄，入浴である。

　整容は，洗顔，手洗い，歯磨き，整髪，髭剃り，化粧などがある。整容の目的は，生理機能の維持，衛生的意味，気分転換などがある。整容動作は身体的負担が少なく，ADLのなかでも，最も自立度が高い活動の1つである[★1]。

(2) 動作・活動の工程の分析とその評価

①動作・活動のチェックポイント

　ここで整容動作の工程を［表1］に示す。
　5工程に分類する。❶清潔を意識する，身だしなみを整える意欲がわく，❷動作を行う場所へ移動する，❸必要な道具を揃える，❹目的行為を遂行す

[表1] 整容動作のチェックポイント

	工程（Task）	個人（Individual）	環境（Environment）
①	清潔を意識する 身だしなみを整える意欲がわく	・清潔感 ・自己表現への意欲	
②	動作を行う場所へ移動する	・移動能力 ・姿勢保持能力 ・姿勢変換能力	・整容を遂行する場所 ・整容動作のための道具
③	必要な道具を揃える	・目的行為の方法 ・目的行為に必要な道具の記憶	
④	目的行為を遂行する	・道具の把持および操作方法に必要な上肢機能 ・道具を使える高次脳機能	
⑤	道具を片づける	・目的行為に必要な道具の記憶	

[図1] 整容動作の評価の視点

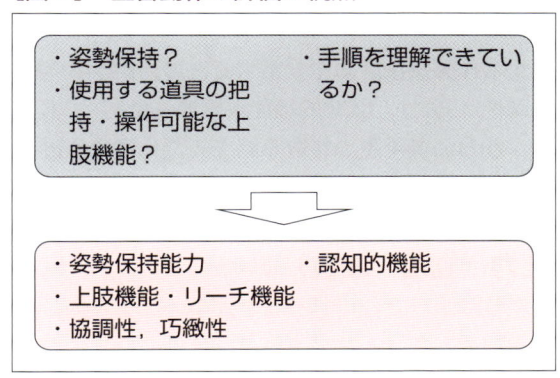

- ・姿勢保持？
- ・使用する道具の把持・操作可能な上肢機能？
- ・手順を理解できているか？

↓

- ・姿勢保持能力
- ・上肢機能・リーチ機能
- ・協調性，巧緻性
- ・認知的機能

る，❺道具を片づける。これらの工程に関して，個人および環境因子の評価が必要となる。

②動作・活動の評価 [図1]

整容動作は，更衣動作同様，多種多様な項目および工程がある。整容動作に必要な機能について以下に列挙する。

●姿勢保持能力

整容動作は，トイレ動作や入浴動作に比べて立ち上がりや移動・移乗動作は少ない。そのためADLのなかでも，最も自立度が高い活動の1つである。しかし，洗顔や歯磨き，化粧動作などの場合，座位での動作が多いため，座位保持能力は重要である。

●上肢機能・リーチ機能，協調性・巧緻性

整容動作の場合，座位での動作が多く，また整容項目上，上肢を用いることが多いため，上肢機能評価が重要である。関節可動域，筋力，リーチ範囲などが評価対象となる。また，整容動作の場合，各種道具を用いることが多

いため，道具の把持能力や操作能力での協調性や巧緻性が必要となる。

●**認知的機能**

ADLのなかでの難易度が低いとされている整容動作が自立しない場合は，高次脳機能障害[★2]などが原因になることが多い。特に道具の使用や身体部位との関係についての評価も必要である。

③問題点の抽出

整容動作に関する問題点は，以下の3つのレベルである。
- 機能レベル：姿勢保持能力，上肢機能，高次脳機能など
- 能力レベル：［表1］で示した個人の動作因子の何らかの原因でできなかったため
- 社会レベル：整容動作が困難なため，衛生面または生活行動範囲が狭まる。

(3)作業療法計画の立案の流れ

整容動作に関する作業療法計画を立案する上で，姿勢保持能力，上肢機能・リーチ動作，協調性・巧緻性，認知的機能が重要［図2］であり，それによって計画は異なる。なお，各疾患の特徴を踏まえた作業療法計画立案は，別の成書を参考にされたい。

①姿勢保持能力（立位，座位）［図3-1］

整容動作は，座位および立位で行うことが多い。よって，その肢位が保持できるか否かが重要である。十分であれば，ほかの項目に進む［図3-2］〜［図3-4］。

不十分な場合は，姿勢保持能力低下の原因を抽出し，それに対応したトレー

> **Key Word**
>
> ★2 高次脳機能障害
> ・観念失行（ideational apraxia）：道具（単数、複数）が使用できない。
> ・観念運動失行（ideomotor apraxia）：社会的習慣性の高い動作（バイバイなど）が言語命令に従ってはできない。
> ・身体失認（asomatognosia）：身体図式の障害で身体構造に関する知識にかけ，自身の身体各部や各部同士の関係が認識できない。
> ・半側空間無視（unilateral spatial neglect）：半側視空間への注意が不十分で，そこにある対象を無視する。

［図2］ 整容動作の作業療法の評価の流れ

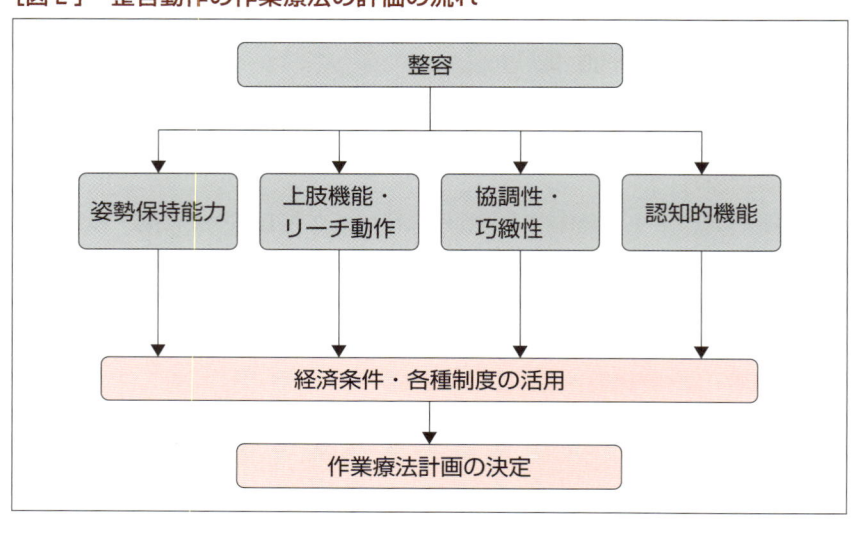

整容 → 姿勢保持能力／上肢機能・リーチ動作／協調性・巧緻性／認知的機能 → 経済条件・各種制度の活用 → 作業療法計画の決定

ニングを実施する。それで整容動作に必要な姿勢保持能力が改善されたなら，ほかの項目に移動する。

それでも不十分な場合は，福祉用具［図4］★3・環境設定によって，姿勢保持の安定を図る。また，各動作の方法（仕方）を工夫することによって整容動作の自立度の向上を目指す。

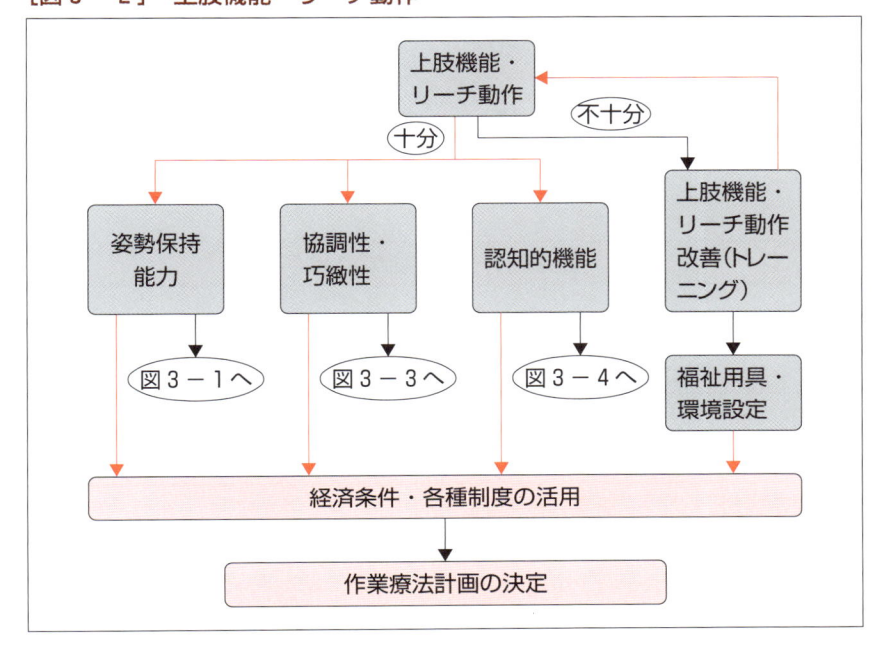

> **One Point**
>
> ★3 整容に用いる福祉用具（自助具）
>
> 整容動作はリーチ機能，手指の把持能力，巧緻性が要求される動作である。これらの機能低下を補うための福祉用具は種々ある。作業療法士は対象者の整容動作レベルに合わせて選択する。
> ・握れない，届かない場合：ホルダー付き歯ブラシ，長柄ブラシなど
> ・片手動作の場合：片手用爪切りなど

[図3−1] 姿勢保持能力（立位，座位）

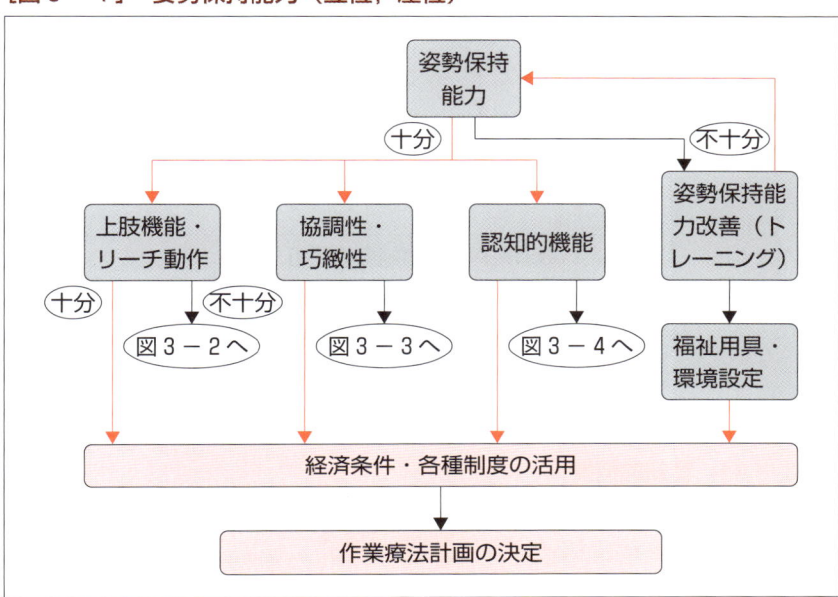

[図3−2] 上肢機能・リーチ動作

[図3-3] 協調性・巧緻性

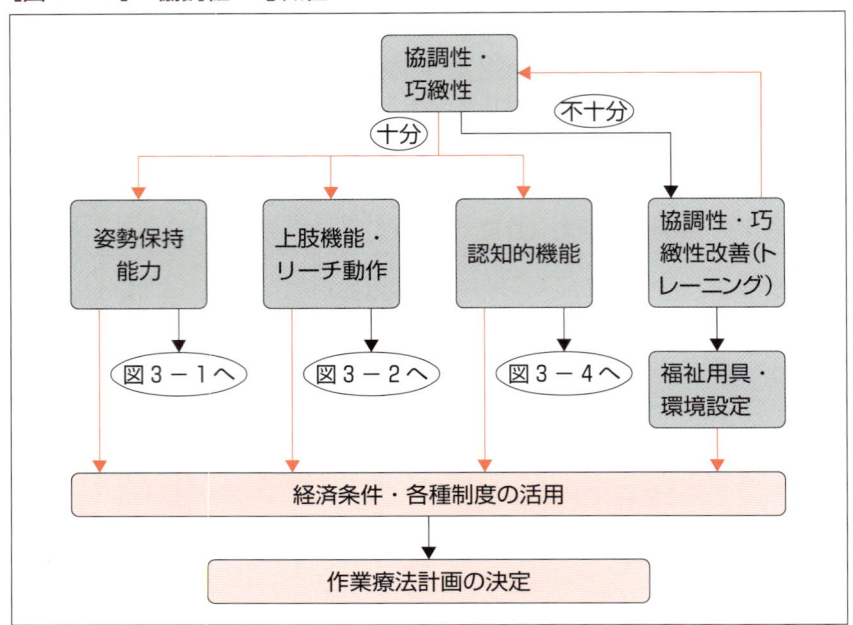

[図3-4] 認知的機能

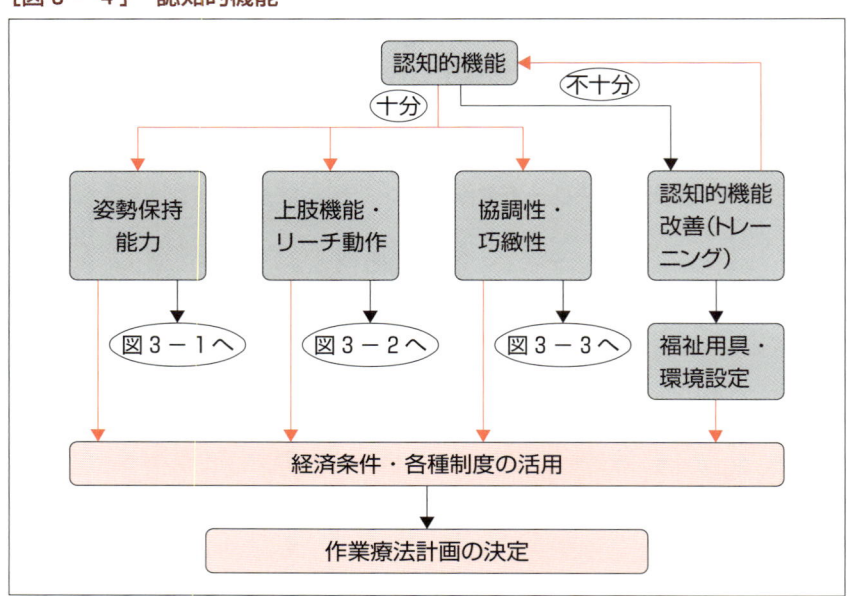

②上肢機能・リーチ動作 [図3-2]

整容動作は，洗顔，歯を磨く，化粧など，上肢機能・リーチ動作は重要である。よって，整容動作に必要な上肢機能・リーチ動作があるか否かは重要である。十分であれば，ほかの項目に進む[図3-1][図3-3][図3-4]。

不十分な場合は，上肢機能・リーチ動作低下の原因を抽出し，それに対応したトレーニングを実施する。それで整容動作に必要な上肢機能・リーチ動

[図4] 整容動作で用いる福祉用具の一例

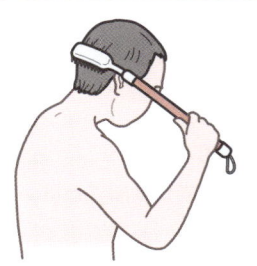

A　長柄ブラシ
関節可動域制限や痛みなどで，目的の位置までリーチ（手を伸ばす）が困難な場合に用いる。

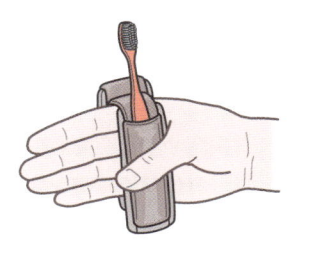

B　ユニバーサルカフを取り付けた歯ブラシ
道具の把持が困難な場合に用いる。

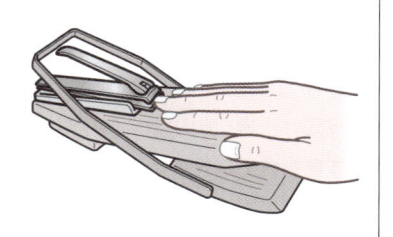

C　片手用爪切り
片麻痺などで一側のみで爪を切る場合に用いる。

作が改善されたなら，ほかの項目に進む［図3-1］［図3-3］［図3-4］。

　それでも不十分な場合は，福祉用具・環境設定によって，上肢機能・リーチ動作の改善を図る。また，各動作の方法（仕方）を工夫することによって整容動作の自立度の向上を目指す。

③協調性・巧緻性［図3-3］

　整容動作は，歯磨き，化粧など，ほかのADLに比べて道具使用が多く，その動作をするために協調性・巧緻性は必要十分条件である。よって，整容動作に必要な協調性・巧緻性があるか否かは重要である。十分であれば，ほかの項目に進む［図3-1］［図3-2］［図3-4］。

　不十分な場合は，協調性・巧緻性低下の原因を抽出し，それに対応したトレーニングを実施する。それで整容動作に必要な協調性・巧緻性が改善されたなら，ほかの項目に進む［図3-1］［図3-2］［図3-4］。

　それでも不十分な場合は，福祉用具・環境設定によって，協調性・巧緻性の改善を図る。また，各動作の方法（仕方）を工夫することによって整容動作の自立度の向上を目指す。

④認知的機能［図3-4］

　整容動作は，身体機能が重要であるが，身体部位認知や，道具の使用方法等，認知的機能面も大きな影響がある。よって，認知的機能があるか否かは重要である。十分であれば，ほかの項目に進む［図3-1］～［図3-3］。

　不十分な場合は，認知的機能低下の原因を抽出し，それに対応したトレーニングを実施する。それで整容動作に必要な認知的機能が改善されたなら，ほかの項目に進む［図3-1］～［図3-3］。

　それでも不十分な場合は，福祉用具・環境設定によって，認知的機能の改善を図る。また，各動作の方法（仕方）を工夫することによって整容動作の自立度の向上を目指す。

Column
整容動作を妨げる病態（特に高次脳機能障害に注目して）

　整容動作遂行には，道具の認知や使用など，高次脳機能，下肢をも含めた全身の運動機能が影響する．特に高次脳機能障害が影響する．例えば，認知機能，観念失行や観念運動失行等の失行，身体失認や半側空間無視などの失認である．これらは，身体機能障害を含め，単独で影響することは少なく，複数の要因が複雑に影響し合って影響することが多い．

（佐藤寿晃）

文献
○日本作業療法士協会監：日常生活活動，改訂第3版．協同医書出版，2011．
○山根寛編：着る・装うことの障害とアプローチ．三輪書店，2006．
○古川宏編：作業療法のとらえ方．文光堂，2005．
○川平和美編：神経内科学，第4版．医学書院，2013．
○河内十郎監訳：失行・失認の評価と治療，第3版．医学書院，2001．

B 身の回り動作（身辺動作）

3. 更衣動作

- 更衣動作の自立度を高める要因は，座位（または立位）保持能力，リーチ動作，手指の巧緻性などがある。また，操作性の要素が多いため，認知的機能面も重要である。
- 更衣動作評価は，実際の動作パターンを観察し，各要因について評価・分析して問題点を抽出する。
- 治療トレーニングとともに，動作の工夫，福祉用具の活用によって自立度が高まる。

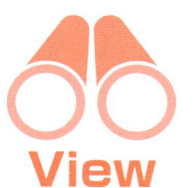

（1）動作・活動の特徴

　更衣は個人の自己表現の手段である。学生服，仕事着，ユニフォームなど特定の文化・社会への所属の手段であるなど，より人間らしい，社会生活を送る上で重要な動作である。更衣着脱の目的は，体温調節，季節の衣替え，清潔に保つなどがある。衣類にはさまざまな分類がある。上衣と下衣，上着と下着など，同じ上着でも気候によって，身に付けるものは変化する。

（2）動作・活動の工程の分析とその評価

①動作・活動のチェックポイント
　ここで具体的な更衣（前開きシャツ）動作の工程を［表1］に示す。
　7工程に分類する。❶シャツの準備，❷シャツを把持，❸袖を通す，❹袖を肩まで上げる，❺背部へたくし上げる，❻ボタンなどを留める，❼襟などを整える，これらの工程に関して，個人および環境因子の評価が必要となる。

[表1] 更衣動作自立のためのチェックポイント（前開きシャツを例に）

	工程（Task）		個人（Individual）	環境（Environment）
①	利き手	非利き手	・認知	・季節にあった服装の選択 ・着やすい服の素材 ・扱いやすいボタン，ファスナーなど
	シャツの準備			
②	シャツを把持		・座位保持能力 ・上肢機能	
③	袖を通す	通しやすい位置に置く	・座位保持能力 ・上肢機能	
④	袖を肩まで上げる		・座位保持能力 ・上肢機能	
⑤	背部へたくし上げる		・座位保持能力 ・体幹機能 ・上肢機能	
⑥	ボタンなどを留める		・座位保持能力 ・上肢機能，手指巧緻性	
⑦	襟などを整える		・上肢機能，手指巧緻性	

[図1] 更衣動作の評価の視点（前開きシャツを例に）

・衣服の準備？
・着脱中の座位保持？
・ボタンを留められる？

↓

○身体機能
・姿勢保持能力
・上肢機能・リーチ動作
・協調性，巧緻性

○認知的機能
・高次脳機能

②動作・活動の評価 [図1]

　更衣動作は，衣服の種類や素材が多種多様であり，また動作工程が多く複雑である．動作中の座位や立位バランスの崩れ，高次脳機能の影響による衣服のねじれ，時間がかかるなど，自立困難な場合は多い．更衣動作に必要な機能について，以下に列挙する．

●姿勢保持能力★1

　上衣を着る場合は，座位保持能力が重要である．座位保持能力は静的な座位はもちろんであるが，背中に衣類を通すために背もたれから体幹を離す，上肢で対側の肩や背中に手を伸ばすといった動的座位能力も重要である．下衣の更衣を立位にて実施する場合は，立位保持能力が重要となる．

●上肢機能・リーチ動作★2

　袖を肩まで上げる，背中部分の服を引っ張るといった動作は，上肢の十分な関節可動域，また，その位置まで到達できる随意的な運動，すなわちリー

One Point

★1 座位，立位保持能力の重要性

安静した座位および立位の獲得は，更衣動作などADLにおける上肢機能の発揮のみならず，立ち上がり，移乗動作，歩行にとっても重要である．座位，立位保持能力の評価では，安静時，動作時，外乱刺激時の座位，立位バランスを評価する．

One Point

★2 リーチ動作と姿勢保持

リーチ動作はADLにおける重要な基本動作である．リーチ動作時に姿勢保持が不安定な場合，上肢機能を十分に発揮できない．

チ機能が必要である。更衣動作は四肢末端へのリーチ動作（靴下の場合は，下方リーチ動作が必要となる）が必要であり，そのために大きな範囲でのリーチ動作が必要である。

●**協調性・巧緻性**

襟を整える，服を引き寄せる，ボタンを留めるなどの動作は，上肢の協調性，手指の巧緻性が必要である。

●**認知的機能**

衣類の袖を通すためには，身体認知，自己の身体の各部，手・足がどのような位置関係にあるかを理解し，さらに空間における左右・前後・上下方向を正しく認識していないと，どの部分をどこで着れるかどうかが理解できないことが多い。よって，高次脳機能障害（構成障害，観念失行，半側無視）に伴う更衣動作が困難なことが多い。

③問題点の抽出

更衣動作に関する問題点は，以下の3つのレベルがある。
- **機能レベル**：移動能力，姿勢保持能力，姿勢変換能力，上肢機能，高次脳機能など
- **能力レベル**：[表1] で示した個人の動作因子の何らかの原因でできなかったため
- **社会レベル**：更衣動作困難なため，生活行動範囲が狭まる。

(3) 作業療法計画の立案の流れ

更衣に関する作業療法計画を立案する上で，姿勢保持能力，上肢機能・リーチ動作，協調性・巧緻性，認知的機能が重要 [図2] であり，それぞれの機

[図2]　更衣動作の作業療法の評価の流れ

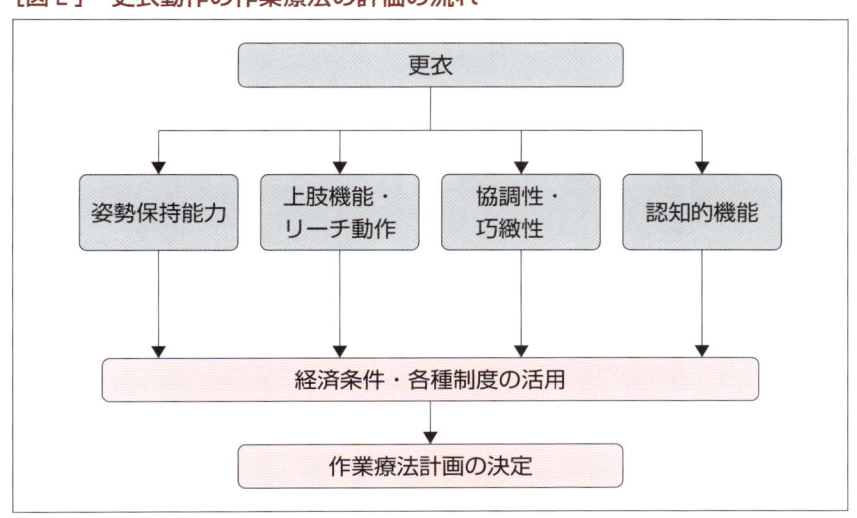

能低下によって治療計画は異なる。以下にそれぞれの項目別に説明する。なお，各疾患の特徴を踏まえた作業療法計画立案は，別の成書を参考にされたい。

①姿勢保持能力（立位，座位）[図3-1]

更衣動作は，立位および座位で動作を行うことが多い。よって，それらの肢位が保持できるか否かが重要である。十分であれば，ほかの項目に進む

[図3-1] 姿勢保持能力（立位，座位）

姿勢保持能力
- 十分 → 上肢機能・リーチ動作（十分／不十分→図3-2へ）、協調性・巧緻性（→図3-3へ）、認知的機能（→図3-4へ）
- 不十分 → 姿勢保持能力改善（トレーニング）→ 福祉用具・環境設定

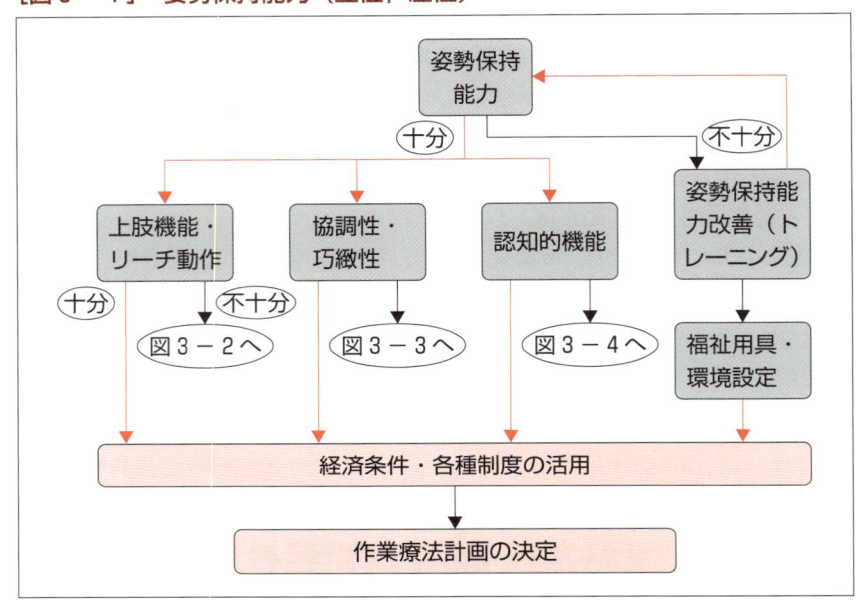

→ 経済条件・各種制度の活用 → 作業療法計画の決定

[図3-2] 上肢機能・リーチ動作

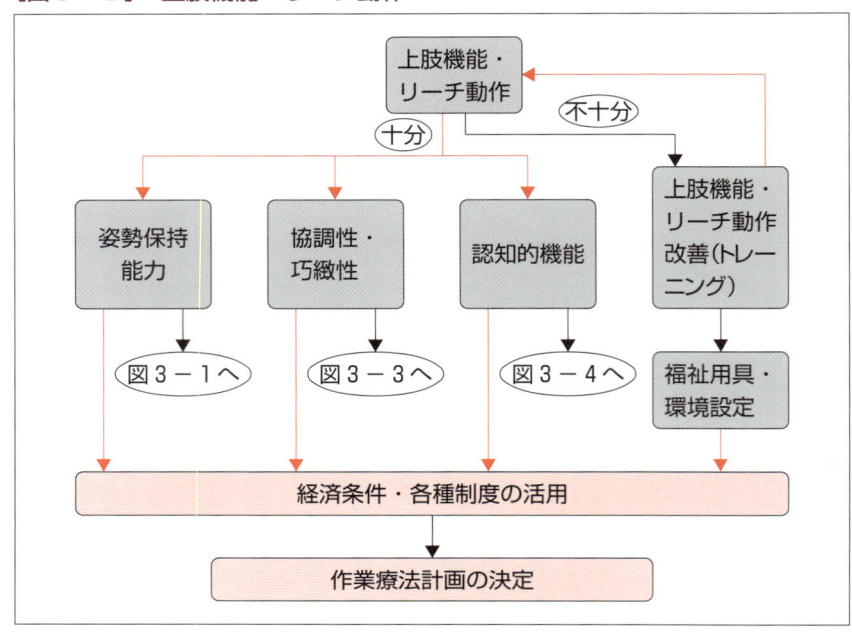

上肢機能・リーチ動作
- 十分 → 姿勢保持能力（→図3-1へ）、協調性・巧緻性（→図3-3へ）、認知的機能（→図3-4へ）
- 不十分 → 上肢機能・リーチ動作改善（トレーニング）→ 福祉用具・環境設定

→ 経済条件・各種制度の活用 → 作業療法計画の決定

[図3－2]～[図3－4]。

　不十分な場合は，姿勢保持能力低下の原因を抽出し，それに対応したトレーニングを実施する。それで更衣動作に必要な姿勢保持能力が改善されたなら，ほかの項目に進む[図3－2]～[図3－4]。

　姿勢保持能力が不十分な場合でも，福祉用具[図4]★3・環境設定によって，姿勢保持の安定を図る。また，衣服の着脱方法を工夫することよって更衣動作の自立度の向上を目指す。

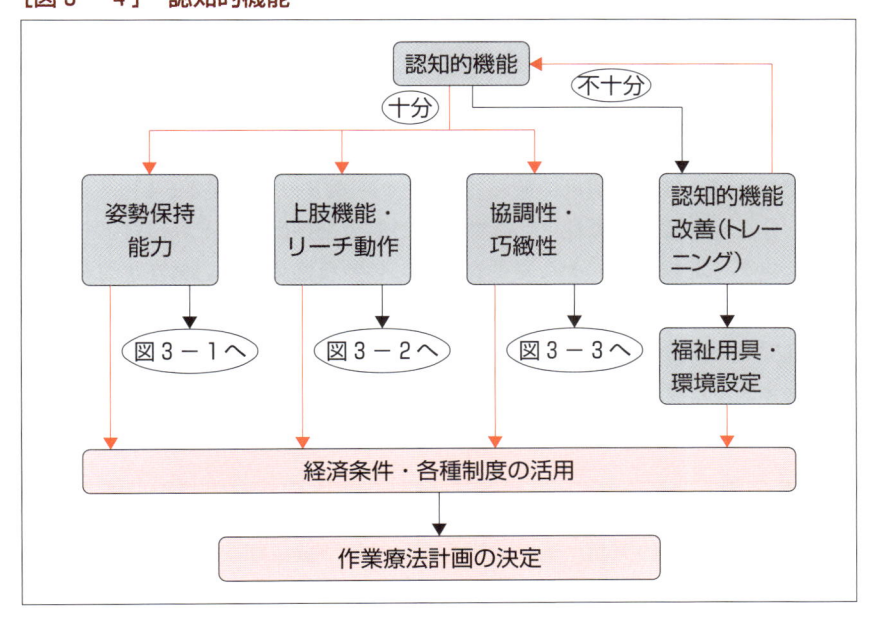

One Point

★3　更衣動作に用いる福祉用具（自助具）

更衣動作はリーチ機能，手指の把持能力，巧緻性が要求される動作である。これらの機能低下を補うための福祉用具は種々ある。作業療法士は対象者の更衣動作レベルに合わせて選択する。

例：リーチャー，ソックスエイド，ボタンエイドなど

[図3－3]　協調性・巧緻性

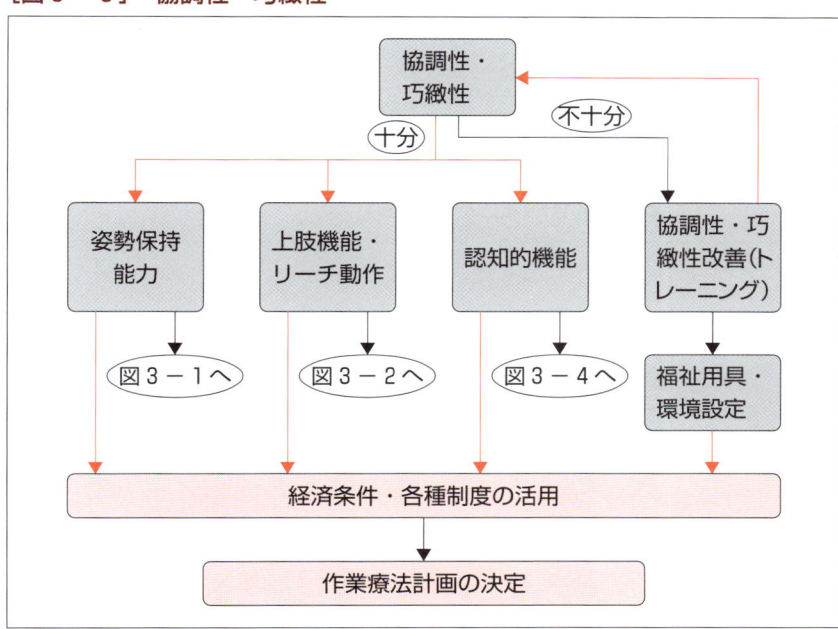

```
                    協調性・巧緻性
                十分 ┊    ┊ 不十分
      ┌──────┬──────┼──────┐
   姿勢保持  上肢機能・  認知的機能  協調性・巧緻性
    能力   リーチ動作           改善(トレーニング)
     ↓       ↓        ↓         ↓
  図3－1へ  図3－2へ    図3－4へ   福祉用具・環境設定
     ↓       ↓        ↓         ↓
        経済条件・各種制度の活用
                 ↓
          作業療法計画の決定
```

[図3－4]　認知的機能

```
                    認知的機能
                十分 ┊    ┊ 不十分
      ┌──────┬──────┼──────┐
   姿勢保持  上肢機能・  協調性・   認知的機能
    能力   リーチ動作  巧緻性    改善(トレーニング)
     ↓       ↓        ↓         ↓
  図3－1へ  図3－2へ    図3－3へ   福祉用具・環境設定
     ↓       ↓        ↓         ↓
        経済条件・各種制度の活用
                 ↓
          作業療法計画の決定
```

[図4] 更衣動作で用いる福祉用具の一例

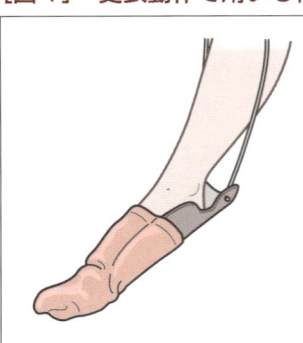

A　ソックスエイド
関節可動域制限や痛みなどにより，足部に手が届かず，靴下を履くことが困難な場合に用いる。

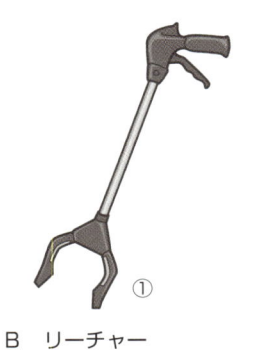

B　リーチャー
①マジックハンド型
②フック型
関節可動域制限や痛みにより，目的の位置までリーチ（手を伸ばす）が困難な場合に用いる。①や②のように操作先をその目的によって使い分けることもできる。

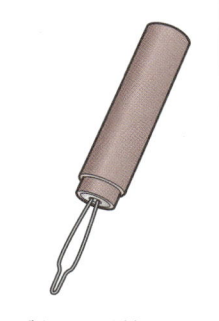

C　ボタンエイド
手指の巧緻性が低下してボタンの留め外しが困難な場合に用いる。

②上肢機能・リーチ動作 [図3－2]

更衣動作は，衣服を操作することが多く，上肢機能・リーチ動作は重要である。よって，更衣動作に必要な上肢機能・リーチ動作があるか否かは重要である。十分であれば，ほかの項目に進む [図3－1][図3－3][図3－4]。

不十分な場合は，上肢機能・リーチ動作低下の原因を抽出し，それに対応したトレーニングを実施する。それで更衣動作に必要な上肢機能・リーチ動作が改善されたなら，ほかの項目に進む [図3－1][図3－3][図3－4]。

それでも不十分な場合は，福祉用具・環境設定によって，上肢機能・リーチ動作の改善を図る。また衣服の着脱方法を工夫することよって更衣動作の自立度の向上を目指す。

③協調性・巧緻性 [図3－3]

更衣動作は，袖を通したり，ボタンを留めたり協調性・巧緻性は重要である。よって，更衣動作に必要な協調性・巧緻性があるか否かは重要である。十分であれば，ほかの項目に進む [図3－1][図3－2][図3－4]。

不十分な場合は，協調性・巧緻性低下の原因を抽出し，それに対応したトレーニングを実施する。それで更衣動作に必要な協調性・巧緻性が改善されたなら，ほかの項目に進む [図3－1][図3－2][図3－4]。

それでも不十分な場合は，福祉用具・環境設定によって，協調性・巧緻性の改善を図る。また，衣服の着脱方法を工夫することよって更衣動作の自立度の向上を目指す。

④認知的機能 [図3－4]

更衣動作は，身体機能が重要であるが，身体部位認知や衣服の位置，着脱手順等，認知的機能面も大きな影響がある。よって，認知的機能があるか否

かは重要である．十分であれば，ほかの項目に進む［図3－1］～［図3－3］．

　不十分な場合は，認知的機能低下の原因を抽出し，それに対応したトレーニングを実施する．それで更衣動作に必要な認知的機能が改善されたなら，ほかの項目に進む［図3－1］～［図3－3］．

　それでも不十分な場合は，福祉用具・環境設定によって，認知的機能の改善を図る．また，衣服の着脱方法を工夫することよって更衣動作の自立度の向上を目指す．

（佐藤寿晃）

文献
- 日本作業療法士協会監：日常生活活動．改訂第3版．協同医書出版，2011．
- 山根寛編：着る・装うことの障害とアプローチ．三輪書店，2006．
- 古川宏編：作業療法のとらえ方．文光堂，2005．

B 身の回り動作（身辺動作）

4. トイレ（排泄）動作

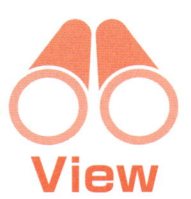

View
- トイレ（排泄）動作の中心は，排泄と後始末であり，その前後の移乗，移動，更衣，整容，排便・排尿の管理，生理のケアが含まれる。
- 動作・活動の工程は，個人と環境因子に留意して，分析を行う。
- 作業療法計画立案の上で，座位がとれない場合，座位が可能な場合，自宅トイレの場合によって，方策が異なる。

（1）動作・活動の特徴

排泄は，食事とともに，生命維持に欠かせない生物学的機能であり，衛生上も非常に重要である。同時にトイレ（排泄）動作の自立は，人間の尊厳を守る上で最も重要なADLである。排泄は，一般的には個室のトイレで行われるが，疾患や外傷などの理由から，居室でポータブルトイレを使用する場合やベッド上の場合もある。衛生上の管理も重要であり，膀胱直腸障害のように，ストーマ[★1]管理が必要になる場合もある。

作業療法場面で対象とするトイレ（排泄）動作では，自律神経系が関与するため，動作開始に先立って，尿意や便意の有無，尿意や便意が生じてから排泄が起きるまでの時間（耐性）を把握する必要がある。これは，トイレ動作の評価とトレーニングの前提になる。そして，各種疾患や外傷による機能障害を有する対象者のトイレ動作の評価やトレーニング実施には，通常，私たちが行っているトイレ（排泄）動作の分析をすることである。

トイレ（排泄）動作は，尿意や便意が生じ，排泄までに必要な一連の目的動作の後，排泄と後始末を行い，再び一連の目的動作を実施して終了する。すなわち，トイレ動作の中心は，排泄と後始末であるが，その前後に移乗や移動，更衣，整容，排便・排尿の管理，生理のケアなども含まれる。

Key Word

★1　ストーマ（stoma，ストマともいう）
消化管や尿路の疾患などにより，腹部に便または尿を排泄するために造設された排泄口のことである。大きく分けて消化管ストーマと尿路ストーマがある。消化管ストーマは人工肛門，尿路ストーマは人工膀胱とも呼ばれる。

(2)動作・活動の工程の分析とその評価

①動作・活動のチェックポイント

　ここで具体的にトイレ（排泄）動作の工程を水洗式洋式トイレ［図1］を例に示す[1]。尿意や便意が生じ，このトイレの前まで移動するには，このトイレを利用する対象者がどこにいるかによっても異なる。これは，尿意や便意の耐性に大きく関わることであると同時に，その他の環境因子の評価が必要になる。

　ここでは，［表1］に示した通り25工程に分けた。さらに各工程には，「ドアを開ける。トイレ内に入る。ドアを閉める」のように順序通り行わなければならない工程がある一方で，「身体の向きを変える。ズボンやパンツを下げる。便座に着座する」の工程のように，「ズボンやパンツを下げてから，体の向きを変える」あるいは「便座に着座してから，ズボンやパンツを下げる」のように順序の一部を入れ替えてもよい場合がある。また，「照明や換気扇などのスイッチを入れる」のように，省略してもトイレ動作が可能な工程がある。

②動作・活動の評価

　これらの工程のうち，移乗や移動は基本動作で，更衣は更衣動作で評価した知見をもとにして，トイレ（排泄）動作での可否を検討する。

　したがって，移乗や移動がある程度可能であっても，「ドアを開ける。トイレ内に入る。ドアを閉める」の一連の動作が難しい場合や尿意や便意の耐性が短い場合などは，身近なところでポータブルトイレを使用するという方策が必要になってくる。

　このようにトイレ（排泄）動作は，各工程での目的動作の可否に加えて，トイレ（排泄）動作達成までの所要時間が重要となる。

　普通，成人では初発尿意の膀胱内の尿量は200mL前後であり，最大尿意の尿量は500〜700mL前後である。子どもの場合はかなり膀胱が小さいので，

［図1］　トイレの平面図（一例）

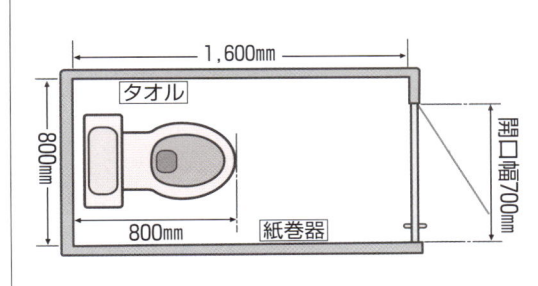

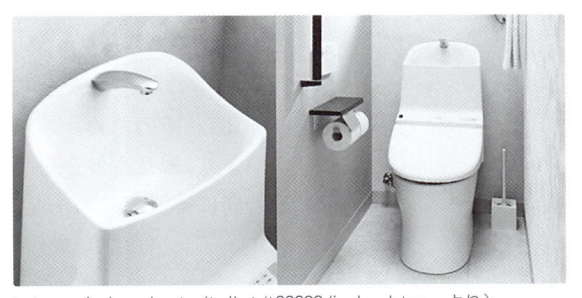

（TOTO：GG-800 ウォシュレット一体形便器．http://www.toto.co.jp/products/toilet/t00032/index.htm　より）

[表1] トイレ（排泄）動作自立のためのチェックポイント

	工程（Task）	個人（Individual）	環境（Environment）
①	トイレ(排泄)動作の開始	尿意・便意の頻度と耐性	トイレまでの距離
②	トイレ前まで移動する	移動能力	移動路のスペース，段差の有無
③	空いているか確認する	言語能力，上肢能力（リーチ）	ドアの形状（すりガラスの位置）
④	照明等スイッチを入れる	立位または座位保持能力，上肢能力（リーチ）	スイッチの位置や形状，手すりの有無
⑤	ドアを開ける	立位または座位保持能力，上肢能力（リーチ）	ドア開閉方式や滑らかさ，ドアノブの形状と位置
⑥	トイレ内に入る	移動能力	段差の有無，手すり有無
⑦	ドアを閉める	立位または座位保持能力，上肢能力（リーチ）	工程⑤で確認済み
⑧	便器の前まで移動する	移動能力	トイレ内の広さ，床の形状，手すり有無と位置
⑨	体の向きを180°変える	体位変換，立位保持能力	工程⑧で確認済み
⑩	下衣を下げる	立位保持能力，上肢能力（リーチ）	背もたれの有無，手すりの有無とその位置
⑪	便座に着座する	体位変換，座位保持能力	便器（高さ，形状），手すりの有無とその位置
⑫	排便，排尿する	腹圧コントロール	工程⑪で確認済み
⑬	後始末をする	座位保持能力，リーチ範囲	紙巻き器やリモコンの位置
⑭	便座から立ち上がる	体位変換，立位保持能力	工程⑪で確認済み
⑮	下衣を上げて整える	立位保持能力，リーチ範囲	工程⑪で確認済み
⑯	体の向きを180°変える	体位変換，立位保持能力	工程⑧で確認済み
⑰	水を流す	立位保持能力，リーチ範囲	レバーの位置や形状
⑱	手を洗う	立位保持能力，上肢能力（リーチ）	手洗いの位置
⑲	手を拭く	立位保持能力，上肢能力（リーチ）	手拭の位置，高さ
⑳	体の向きを180°変える	立位または座位保持能力，上肢能力（リーチ）	工程⑧で確認済み
㉑	ドアの前まで移動する	移動能力	工程⑧で確認済み
㉒	ドアを開ける	立位または座位保持能力，上肢能力（リーチ）	工程⑤で確認済み
㉓	トイレの外へ出る	移動能力	段差の有無，手すり有無とその位置
㉔	ドアを閉める	立位または座位保持能力，上肢能力（リーチ）	工程⑤で確認済み
㉕	照明等スイッチを切る	立位または座位保持能力，上肢能力（リーチ）	スイッチの位置や形状，手すりの有無とその位置

　初発尿意の段階でかなり尿意が切迫している場合が多い（おおむね150～200mL）。そのため，子どもは失禁することが多いといわれている。
　つまり，尿意や便意を感じてから何分程度なら耐えられるかという視点と，その間に排泄までの一連の目的動作が十分に達成できるだけの能力があるかが，トイレ（排泄）動作を評価する目安となる。

③問題点の抽出

トイレ（排泄）に関する問題点は，以下の3つのレベルがある。
- **機能レベル**：頻尿である，排便までに時間がかかる，排尿・排便しやすい姿勢が取れない，排便・排尿を認識できないなど。
- **能力レベル**：[表1]で示した個人の動作因子のいずれかができないため，トイレ（排泄）に失敗する，排泄の管理ができないなど。
- **社会レベル**：トイレが不安で外出できない，トイレ環境が合わないなど。

(3)作業療法計画の立案の流れ

トイレ（排泄）に関する作業療法計画を立案する上で，自力で座位（15分程度）が可能であるか否かによっては，計画が異なる。

①座位が取れない場合

座位が取れない場合は，尿意や便意があり，用具やトイレの認知が可能であれば，座位でのトイレ（排泄）動作の獲得に向けて準備を進める[図2]。

対象者の排尿・排便パターンを把握した上で，ベッドサイドでのポータブルトイレへの移乗，つかまり立ち30秒，座位保持10分を目指してトイレ（排泄）動作トレーニングを開始する。

②座位が可能な場合

高齢者や片麻痺者の排便が開始されるまでには，10〜15分程度かかる場合があるため，座位保持が15分程度可能になれば，ポータブルトイレでのトイレ（排泄）動作自立が期待できる。洋式トイレは座面の中央が空いており，立ち上がりができない場合があるため，トイレを用いて動作指導を繰り返す[2]。

座位が可能になり，移乗とトイレまでの移動が可能であれば，自宅トイレでのトイレ（排泄）動作の獲得に向けて準備を進める[図3]。

それ以外の場合は，[図2]の①〜④から適切な選択肢を選ぶ。

③自宅トイレの場合

自宅トイレでのトイレ（排泄）動作の場合は，[表1]に示した環境因子をもとに個人因子を補う。椅子からの立ち上がりが可能であっても，また，足部位置によっても立ち上がりやすさが変わるため，便器と足部の位置関係にも考慮する[3]。

トイレ（排泄）動作が可能な[図4]の⑤を除いては，何らかの福祉用具を活用したトイレ（排泄）動作の獲得に向けた準備を進める[図4]。

[図2] トイレ（排泄）動作（座位が不可能な場合）

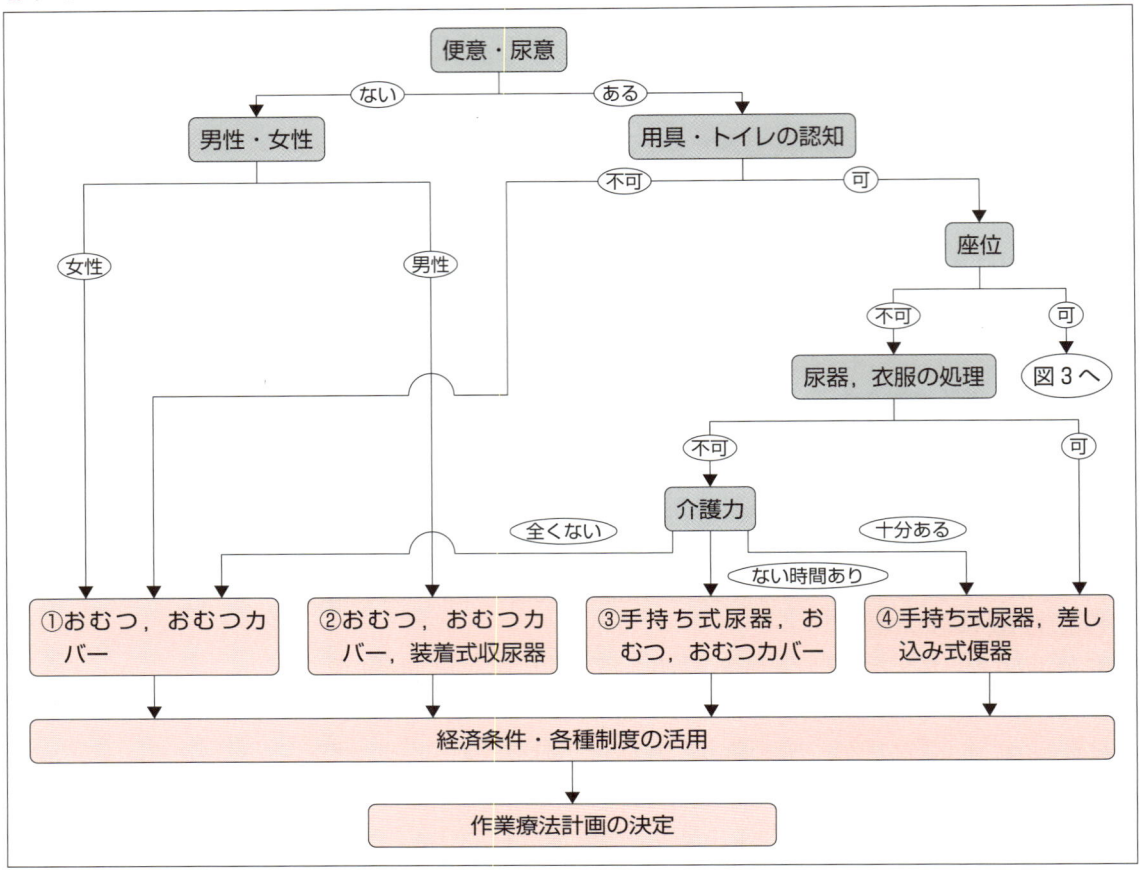

```
                        便意・尿意
                    ない ／    ＼ ある
              男性・女性          用具・トイレの認知
           ／        ＼        不可 ／    ＼ 可
        女性          男性                  座位
                                        不可 ／  ＼ 可
                                    尿器，衣服の処理   図3へ
                                      不可 ／  ＼ 可
                                        介護力
                            全くない／ ない時間あり ＼十分ある
```

| ①おむつ，おむつカバー | ②おむつ，おむつカバー，装着式収尿器 | ③手持ち式尿器，おむつ，おむつカバー | ④手持ち式尿器，差し込み式便器 |

↓
経済条件・各種制度の活用
↓
作業療法計画の決定

[図3] トイレ（排泄）動作（座位が可能な場合）

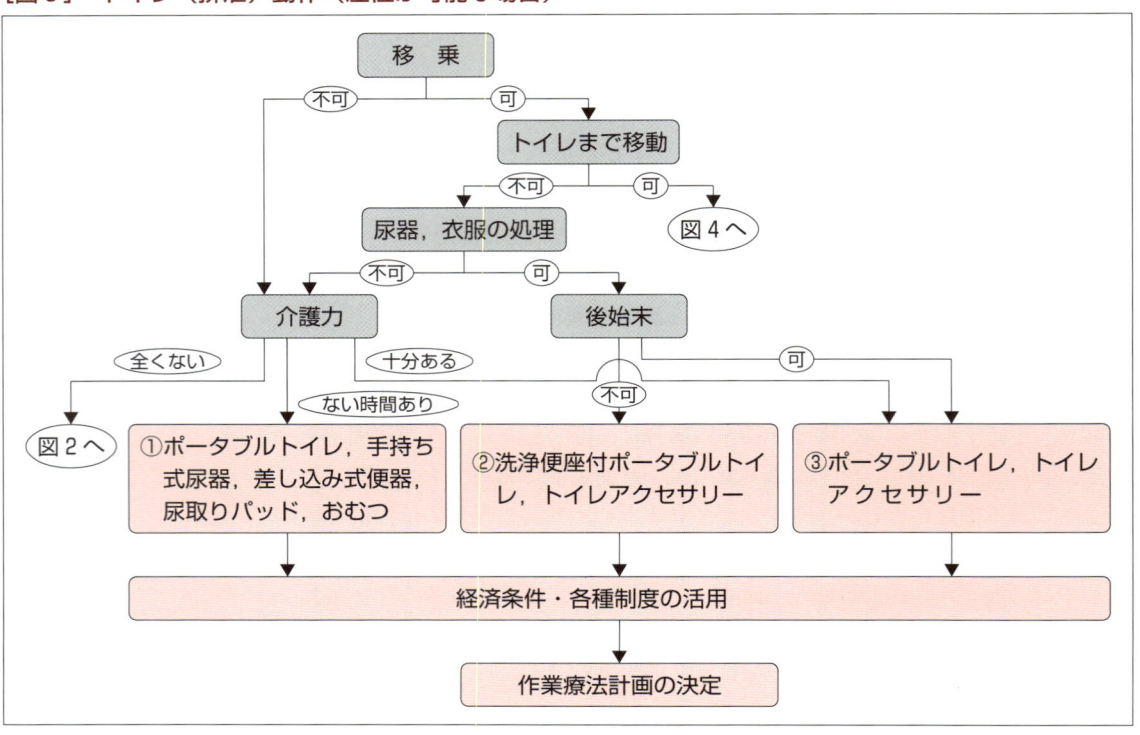

```
                        移　乗
                    不可 ／  ＼ 可
                            トイレまで移動
                         不可 ／  ＼ 可
                      尿器，衣服の処理    図4へ
                       不可 ／  ＼ 可
                     介護力        後始末
            全くない／ 十分ある        可 ／  ＼ 不可
         ／  ない時間あり ＼
      図2へ
```

| ①ポータブルトイレ，手持ち式尿器，差し込み式便器，尿取りパッド，おむつ | ②洗浄便座付ポータブルトイレ，トイレアクセサリー | ③ポータブルトイレ，トイレアクセサリー |

↓
経済条件・各種制度の活用
↓
作業療法計画の決定

[図4] トイレ（排泄）動作（自宅トイレの場合）

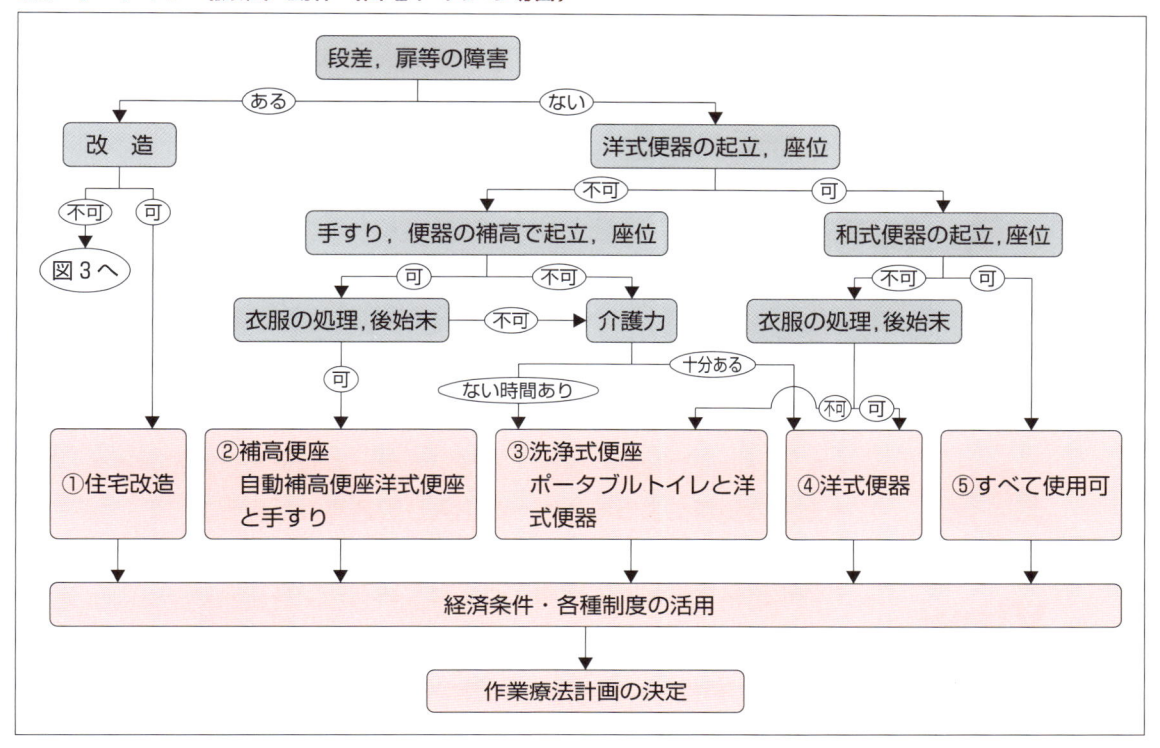

```
                        段差，扉等の障害
                       ／           ＼
                    ある             ない
                     ↓                ↓
                   改 造          洋式便器の起立，座位
                  ／   ＼            ／      ＼
               不可    可         不可       可
                ↓                  ↓         ↓
              図3へ        手すり，便器の補高で起立，座位   和式便器の起立，座位
                              ／        ＼              ／      ＼
                            可          不可          不可       可
                             ↓           ↓            ↓         ↓
                      衣服の処理，後始末 ─不可→ 介護力     衣服の処理，後始末
                             ↓      ない時間あり ／ ＼十分ある   ／   ＼
                            可                                不可   可
```

| ①住宅改造 | ②補高便座 自動補高便座洋式便座と手すり | ③洗浄式便座 ポータブルトイレと洋式便器 | ④洋式便器 | ⑤すべて使用可 |

経済条件・各種制度の活用

作業療法計画の決定

（藤井浩美）

文献

1）澤田雄二編：考える作業療法——活動能力障害に対して．pp261-264，文光堂，2008．
2）Fujikura M, Fujii H, Kafuku T, et al.：Sit-to-stand from a toilet seat by hemiplegic subjects using a one-point cane. Phys Occup Ther Geriatr 30：150-164, 2012.
3）泉田康志・藤嶋聖子・藤井浩美他：健常成人における膝関節屈曲角度の違いが立ち上がり動作へ及ぼす影響——加重中心点，足底圧分布および筋電図からの検討．山形保健医療研究12：59-74，2009．

B 身の回り動作（身辺動作）

5. 入浴動作

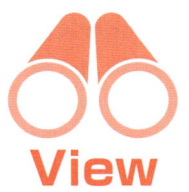

View
- 入浴動作は，移動，更衣，洗体の3層に分類することができる。
- 浴槽の種類によって浴槽への出入りの難易度が違う。
- 手すり等の浴室内の住環境整備が重要である。
- 福祉用具を積極的に使用することで自立につながる。

（1）動作・活動の特徴

　　入浴の主たる目的は，清潔保持である。入浴の効果として，温熱効果，浮力効果，水圧効果などがあり自律神経系，循環器系に影響を及ぼす。具体的には，保温，リラクセーション（睡眠導入など），疼痛緩和，新陳代謝の促進などであり，清潔保持以外にも入浴は多岐にわたり，入浴動作の獲得は重要である。

　　入浴は，ADLのなかで最も自立しがたい動作である。その要因として，複数の動作の組み合わせによる複合的動作であること，動作工程が多いことなどがあげられる。

　　入浴動作は❶脱衣所への移動，❷洗い場への移動，❸浴槽への移動，❹身体を洗う，❺脱衣・着衣に分けられる。これらの動作のうち，身体を洗う動作以外は，移動動作と更衣動作に含まれ，入浴動作は，移動，更衣，洗体の3層に分類することができる。

（2）動作・活動の工程の分析とその評価

①動作・活動のチェックポイント

　　入浴に関する移動動作は，脱衣所への移動は一般的な移動と同様であると考えてよい。しかし，洗い場への移動と浴槽への移動は，全裸であることに

加え滑りやすい環境での移動になる特異的な移動であるといえる。そのため，一般的な移動以上に頻回なトレーニングと安全性の担保も非常に重要な点である。

　安全性の担保のために，一般住宅の浴室においても出入り口および浴槽付近に手すりが取り付けられていることも多く，それらを有効に活用した指導を当初から取り入れることも重要である。

　また，浴槽へのまたぎ動作は，浴槽の形状によってもその難易度が違ってくる［表1］。

　入浴動作の移動で見落とされる傾向にある，洗い場および浴槽内での着座起立動作も重要であることを付け加える。特に浴槽内での着座起立は，水圧や浮力の関係から起立および座位に影響を与える。そのため，麻痺等がある場合には麻痺部が浮き上がるなど座位のバランスを崩す場合も少なくない。

　入浴に関する更衣動作は，一般的な更衣動作とほぼ同様と考えることができるので割愛する。しかしながら，洗い場から移動した後，衣類の着衣に入る前に必ず，「身体を拭く」動作が入る。バスタオル等で身体の表面から水滴を拭き取るわけであるが，十分に拭き取ることができなければ，その後の着衣動作に影響を及ぼすほか，身体の冷えにつながることもある。

　入浴において中心的な動作になる洗体動作は，頭・頭髪，身体前面，身体後面，殿部・陰部の各部に大きく分けられる。特に身体後面，背中の洗体動作は洗い残しが多くなることが多く，自助具等の活用も有効な手段である。

　作業療法場面で対象とする入浴動作では，浴槽内への移動動作が中心的なトレーニングになることが多い。しかし，前述したように，全裸や水圧・浮力などの影響を考慮して模擬的にトレーニングするには限界がある。そのため，プライバシーを考慮しつつ実際の場面のトレーニングも行う必要がある。

　ここで具体的に入浴動作（トレーニング）のフローチャートを［図1］，

［表1］　浴槽の種類

和式	洋式	和洋折衷式
深さがあり，膝を屈曲し入る。またぎ動作，膝の屈曲が困難な場合には適さない。狭いため比較的安定した座位が確保できる。	浅く長い浴槽に寝た姿勢で入浴できる。深くないため，またぎ動作が容易に可能。	和式と洋式の長所を合わせたタイプ。最も入浴に適したタイプ。比較的またぎ動作と安定座位が確保しやすい。
幅：80〜120cm程度 高さ：60cm程度	幅：120〜180cm程度 高さ：45cm程度	幅：110〜160cm程度 高さ：60cm程度

浴槽の大きさや形は，浴室の広さや介助量によって決定される。形状には大きく分けて和式，洋式，和洋折衷式の3つのタイプがある。この形状によって出入りのしやすさや座位の安定性などが決まってくる。

[図1] 入浴動作（トレーニング）のフローチャート

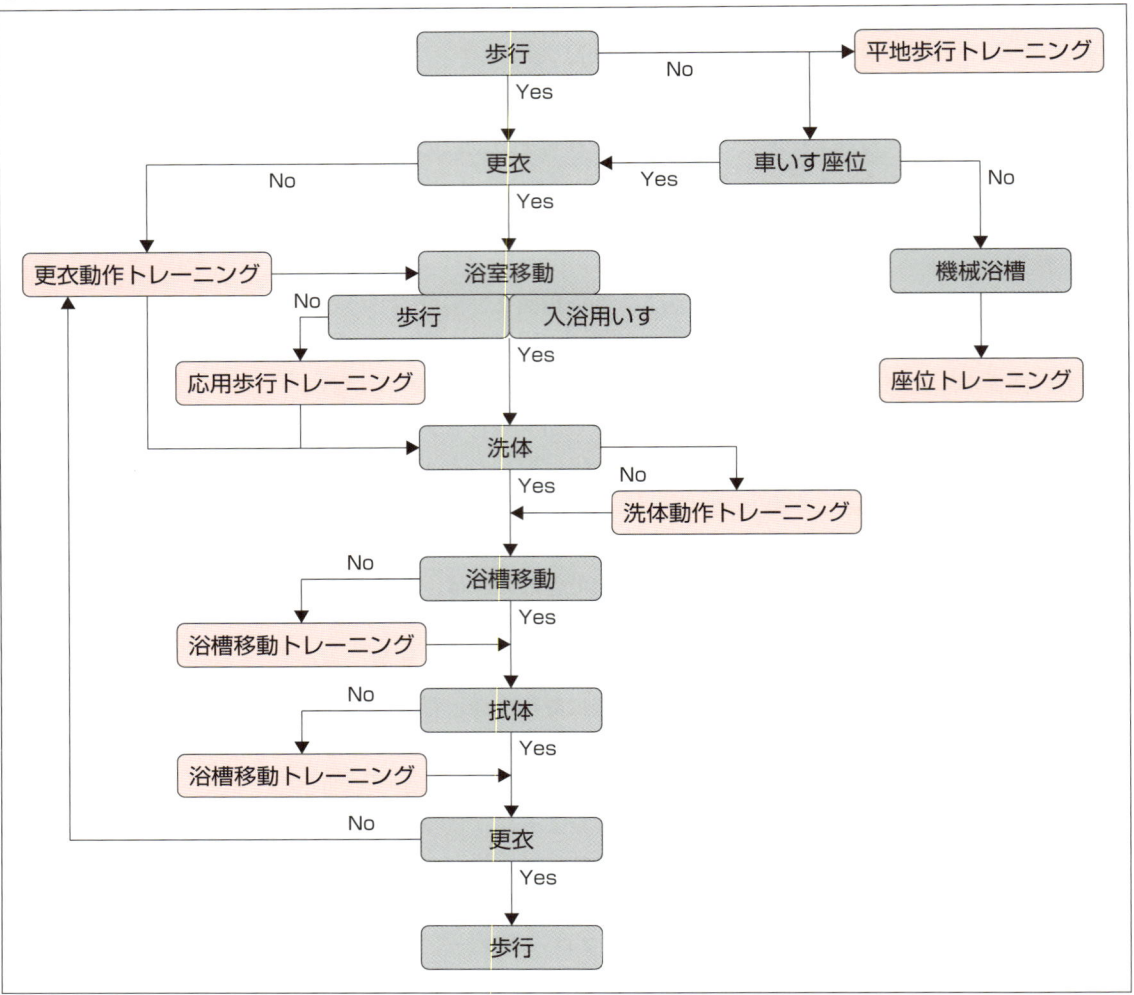

入浴に必要な動作とそのトレーニングのフローチャートを示す。入浴には多くのADL動作が含まれている。関連するADLが可能か否かによりその介助量は大きく変化する。関連するADL動作が不十分な場合にはそのADLトレーニングも必要となる。

チェックポイントを［表2］に示す。入浴は限定された場所で行い，排泄とは違い時間の制約も少なく，ある程度自分のペースで行える。

②動作・活動の評価

入浴動作は，［表2］をもとにそれぞれの動作が正確性，安全性，所要時間の観点から評価する。入浴の第一目的は清潔保持であるため，正確性は重要な要素であるが，動作に時間がかかりすぎても実用的な動作になり難い点に注意が必要である。

③問題点の抽出

入浴動作は大きく分けて移動，更衣，洗体の3つの動作に分けてそれぞれの動作レベルと環境により問題点が抽出される。

[表2] 入浴動作自立のためのチェックポイント

	工程（Task）	個人（Individual）	環境（Environment）
	移動	移動能力全般について	環境と福祉用具
①	脱衣所まで移動	歩行・車いす	移動路のスペース，段差の有無
②	浴室内の移動	歩行・入浴用いす	手すりの有無，広さ，（福祉用具）滑り止めマット
③	浴槽への移動	またぎ動作，上肢能力（リーチ）	手すりの有無，（福祉用具）浴槽台，浴槽いす，滑り止めマット
④	扉の開閉	立位または座位保持能力，上肢能力（リーチ）	扉の開閉方式や滑りやすさ
⑤	浴槽内での着座・起立	立ち上がり，座り	浴槽内手すりの有無
⑥	浴槽内での座位	座位保持	浴槽内手すりの有無
	更衣	上肢の操作能力について	衣類
⑦	上衣の着脱	座位保持能力，上肢能力（リーチ）	衣類の種類
⑧	下衣の着脱	立位または座位保持能力，上肢能力（リーチ）	衣類の種類
⑨	身体の拭き上げ	立位または座位保持能力，上肢能力（リーチ）	タオルの大きさ
	洗体	上肢の操作能力について	環境と福祉用具
⑩	浴室椅子に着座・起立	座位保持能力	椅子の高さ，手すりの有無と位置
⑪	洗髪	座位保持能力，上肢能力（リーチ）	水道栓の形状と位置
⑫	洗顔	座位保持能力，上肢能力（リーチ）	
⑬	洗体（前部）	座位保持能力，上肢能力（リーチ）	
⑭	洗体（背部）	座位保持能力，上肢能力（リーチ）	
⑮	洗体（殿部・陰部）	座位保持能力，上肢能力（リーチ）	
⑯	シャワー操作	座位保持能力，上肢能力（リーチ）	レバーの位置や形状
⑰	洗体用具(タオル等)の操作	座位保持能力，上肢能力（リーチ）	洗体タオル
⑱	石鹸等の操作	座位保持能力，上肢能力（リーチ）	

- **機能レベル**：入浴動作は，複数の動作を必要とする。移動・更衣・洗体の要素ごとに機能レベルでの問題があげられる。また，1つひとつの工程には一定の時間と労力を必要とするため，動作の耐久性や移動等に伴うリスク管理も問題となる。
- **能力レベル**：[表2]で示した個人の動作のいずれかができないため問題としてあげられる。また，福祉用具の操作性の問題点もある。
- **社会レベル**：脱衣所，浴室，浴槽の大きさや種類により動作の自立の程度が大きく左右される。そのため，環境上の問題があげられる。

(3)作業療法計画の立案の流れ

　入浴に関する作業療法計画を立案する上で，移動の可否と座位保持能力によって計画が異なる。標準型車いすでの座位保持が不可能な場合は，特別浴

[図2] 入浴動作で用いる福祉用具

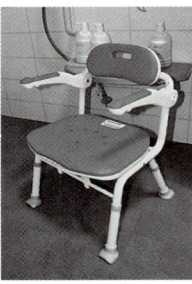

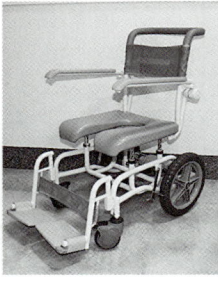

［入浴用いす］　　［入浴用いす（キャスター付）］　　［バスグリップ］　　［浴槽いす］　　［滑り止めマット］

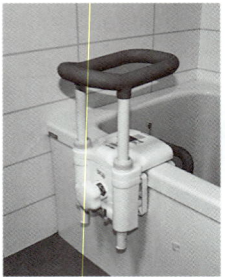

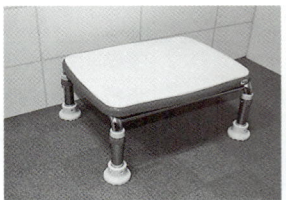

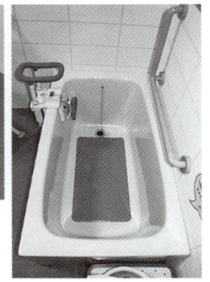

　槽などの機械浴槽での入浴となる．機械浴槽での入浴の場合には介護者が中心となり洗体を行うが，この場合には基本動作の獲得が中心とならざるを得ない．

　平地歩行が行える場合には，浴室内の応用歩行と浴槽へのまたぎ動作，洗体動作のトレーニングが必要となる．前述のとおり，入浴動作は，移動・更衣・洗体の3層で構成されているので，連続した一連の動作が不可能でもそれぞれの層分けしたトレーニングが可能である．

　入浴動作は，環境面が大きく左右することから，施設等の大浴場などの施設と一般家庭用の浴室とでは，移動と浴槽内でのしゃがみこみ（着座）に大きな違いが生じることが多い．そのため，できるかぎり実際に使用する浴室環境を想定してのトレーニングが必要である．

　また，入浴に関する福祉用具は数多くあり積極的に使用することを勧める[図2]．福祉用具は浴室の環境整備を同時に行うことで，より使いやすくなることが多い．

（千葉　登）

文献
○伊藤利之・江藤文夫編：新版　日常生活活動（ADL）―評価と支援の実際．医歯薬出版，2010．
○野村歓・橋本美芽：OT・PTのための住環境整備論，第2版．三輪書店，2012．

C 日常生活関連動作（活動）（APDL・IADL）

1. 炊事

- 作業療法評価においては，炊事動作そのものを「している」あるいは「できる」の評価に留まらず，関連する心身機能や環境の評価を進め，健康状態や個人因子に配慮した治療目標を立案する。
- 作業療法の実践は，困難な動作および獲得が必要となる要素的な動作を繰り返し，全体としての炊事動作の獲得を目指す。
- 実施においては，リスク管理が重要であり，実施の前後を含めて，入念にチェックし想定されるリスクを未然に防ぐ。また，必要ならば自助具や市販機器等の利用も検討する。

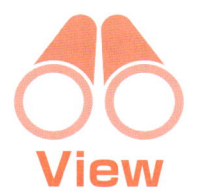

（1）動作・活動の特徴

　食事に関連する日常生活関連動作（活動）（APDL・IADL）は，生命維持・役割・趣味余暇活動の各要素を含み，比較的に頻度が高く実施される可能性の高い作業といえる。この動作は，炊事動作といわれることが多いため，本項では炊事動作として扱う。

　近年の生活技術の進歩は，この領域に大いに貢献するものであり，フードプロセッサーをはじめ，ブレンダーなどの調理器具[1]やインフォメーションテクノロジー（以下，IT）による調理方法の一般公開の進展は，炊事動作の評価やトレーニングにおいても非常に有用である。同様に，近年では，介護保険等による家事の代行，中食[2]，下ごしらえや調理済み食材の活用など多様な代替手段により，そのニーズを解決できるようになった。

　このことから，作業療法場面においても，これらの利用の可能性やもたらすさまざまな影響を考慮する必要がある。

　作業療法場面で対象とする炊事動作では，前提として主訴やニーズをとらえることが重要である（Column参照）。

　炊事動作の評価やトレーニングを実施する場合には，その多様性や複雑性を自らが積極的に学習や経験をすることが重要である[3]。疾患や外傷は，炊事動作に必要となる心身の諸機能の障害や動作工程の遂行状況に影響を及ぼ

One Point

[1] フードプロセッサーなどの調理器具

炊事における調理を効率よく行えるように，レストランや調理業界で使用されていた器具類が一般的使用品として販売されるようになった。フードプロセッサーは，切る・おろす・混ぜる動作を，ブレンダーは混ぜる・砕く動作を電動で行うものである。これにより，これまで切る・おろす・混ぜるなどの手間のかかる動作が容易になったと考えられている。また，近年電子レンジ専用の調理用容器なども開発され，今では電子レンジを使いこなせば，3食の食事をつくれるよう

> **Column**
> **対象者の真のニーズはどのようにとらえたらよいだろうか。**
>
> 例えば，脳血管障害後片麻痺のAさんは，70代の女性で，以前の役割は主婦，本人のニーズは主婦業復帰であったとしよう。作業療法士は，主婦業の再獲得を目指し，評価および治療を展開するであろう。この結果，Aさんは主婦業に戻った。これで作業療法は終了であろうか。Aさんが主婦として復帰することは，本人の役割としても重要であるが，今後の人生を考えた場合には違う意味をもつかもしれない。筆者の経験では，調理はできるが「やらない」という選択をした人のケースがあった。しかし，役割として担うために，夫へ簡単にできる調理のレシピをつくり，家事全般において夫へ引き継ぐ準備をするに至った。このケースにとって，過去の経験は本人の人生の軌跡であり，その後の礎となるものである。この経験が本人の次に選ぶさまざまな作業に活かされるものであるという視野を広げることで，真のニーズをとらえることも必要ではないだろうか。

になっている。このように大変便利な一面，後片づけの難しさや，新たな調理方法の学習という課題があり，作業療法に導入する上では使用の利便性だけでなく使用者の全体的な評価・治療計画も必要であろう。

す。そのため，機能障害や動作工程の遂行状況による能力の程度は十分に吟味することが必要である。これにより必要となるトレーニングの方向性が推測できる。

(2)動作・活動の工程の分析とその評価

①動作・活動のチェックポイント

> **Key Word**
>
> ★2 内食（うちしょく）・中食（なかしょく）・外食（がいしょく）
>
> 中食とは，食材等を自宅で調理し食べる内食とレストランや食堂などでの外食との中間で，総菜や弁当など調理済みの食材を購入し自宅で食べることを指す。中食は，単身や夫婦のみ世帯の増加やライフスタイルの変化によって増加している。中食は内食と組み合わせることで，炊事の能力やニーズに合わせた活用を期待できる。

まず一般的な炊事に含まれる動作の要素について［図1］に示す。［図1］のように「炊事」の工程は調理の計画から始まり，材料・道具などの必要物品の準備後に調理を開始し，配膳後の後片づけも含まれる。調理計画は，❶献立の決定や❷レシピの用意などである。これらには，本人の役割やこれまでの経験が鍵となる場合が多い。

材料および道具などの必要物品の準備は，それぞれ必要な物品の選択の知識や記憶・視覚認知が必要である。調理には，❶食材を洗う，❷下ごしらえ（皮むき・切る），❸炒める・煮るなどの工程が含まれる。これらの工程に合致した心身機能が必要であり，各動作においては，その遂行の経験や技能が影響を及ぼす。併せて実施中のリスク管理能力も求められる。

配膳には，❶盛りつけ，❷食器等の運搬，❸食器等の配置が含まれる。盛りつけでは，上肢操作能力および視覚認知が必要となる。配膳では，盛りつけされた食器類の運搬の能力や移動能力が必要である。後片づけは，材料お

[図1] 炊事動作の工程とその要素

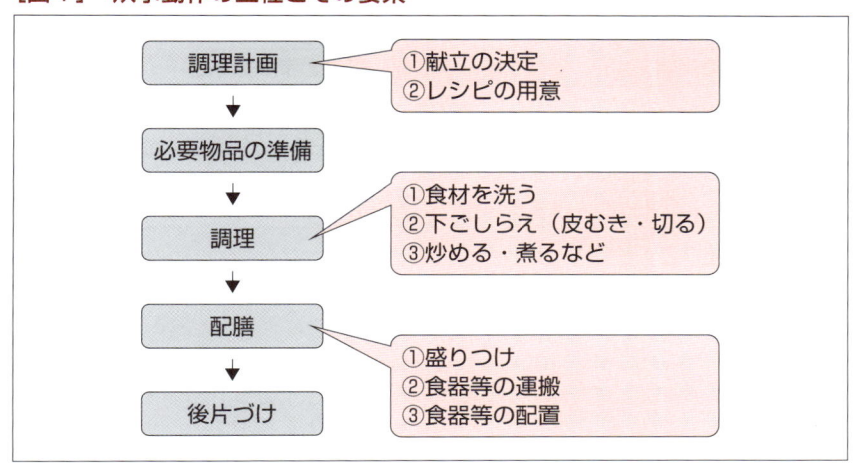

```
調理計画 ──→ ①献立の決定
              ②レシピの用意
   ↓
必要物品の準備
   ↓
調理 ──────→ ①食材を洗う
              ②下ごしらえ（皮むき・切る）
              ③炒める・煮るなど
   ↓
配膳 ──────→ ①盛りつけ
              ②食器等の運搬
              ③食器等の配置
   ↓
後片づけ
```

よび道具の準備と同等の能力が必要となる。

②動作・活動の評価 [図2]

炊事動作の評価は，まず，主訴・ニーズの把握より始める。問診により生活歴・作業歴を確認し，関連する領域の興味や関心事を把握する。このときに併せて，キッチンやダイニングへの動線や構造など環境の評価も加えるとよい。炊事動作に関連した参加の機会や介助者など人的環境の把握も重要である。

次に実施状況の評価を行う。評価は，炊事動作の含まれる老研式活動能力指標や日本語版Frenchay Activities Index[★4]などを用い，その実施範囲や頻度を確認する。

さらに，遂行能力の評価として実際に実施している場面の観察から動作分

[図2] 炊事評価の手順例

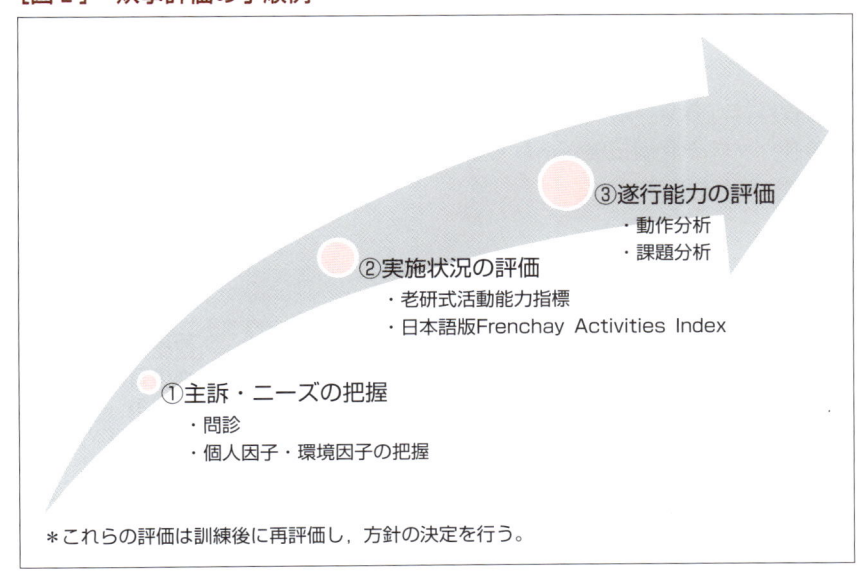

③遂行能力の評価
　・動作分析
　・課題分析

②実施状況の評価
　・老研式活動能力指標
　・日本語版Frenchay Activities Index

①主訴・ニーズの把握
　・問診
　・個人因子・環境因子の把握

＊これらの評価は訓練後に再評価し，方針の決定を行う。

One Point

★3 炊事動作の多様性・複雑性

炊事動作では，同じ料理でもその工程は必ず行うものと省略や変更可能なものがあり，多様である。また複数の料理を作成する場合は，提供する時間に合わせて，適切な時間配分や効率を考えることが求められる。また適宜，計画を修正・変更するなど，より複雑で高度な能力が求められる。近年では，認知症予防としてこの多様性・複雑性が注目されている。しかし，心身機能に問題が生じれば，これらは逆に支障となる可能性がある。そこで，1つずつの工程について十分に指導を行い獲得を目指すことが重要となる。

Key Word

★4 日本語版Frenchay Activities Index

この評価は，脳卒中患者が地域生活の可能性の指標として開発されたもので，近年では地域で生活する高齢者のライフスタイルを把握する目的で活用されている。炊事の評価としては，直近3カ月間の「食事の用意」「食事の後片づけ」の実施頻度をとらえることができる[1]。

[表1]　「調理　②下ごしらえ（皮むき・切る）」の動作分析の視点（ジャガイモの皮むき動作の評価例）

①使用する道具類	包丁，皮むき器，まな板，釘付きまな板など
②工程	ジャガイモに①が接触～皮をむき終わるまで ＊ROM・姿勢・上肢操作の変化をとらえる
③所要時間	総時間と各工程の時間：秒
④利用率[2]	皮むき後重量／食材の重量の％
⑤安全性	道具操作やリスク管理
⑥判断	手順はどうか・効率は？

析を行う．必要に応じて，調理のなかの「皮むき」「切る」動作の可能性を評価することも計画する．

　[表1]は炊事動作の工程における「調理　❷下ごしらえ（皮むき・切る）」の動作分析の視点である．ジャガイモの皮むきを例にすると，まず，使用する道具を設定し評価を行う．必要に応じてほかの道具における評価も実施する．動作の評価では，ジャガイモに使用する道具が接触してから皮をむき終わるまでの工程を観察し，動作能力の評価および関連する心身機能として関節可動域・姿勢・上肢操作の変化をとらえる．さらに，客観的指標として，所要時間や利用率（皮を除いた重量／元の重量：％）を抽出し，その結果から動作時の安全性や手順，効率性における判断について評価する[2]．

③問題点の抽出

　炊事動作の各工程には，炊事動作そのものに必要となる上肢機能や起居移動能力および調理動作を計画実施するための認知能力が必要である[3]．炊事動作における問題点と対象疾患等の例を［表2］に示す．

● 片手動作である

　炊事動作のうち，主に調理の工程が困難となる．この問題が生じる疾患・外傷として脳血管障害片麻痺や上肢切断などがあげられる．

● 筋力の低下がある

　炊事動作全般において遂行に影響がみられ，易疲労性や耐久性の低下がある場合には，さらに動作が困難となる．この問題が生じる疾患・外傷として関節リウマチや脊髄損傷があげられる．

● 記憶や判断に低下がある

［表2］　炊事動作の問題点とその対策例

問題点	対象疾患・外傷・障害	対策例
①片手動作である	・脳血管障害片麻痺 ・上肢切断	・片手動作の習熟 ・自助具の活用
②筋力の低下がある	・関節リウマチ ・脊髄損傷	・動作の簡略化 ・自助具の活用
③記憶や判断に低下がある	・認知症 ・高次脳機能障害	・道具や動作の変更 ・代償法の獲得

炊事動作での外傷や事故の発生などのリスクが生じる可能性があり，安全性の問題が生じる場合がある。この問題が生じる例として認知症や高次脳機能障害があげられる。

以上の問題点に加えて，キッチンなどの物的環境や介護者などの人的環境の課題が加えられることもある。

さらに，家庭内や地域社会での役割や活動の場の有無が実施に影響することも考えられる。

(3) 作業療法計画の立案の流れ

作業療法計画の立案は，評価過程を参照し，問題箇所の解決を進めるものとする。

問題解決には，困難な動作を再トレーニングする方法や新たに学習する方法，困難な動作を自助具などの活用により獲得させる方法や使用物品や工程そのものを変更する方法などが考えられる。

炊事動作の課題としては，下ごしらえから炒める・煮るなど調理過程が多岐にわたるカレーづくりを導入することが多い。カレーの調理工程では，❶動作の省略，❷電子レンジ等の利用が可能，❸調理済み食品等の活用など炊事の多様性もみられ，各問題に対応が可能という側面がある［図3］。

そこで，前述の問題点に沿って「カレーをつくる」課題を元にした作業療法計画の立案例を示す。

①片手動作が問題となる場合 ［図4］

まず，困難となっている調理の工程についての片手動作の習熟や自助具に

[図3] カレーの調理工程の例

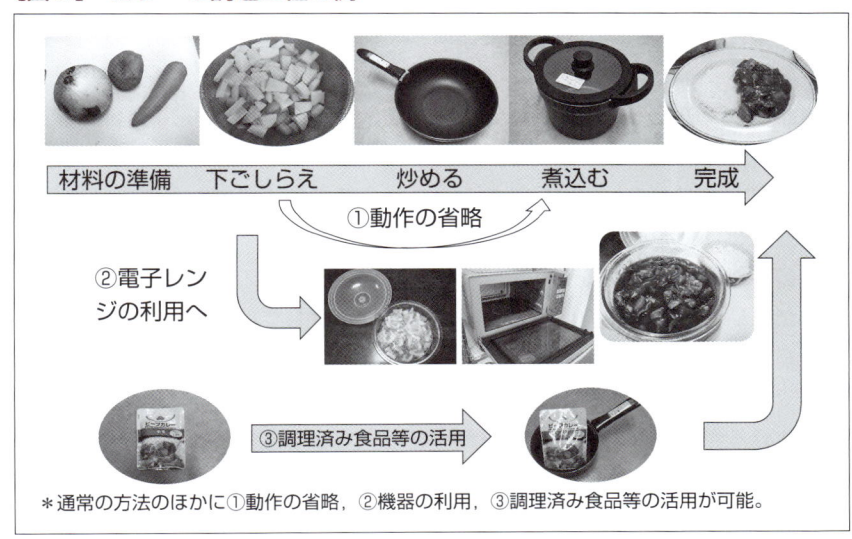

[図4] 下ごしらえ時の動作習熟練習：片麻痺例

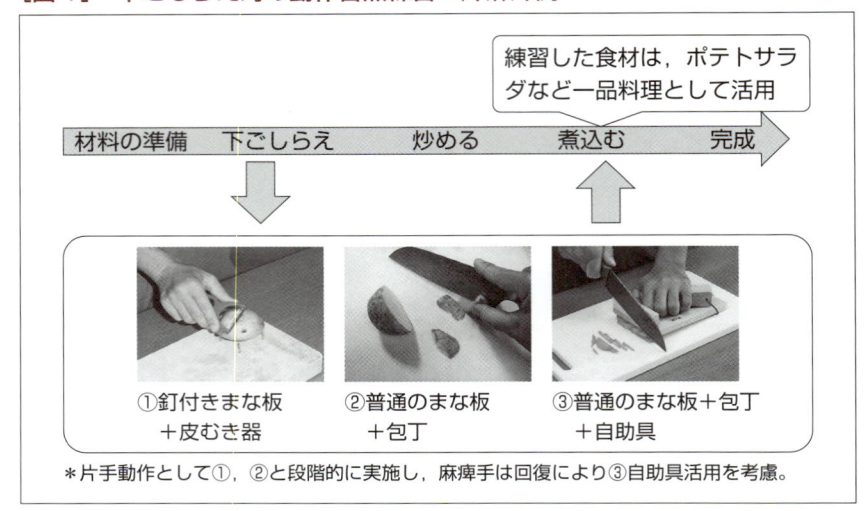

練習した食材は，ポテトサラダなど一品料理として活用

材料の準備　下ごしらえ　炒める　煮込む　完成

①釘付きまな板＋皮むき器　②普通のまな板＋包丁　③普通のまな板＋包丁＋自助具

＊片手動作として①，②と段階的に実施し，麻痺手は回復により③自助具活用を考慮。

よる動作獲得を目指す。カレーではジャガイモやニンジン，タマネギなどの皮むきと切る動作において，切る動作の習熟が必要となる。そこで釘付きまな板に食材を固定し皮むき器で皮をむく方法や，ジャガイモを半分に切り，平らな面を下にした状態から，包丁で皮をむく方法を練習する。

さらに，包丁で切る動作へと移行する。非利き手での片手動作となる場合には，皮むき器での下ごしらえが可能となってから包丁へと移行するなど段階を経る必要がある。練習で皮むきした食材は，茹でるまたは電子レンジで加熱調理してサラダなどの一品料理として活用することができる。

このように，カレーをつくる過程においても，含まれる調理工程の反復から動作の獲得を目指す。脳血管障害片麻痺の場合は，麻痺手の回復も考えられるため，リスクを配慮して，麻痺手の機能評価を元に，自助具等を活用した麻痺手使用の段階も考慮する[4]。

②筋力の低下がある場合

この場合には，動作の簡略化や自助具の活用により筋力の低下の影響を回避する。

関節リウマチでは，関節症状として手部や手指の変形のある場合に，安静時または動作時痛によって皮むきや包丁使用などが困難となる。この場合，疼痛回避だけでなく，関節保護の面から直角柄の包丁や皮むき器を利用して動作獲得を目指す。必要に応じてフードプロセッサーやブレンダー等の野菜調理器の使用も検討する[5]。

また，易疲労性や体力低下などの全身症状に対しては，炊事そのものの時間短縮や頻回の休憩を入れ，エネルギー保存など全身管理を行う必要がある。そこで，カレーでは調理工程の簡略化として，炒める動作を省略し煮込むことや炒める際には火の通りやすい食材を選択するなどの工夫を行う。

また，キッチン内に椅子や休息スペースを確保することで長時間の作業による全身への影響を回避する。

③記憶や判断の低下に問題がある場合

　この場合には，火傷等の危険を回避するため，ガスレンジから電磁調理器あるいは電子レンジの活用などを試みる．この際，各種機器の使用能力評価は必須である．新しい機器使用の学習は困難なこともあり，注意が必要である．そのため，電子レンジでは簡単な温め動作の練習から始め，徐々に調理過程に電子レンジを活用するなどの工夫が必要である．

　記憶に大きな問題がある場合では，材料や手順が明示されたノート類が活用できる[6]．また，学習したもののヒントがすぐ得られるように使用場所にメモを貼り付けることや順番やタイミングを示すアラームなどの活用を練習することも必要である．

(4) その他

　炊事動作は工程が複雑であり，包丁や火を利用する調理の過程では特にリスクが高い作業となる．
　そこで，評価・治療計画においてはリスク管理は必須である．

■──リスク管理

　調理動作では，主に「道具の管理」「食材の管理」「包丁操作トレーニング時」のリスク管理が必要となる[7]．評価や治療の実施においては，綿密に計画しリスクを未然に防ぐことが重要である．また，上記以外にも，長時間に及ぶ可能性や高温多湿な環境での実施であることも十分に考慮し細心の注意が必要である．

（坂本俊夫）

文献

1) 白土瑞穂他：日本語版Frenchay Activities Index自己評価表および臨床応用と標準値．総合リハ27（5）：469-474，1999．
2) 坂本里佳他：片麻痺主婦における包丁操作能力の検討．作業療法14：186，1995．
3) 星文子：家事技能訓練とその効果．総合リハ22：549-555，1994．
4) 坂本俊夫：おさえるん．第39回日本作業療法学会，自助具・遊具再発見コンテスト作品集，S-041, pp86-87, 2005．
5) 酒井緑他：炊事．OTジャーナル46：758-761，2012．
6) 嘉斉亜弥他：失語を伴う記憶障害に"料理ノート"を使い，調理動作，買い物が改善した症例．作業療法12：309-316，1993．
7) 山田裕子他：家事動作訓練における危機管理．OTジャーナル46：627-632，2012．

C 日常生活関連動作（活動）（APDL・IADL）

2. 洗濯

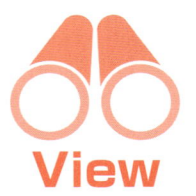

View
- 洗濯とは，衣類の衛生管理・清潔維持を目的とした行為であり，洗濯機の操作から洗濯物の取扱い，収納まで幅広い活動であることを理解し，対象者の残存機能および生活環境を含めた作業療法評価が不可欠である。
- 洗濯動作の獲得においては，まず対象者のニーズと身体機能レベルに合わせた活動工程を選択し，実際の洗濯に用いる道具や環境の調整を行い，動作の工夫を十分に考慮した作業療法計画を立案することが重要である。

（1）動作・活動の特徴

　われわれの生活のなかで「洗濯」は，誰もが必ず行うべき活動ではなく，一昔前のようなタライと洗濯板で衣類を洗うこともなく，衣類洗いについては，スイッチを押すと洗い・すすぎ・脱水と洗濯機がほぼ全自動で行っているのが現状である。機種によっては乾燥機付きの洗濯機も市販されている。家事動作のなかで食事づくりは，毎日の生活のなかで欠かせないものであるのに対して，洗濯は洗う衣類の量や洗う人の意識によって毎日行う必要がない場合もある。しかしながら，衣類の汚れ，身体から出る汗や匂いが付いている衣類の衛生管理・清潔維持を目的とした「洗濯」が必要なことは誰もが理解していることである。

　洗濯機を使用した洗濯について，人の手が必要な動作工程は，❶洗濯槽へ衣類を入れ，❷洗剤・柔軟剤等のセッティング，❸スイッチ操作，❹洗濯終了後，洗濯機から衣類を取り出し，❺かご等へ入れ，❻物干し場までの運搬（移動），❼洗濯物を干す，❽乾燥後の衣類の取り込み，❾洗濯物をたたむ・収納，といろいろな活動工程において上肢・下肢の身体活動が必要である。上肢に必要な機能としては，洗濯物の把持，洗濯物を入れるカゴ等の保持，物干し場での衣類の扱い，洗濯バサミ・ハンガー等の操作があげられる。下肢については，洗濯機の設置場所までの運搬（移動），洗濯物を干す際の立ち

上がりや立位保持などの機能・能力が必要である。

　よって、「洗濯」における作業療法評価では、❶洗濯機の操作、❷洗濯物の取扱いに必要な上肢機能、❸立位保持・移動に必要な下肢機能が中心となる。特に、洗濯物を干す場面での下肢の立位保持・耐久性、洗濯物を干す際の上肢・手指機能については、対象者の残存機能も含めた評価が不可欠である。

　さらに、作業療法場面では、退院後の生活環境に応じた自助具の使用や物干しの高さ調整など、対象者が無理なく行える環境調整や動作指導が必要である。

(2)動作・活動の工程の分析とその評価

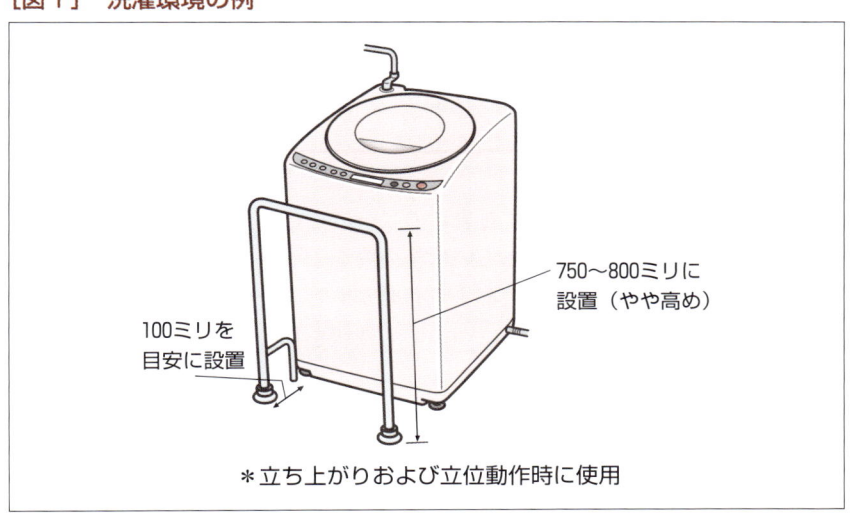

①動作・活動のチェックポイント

　具体的に洗濯動作の工程を［図1］の洗濯環境を例に示す。まずは洗濯機の操作および洗濯物を取り扱うために必要とされる認知機能・上肢機能の評価、また、洗濯物を洗濯機あるいは物干し場まで運搬（移動）する上での移動手段のレベル評価が必要不可欠である。

　加えて、洗濯物を干す、取り込む、畳む、収納するなどの活動工程において、身体機能の能力に合わせた環境因子の評価が重要であり、自立へ促す大きな要因となり得る。

　ここでは、［表1］に示した通り15工程に分け、運搬動作、洗濯機の操作、立位あるいは座位姿勢での干す、取り込む、畳む、収納するなどの複数の応用動作が組み合わされている。そのため、一連動作が行えることは極めて重要であり、望ましいことであるが、1つひとつの動作（工程）が比較的高い能力を必要とすることから、個々の身体機能レベルに合わせた活動工程を選

[図1]　洗濯環境の例

750〜800ミリに設置（やや高め）
100ミリを目安に設置
＊立ち上がりおよび立位動作時に使用

[表1] 洗濯動作自立のためのチェックポイント

	工程（Task）	個人（Individual）	環境（Environment）
①	洗濯物を分類する（シャツ，タオル，下着，洋服等）	衣類の判断と選別，上肢能力（リーチ）	選別（衣類をテーブル上に広げる）に必要なスペース
②	洗濯機へ運ぶ（運搬）	移動手段，移動能力，立位バランス能力（歩行時）	洗濯機までの距離
③	洗濯物を洗濯槽に入れる	バランス能力（立位・座位時），上肢能力（リーチ）	洗濯機の高さ，手すりの有無
④	洗剤を入れる	バランス能力（立位・座位時），上肢能力（リーチ）	液体，顆粒洗剤
⑤	洗濯機を操作する	認知機能，バランス能力（立位・座位時），上肢能力（リーチ），操作能力	スイッチの位置や形状
⑥	洗濯槽から洗濯物を取り出す	バランス能力（立位・座位時），上肢能力（リーチ），操作能力	洗濯機の高さ，槽（ドラム）の深さ，手すりの有無
⑦	洗濯物を干す場所へ運ぶ（運搬）	移動手段，移動能力，立位バランス能力（歩行時）	物干しまでの距離
⑧	物干し・ハンガーに干す	バランス能力（立位・座位時），上肢能力（リーチ），操作能力，正確性	物干しやロープ，ハンガーの高さ，スペース
	物干し（洗濯バサミ付き）に干す	バランス能力（立位・座位時），上肢能力（リーチ），操作能力，巧緻性，手順	物干しやロープの高さ，スペース，洗濯バサミの形状
⑨	乾いた洗濯物を取り込む	バランス能力（立位・座位時），上肢能力（リーチ），操作能力	物干しやロープ，ハンガーの高さ，スペース，洗濯カゴの位置
⑩	畳む場所に運ぶ	移動手段，移動能力，立位バランス能力（歩行時）	畳む場所までの距離
⑪	洗濯物を畳む	バランス能力（立位・座位時），上肢能力（リーチ），操作能力，巧緻性，手順	畳むスペース
⑫	保管場所（タンス，衣装ケース）に運ぶ（運搬）	移動手段，移動能力，立位バランス能力（歩行時）	保管場所までの距離
⑬	棚，引き出しを開ける	バランス能力（立位・座位時），上肢能力（リーチ）	棚の高さおよび形状，引き出しの高さ，取っ手の形状
⑭	収納する	バランス能力（立位・座位時），上肢能力（リーチ），空間認知，整理	収納スペース
⑮	棚，引き出しを閉める	バランス能力（立位・座位時），上肢能力（リーチ）	工程⑬で確認済み

び動作の獲得を促すことが求められる。

②動作・活動の評価 [表2]

　洗濯動作の評価として，まず対象者のニーズを把握し，[表1]に示す一連の工程の獲得を目指すのか，あるいは洗濯物を干す・畳む等の一部の工程の獲得を目指すのか到達目標を把握する必要がある。その際，キーパーソン等の人的環境やその他の背景因子についても情報を把握・整理しておくことが望ましい。

　その上で，動作レベルを把握するために，対象者の身体機能および基本動作となる移動能力や姿勢保持についての評価を行う。

　さらには，環境的側面として，洗い場や物干し場のスペース，移動範囲と

[表2] 洗濯動作の評価手順例

手順	項目	例（内容）
①到達目標の把握	●ニーズの把握 ・洗濯動作のどの部分を行うのか？ ・どの程度行う必要があるのか？ ●背景因子 ・キーパーソンの有無 ・住環境	・表1の工程①〜⑮までの一連動作を行うのか？あるいは工程⑨「乾いた洗濯物を取り込む」〜⑪「洗濯物を畳む」までの一部を行うのかなど
②動作レベルおよび環境的側面の把握	●移動能力 ・独歩 ・杖歩行（カート） ・車いす ●姿勢保持 ・動的座位バランス ・動的立位バランス ・つかまり立ち（手すり使用） ●身体機能 ・上肢，手指機能	・洗い場〜洗濯物を干す場所までの移動距離や洗濯物を運搬する際の歩行時の安定性，耐久性など ・洗濯物を干す，取り込む際の姿勢保持とバランス，洗濯物の取り扱う際の把持力や操作性など
	●環境的側面 ・洗い場や物干し場のスペース ・移動距離および段差の有無 ・洗濯機，物干しの高さ ・収納する家具の種類や大きさ	・車いすを使用する際の空間の広さ，洗濯機および物干しの高さなど ・タンス等の引き出しの高さや取っ手の形状など
③実際の遂行能力の把握	・応用歩行（運搬動作） ・リーチ動作を伴う動的バランス ・リーチング	・洗濯槽から洗濯物を取り出す，物干しやハンガー等に干す際のリーチ動作を伴う動的バランスなど
	●認知機能 ・注意，集中，判断力 ・順序性 ・リスク管理	・洗濯機のスイッチの位置や操作方法など ・洗濯物を干す際の衣類の分類（タオル，シャツ，下着），収納する順序など

距離および段差，洗濯機，物干しの高さ，収納する家具の種類や大きさ（高さ，幅，奥行き）など動作に大きな影響を与える因子として，十分な評価が必要不可欠となる。

作業療法介入時には，応用歩行（運搬動作），立位および座位の姿勢保持，リーチ動作を伴う動的バランス，リーチング[★1]，洗濯物の操作能力の動作分析を行い，合わせて順序性やリスク管理を含めた思考性と判断力等の認知機能についても把握し，実際の遂行能力を確認して行くことが重要である。

③問題点の抽出

洗濯動作に関する問題点は，以下の3つのレベルがある。

- **機能レベル**：実際の生活環境下での基本的身体機能レベルとの整合性が取れていない。また，1つひとつの工程には一定の時間と労力を必要とするため作業耐久性および転倒等のリスク管理にも問題がある。
- **能力レベル**：[表1]で示した個人の動作因子のいずれかができないため，洗濯動作に介助を要する。

One Point

★1 リーチング

洗濯動作のおけるリーチング動作は，洗濯物の重さや大きさ，各工程の動作によって異なるが，例えば洗濯物を洗濯槽より取り出す際は前下方へ，物干しに干す動作時には前上方へとリーチ範囲の拡大が予測される。その際，動作に伴う重心および支持基底面への配慮が重要であるため，事前に模擬動作として十分な確認を行い，転倒リスクにも注意してもらいたい。

- **社会レベル**：生活時間帯の調整が課題の１つとしても配慮すべき点であるが，能力レベルに応じた環境調整（スペース，周囲の家具配置など）が大きな課題となる。また，社会レベルとしては，家庭内での役割の問題や着用した衣服等の汚れものを再び洗い清潔を保つ衛生管理の問題がある。

(3)作業療法計画の立案の流れ

洗濯動作に関する作業療法計画を立案する上で，許容範囲と状況から使用できる道具や環境調整，動作の工夫が獲得するための重要ポイントとなる。ここでは，運搬動作および姿勢保持のレベル確認とその動作が可能であるか否かによって，計画が異なる。

①立位が取れない場合

立位が取れない場合は，座位保持およびリーチ動作を伴う動的バランス，移動手段として車いす操作が可能であるかどうか確認する［図２］。

動作が可能であれば洗濯動作の一連動作を実施するのか，あるいは一部動作を行うのか決定し，獲得動作に向けた準備を進める。

環境調整との兼ね合いもあるが，比較的座位レベルで可能である洗濯物を分類する動作，あるいは，物干しやハンガーに干す，畳む動作等の導入が比較的スムーズである。

②立位が可能な場合

立位が可能である場合は，目的とする獲得動作は洗濯の一連動作をイメージする必要がある。作業工程は［表１］に示す通りであるが，ここでは，まず運搬動作である応用歩行が自立可能かどうかを確認する必要がある［図３］。

独歩（杖使用）あるいはカート使用，車いす使用での移動が可能であるか評価し，それに合わせた動作の動線や環境を調整し，一連動作の獲得を目指す。

また，一連の洗濯動作においては，一定の時間と労力を必要とするため耐久性を考慮し，工程を分けて実施することに加えて，福祉用具の活用と動作の工夫を行いながら，段階づけを行っていくことが重要である。

③福祉用具（自助具）の有効活用

一連動作および部分的な動作獲得においても環境調整，福祉用具の活用と動作工夫は極めて重要なスキルとなる。ここでは，簡単に知っておくことで有効活用できる生活に便利なグッズを紹介したい。

片手で使用することができる洗濯バサミやハンガーなどがインターネット等でも販売されており，すぐに検索が可能である。また，物干しに関してもホームセンター等で，高さや幅，奥行きなど動作やスペースに合わせて調整

[図2] 干す，取り込む，畳むなどの洗濯動作（立位が不可能な場合）

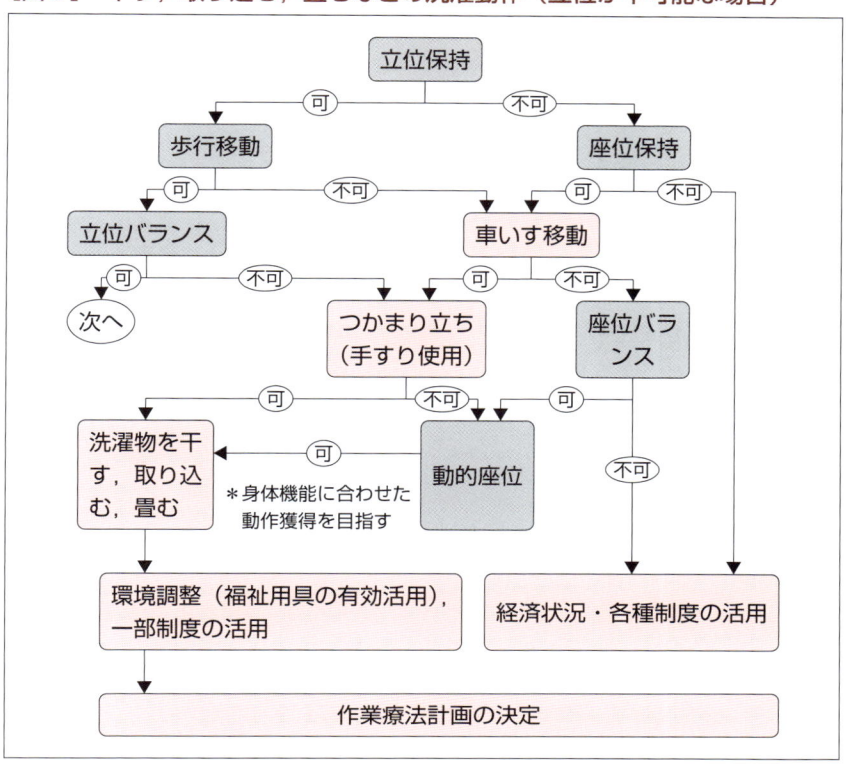

```
                            立位保持
                    ┌─可──────不可─┐
                  歩行移動           座位保持
              ┌可──不可┐         ┌可──不可┐
           立位バランス  車いす移動        │
          ┌可─不可┐  ┌可──不可┐    座位バランス
         次へ      つかまり立ち   ┌可──不可┐
                  (手すり使用)
                  ┌可──不可─┐  ┌可
         洗濯物を干  ←─可─  動的座位
         す，取り込         *身体機能に合わせた
         む，畳む           動作獲得を目指す
                                  └不可
              │
         環境調整(福祉用具の有効活用)，      経済状況・各種制度の活用
         一部制度の活用
                          │
                   作業療法計画の決定
```

[図3] 一連の洗濯動作（立位が可能な場合）

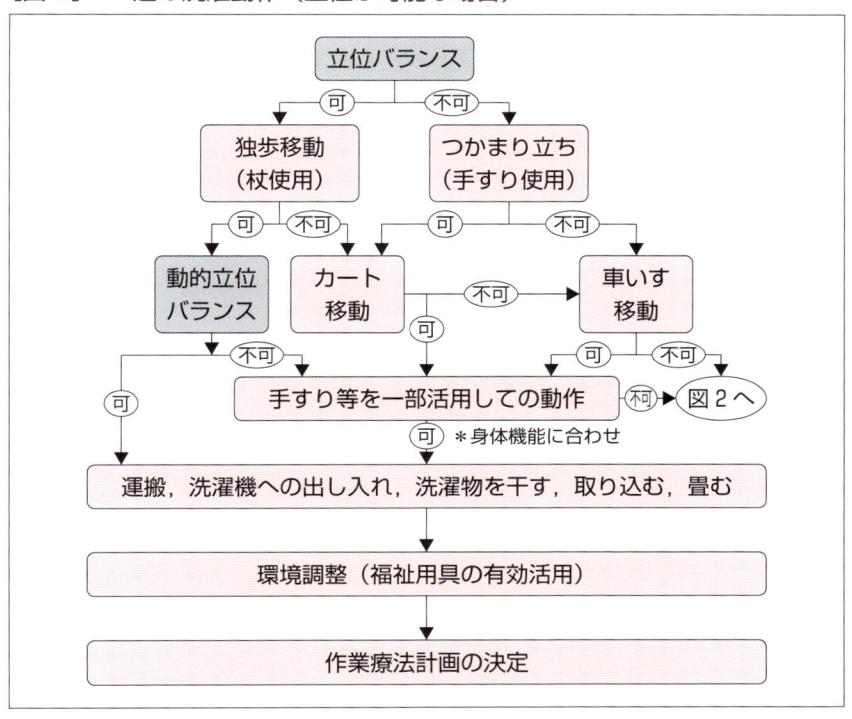

```
                       立位バランス
                  ┌──可────不可──┐
              独歩移動          つかまり立ち
              (杖使用)          (手すり使用)
           ┌可──不可┐       ┌可──不可┐
        動的立位    カート   ─不可→  車いす
        バランス    移動              移動
           │不可    │           │可─不可
        ┌可         ↓           │    │
              手すり等を一部活用しての動作 ←可─ 図2へ
                    │可  *身体機能に合わせ
              運搬，洗濯機への出し入れ，洗濯物を干す，取り込む，畳む
                    │
              環境調整(福祉用具の有効活用)
                    │
              作業療法計画の決定
```

Column
片手動作の応用

　片麻痺等で片手動作，しかも非利き手での動作を行う場合，福祉用具や生活に便利なグッズを活用することは重要である．しかしながら，片手でも動作ができるとするところに作業療法士としての腕の見せ所がある．空間にある洗濯バサミを片手で使用することは極めて困難な動作といえるが，コツさえつかめばその動作が可能となるため，ぜひ技術の伝授を願いたい．

　方法は示指および中指，母指の三指つまみによって洗濯バサミを開閉し，環指，小指で洗濯物を握る．握り方は，タオルなどの少々大きめの物は，環指，小指と手掌面で挟み込むようにして握り，靴下等の小物は環指，小指との間で挟むことで可能となる［図4］．

[図4]　片手動作での洗濯バサミ使用

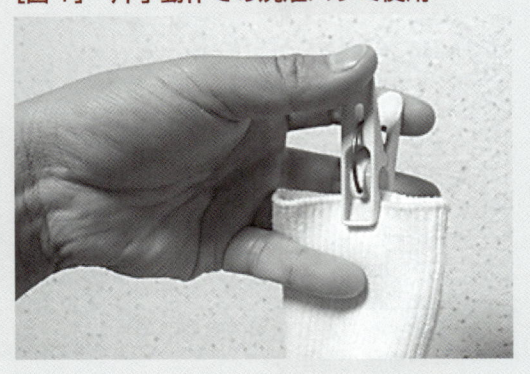

することが可能な生活用品が数多く市販されている．

　また，すでに知っている人も多いと思われるが，洗濯機・乾燥機の一体型や斜めドラム式の洗濯機なども販売されており，車いすの人でも活用がしやすいことが期待される．その他にも，洗った後の洗濯物が絡むのを最小限にするために洗濯ネットを活用する等，数多くの工夫がある．

（渕野浩二・松田隆治）

文献
○木之瀬隆編：作業療法学全書　改訂第3版　福祉用具の使い方・住環境整備．協同医書出版社，2009．
○生田宗博編：I・ADL作業療法の戦略・戦術・技術，第3版．三輪書店，2012．
○伊藤利之・江藤文夫編：新版日常生活活動（ADL）　評価と支援の実際．医歯薬出版，2010．
○千田富義・髙見彰淑編：改訂第2版　リハ実践テクニック脳卒中．メジカルビュー社，2013．
○兵道哲彦：Ⅴ．ADL支援の具体例　家事．OTジャーナル37（6）：626－630，2003．
○臼田喜久江・藤原茂編：なんでもできる片まひの生活　くらしが変わる知恵袋．青海社，2004．

C 日常生活関連動作（活動）（APDL・IADL）

3. 掃除

- 掃除は衛生面・心理面等いろいろな要素が絡み合う活動であるが，対象者が快適に生活するために必要不可欠なものである。
- 掃除は水回りの掃除と，それ以外の掃き掃除と拭き掃除が中心となり，それぞれ必要とされる動作方法が異なる。対象者がどのような掃除を必要としているかを確認する。

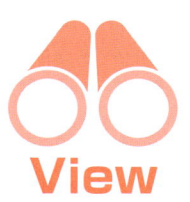

（1）動作・活動の特徴

　掃除は日常生活を快適に過ごすために，衛生上必要な活動である。掃除は幼い頃から誰しもが経験してきているものであり，幼少期は玩具の片づけから始まり，徐々に部屋掃除やトイレ・風呂掃除など家事の手伝いなどで経験の幅は広がっていく。また，小学校からは学内掃除など教育場面のなかでも経験として繰り返されている。

　本来，掃除というものは塵・埃・しみなどを集約・除去していくものだが，生活環境のなかでそれが滞ってしまうと，ダニやノミ，カビ，その他の雑菌などが繁殖し皮膚疾患や呼吸器疾患，感染症の原因となる。また，火気や電気まわりの汚れは火災などの原因にもなるため，日常生活関連動作として非常に重要な活動である。

（2）動作・活動の工程の分析とその評価

①動作・活動のチェックポイント

　掃除は場所により汚れ方や掃除方法が異なる。大きく分けると以下の2つに分類される。

●水回りの掃除 [表1]

　キッチン，トイレ，風呂場，洗面台など水を扱う場所では，塵や埃以外に水汚れ，油汚れのような特殊な汚れが付着する。そのため，使用する掃除用具が多く身体状況により用具の工夫が要求される。水汚れには一般的に水垢といわれるものがあり，この汚れはそのまま放っておくと落とすのが容易ではないため，水を使用するたびにサッと水分を拭き取っておくことがポイントとなる。

●水回り以外の掃除 [表2]

　リビングや寝室，廊下など乾いた場所では，塵や埃などの汚れが中心となる。また，床だけではなく，テーブルや棚，窓など汚れがたまる箇所が多く存在する。使用する用具は水回りほど多くはないが，ここでもこまめに埃な

[表1] 水回りの掃除

場所	工程	身体機能	使用用具	環境
キッチン	①汚れの認知 ↓ ②道具の選択・準備 ↓ ③掃除（擦る・拭くなど） ↓ ④片付け	・立位バランス能力 ・移動能力 ・リーチ動作能力 ・操作能力 ・巧緻性 ・汚れの認知	・キッチン用洗剤 ・スポンジ ・タワシ ・ブラシ ・雑巾，など	・キッチンの広さ ・シンクの高さ ・椅子の配置有無 ・物の配置（レンジなど） ・手すりの有無
トイレ	①汚れの認知 ↓ ②道具の選択・準備 ↓ ③掃除（擦る・拭くなど） ↓ ④片付け	・座位バランス能力 （しゃがみ動作もあり） ・立位バランス能力 （中腰動作もあり） ・リーチ動作能力 ・操作能力 ・巧緻性 ・汚れの認知	・トイレ用洗剤 ・ブラシ ・使い捨てシート ・雑巾，など	・トイレの広さ ・便器の形状（和式・洋式） ・手すりの有無
洗面台	①汚れの認知 ↓ ②道具の選択・準備 ↓ ③掃除（擦る・拭くなど） ↓ ④片付け	・立位バランス能力 ・移動能力 ・リーチ動作能力 ・操作能力 ・巧緻性 ・汚れの認知	・洗剤 ・スポンジ ・タワシ ・ブラシ ・雑巾，など	・洗面所の広さ ・洗面台の高さ ・椅子の配置有無 ・物の配置（タオルなど） ・手すりの有無
風呂場	①汚れの認知 ↓ ②道具の選択・準備 ↓ ③掃除（擦る・流す・拭くなど） ↓ ④片付け	・座位バランス能力 （しゃがみ動作もあり） ・立位バランス能力 （中腰動作もあり） ・移動能力 ・リーチ動作能力 ・操作能力 ・巧緻性 ・汚れの認知	・風呂用洗剤 ・スポンジ ・ブラシ ・雑巾，など	・風呂場の広さ ・洗い場・浴槽の配置 ・浴槽の高さ・深さ ・段差の有無 ・手すりの有無

[表2] 水回り以外の掃除

場所	工程	身体機能	使用用具	環境
・リビング ・寝室 ・廊下 ・玄関，など	①汚れの認知 ↓ ②道具の選択・準備 ↓ ③物の片付け（整理・整頓） ↓ ④掃除（掃く・拭くなど） ↓ ⑤片付け	・移動能力 ・座位バランス能力 ・立位バランス能力 ・リーチ動作能力 ・操作能力 ・巧緻性 ・汚れの認知	[掃き掃除] ・ほうき ・ブラシ ・掃除機，など [拭き掃除] ・床用洗剤 ・雑巾 ・使い捨てシート ・柄付きのシートモップ ・ハンディモップ，など	・スペースの広さ ・床の形状 　（畳，フローリング，絨毯など） ・床以外の形状 　（壁，棚，テーブルなど） ・物の配置 ・段差，障害物の有無 ・手すりの有無

どを除去しておくことがポイントとなる。

②動作・活動の評価

　掃除を評価する際は，どの場所を掃除する必要があるのか，掃除用具は使用できるか，掃除ができない原因は何かを評価していく必要がある。そのため，各掃除場所による掃除方法や特徴を押さえておくことも，解決方法を模索する上で重要な手がかりとなる。
　以下に代表的な掃除場所とその特徴をあげる。

●水回りの掃除

●キッチン掃除

　キッチンは埃汚れ・水汚れ・油汚れのすべてが発生し，もっとも汚れが激しい場所である。特にシンクやレンジ周りは汚れやすく，放置すると頑固な汚れとなり掃除が面倒となる。掃除用具にはキッチン用洗剤，スポンジ，タワシ，細かい箇所では歯ブラシなどを使用する。また，キッチンはほかの水回り掃除場所とは異なり，腰の高さまでのリーチを必要とされることが多く，比較的立位に近い安定した姿勢で取り組むことができる場所である。

●トイレ掃除

　トイレは水汚れのほかに尿や便によるアンモニア成分などが加わり，放置すると悪臭の原因となるため，衛生面でも掃除は欠かせない場所である。掃除用具にはトイレ用洗剤やブラシのほか，水に流せるタイプの拭き取りシートやブラシなどがある。便座の掃除の際は，下方へのリーチとそれに伴う中腰姿勢やしゃがみ込みが必要であり，バランス能力や下肢・体幹機能も要求される。

●風呂掃除

　風呂掃除は水や石鹸かすなどによる汚れが多く，特にカビが発生しやすい場所である。カビを防ぐには汚れを落とすことはもちろんだが，換気をすることが重要となる。掃除用具には風呂用洗剤やスポンジ，ブラシ，雑巾，細かい箇所では歯ブラシなどを使用する。
　また，浴室内の床は水で滑りやすく転倒のリスクが高いため，十分な動作

[図1] 掃除用具の一例

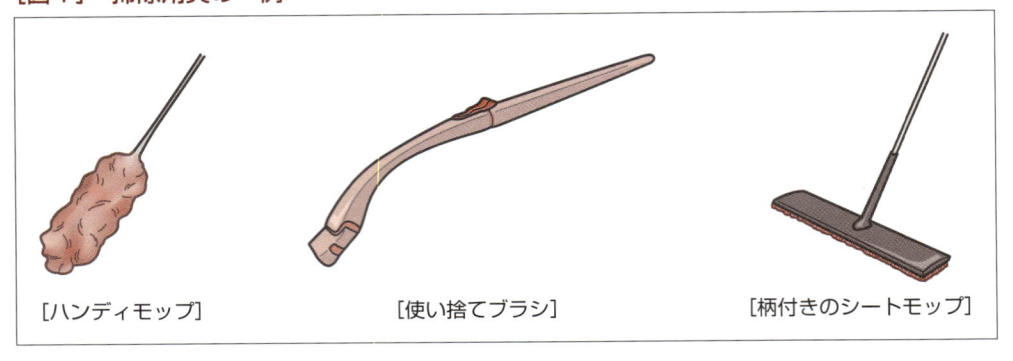

[ハンディモップ]　　　[使い捨てブラシ]　　　[柄付きのシートモップ]

指導と環境設定が重要となる。浴槽の掃除の際は，トイレ掃除と同様に下方へのリーチとそれに伴う姿勢の保持が必要となる。便座とは異なり掃除する範囲も広いため，より高度な動作が要求される。

●水回り以外の掃除
リビング，寝室，廊下，玄関など水回り以外の場所では，以下の掃除が中心となる。

●掃き掃除
リビングやキッチンでは塵や埃のほか，食べ物のかすが落ちていたり，玄関では泥や砂などの汚れが多くなるなど，場所により汚れの原因は異なる。玄関では主にほうきを使用し，リビングやキッチン，寝室などはほうきや掃除機を使用して汚れを除去していく[★1]。

掃き掃除では主に柄の付いた用具の使用が中心となり，立位や座位で操作しやすいものが多い。また，掃除を効率良く行うため家具などの物の配置を考えておくことも必要となる。

●拭き掃除
掃き掃除で除去することのできない汚れは，拭き掃除で除去することが多い。特にリビングやキッチンでは食べ物の油分などが床に汚れとして残りやすい。また，テーブルや棚など床以外の場所でも拭き掃除は有効である。

汚れの種類により掃除用具は異なるが，床用洗剤や雑巾，ハンディモップ[図1]や使い捨てシートなどを使用する。テーブルや棚など比較的掃除する場所が高所にある場合は，立位や座位など安定した姿勢での操作が可能となる。

しかし，床の場合は四つ這い位やしゃがみ込みなどの姿勢が要求されるため，柄付きのシートモップ[図1]などを用いて負担の少ない姿勢での掃除を指導する必要がある[★2]。

③問題点の抽出
掃除動作に関する問題点は，大きく以下の項目に整理できる。

●身体機能面
掃除動作を遂行する上で必要となる能力として，移動能力，姿勢保持能力，バランス能力，上下肢機能，掃除用具の操作性などがあげられる。

One Point

★1　呼吸循環器に問題のある人の場合
物を寄せながらの掃除機がけ等は，前傾姿勢による圧迫や動作のリズムを崩し息切れの助長を引き起こしやすい。床・畳掃除の際は床上にクッション，座布団を置かないことなど持ち上げながらの動作等を避け，動線を短くすることが必要となる。また高い場所の掃除では両上肢を挙上することを避けるよう道具の工夫も考慮する。

One Point

★2　関節リウマチのある人の場合
同一姿勢特に立位のままを避け，また痛みのある関節を急に動かさないよう，ゆっくりした動作で対応する必要がある。ほうきや雑巾の使用は手指や手首への負担が大きいため，掃除機や水を使わないモップなどの使用が望ましい。

●認知・心理機能面
　掃除箇所に応じた用具の選択やゴミの分別などが可能か，掃除の必要性を感じているかなどがあげられる。
●環境面
　掃除を行う場所や物の配置はどうなっているか，物を移動させる必要があるか，寄りかかる・つかまるなど姿勢を安定させる場所があるかなどがあげられる。

(3)作業療法計画の立案の流れ

　掃除に関する作業療法計画の立案では，以下の点に着目する必要がある。

①そもそも汚れる原因は何か（原因）
　掃除を行わなければならない原因となる汚れが，どのように発生するのかを見極める必要がある。例えば，キッチン周りの汚れが調理動作によって多く発生している場合，その調理器具や調味料の配置，使用方法を変化させることで汚れ方が軽減することもある。食事や排泄，入浴などADLを把握することは，その後の掃除という行為にもつながるため重要である。

②掃除を行う場所はどこか（場所）［図2］
　過去の掃除状況や今後掃除をしなければならない場所を本人や家族に確認し，明確にしておく必要がある。在宅の場合は介護サービスなどの利用で掃除を依頼することも可能となるため，自身で行う箇所はどこかを情報収集することはその後の訓練・指導において重要な手がかりとなる。

③どのように掃除をするのか（方法）
　どのような場所をどのような姿勢・動作で掃除をするかが鍵となる。病院・施設ではできていた掃除動作も実際の生活場面ではうまくいかず，あきらめてしまうケースもある。実際に行わなければならない環境を本人や家族に情報収集していく。可能な場合は実際の環境下で動作を行い，そのなかで安全かつ効率的な姿勢・動作などについて環境設定も含め探っていく。

④掃除用具は使用できるか（用具操作）
　使用する用具が操作できるかどうかは，動作遂行において重要な点である。必要に応じ，柄を太くする，長くする，滑り止めを付けるなどの工夫をする。

[図2] 掃除の場所（トイレの場合）

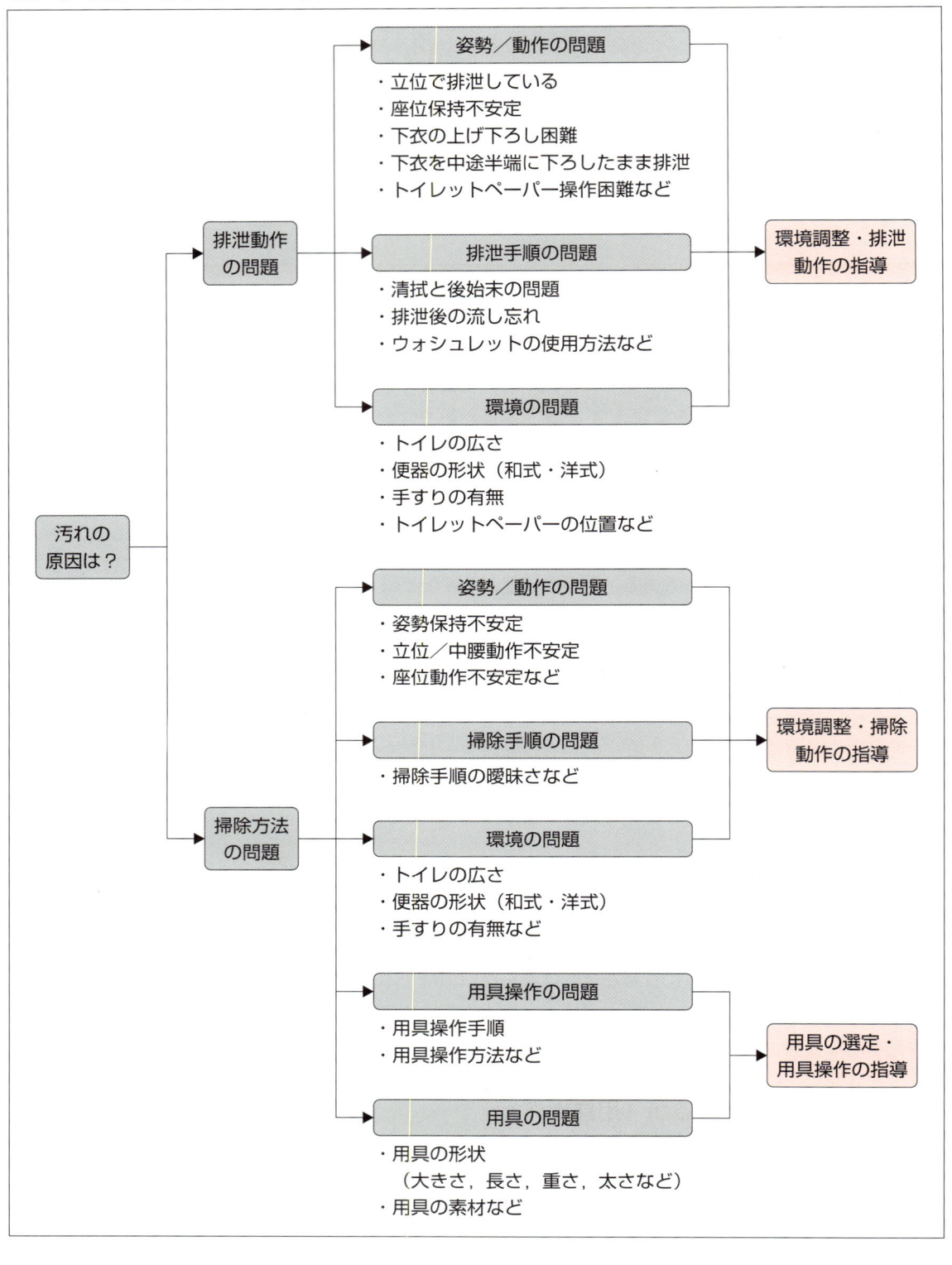

汚れの原因は？

排泄動作の問題

姿勢／動作の問題
- 立位で排泄している
- 座位保持不安定
- 下衣の上げ下ろし困難
- 下衣を中途半端に下ろしたまま排泄
- トイレットペーパー操作困難など

排泄手順の問題
- 清拭と後始末の問題
- 排泄後の流し忘れ
- ウォシュレットの使用方法など

環境の問題
- トイレの広さ
- 便器の形状（和式・洋式）
- 手すりの有無
- トイレットペーパーの位置など

→ 環境調整・排泄動作の指導

掃除方法の問題

姿勢／動作の問題
- 姿勢保持不安定
- 立位／中腰動作不安定
- 座位動作不安定など

掃除手順の問題
- 掃除手順の曖昧さなど

環境の問題
- トイレの広さ
- 便器の形状（和式・洋式）
- 手すりの有無など

→ 環境調整・掃除動作の指導

用具操作の問題
- 用具操作手順
- 用具操作方法など

用具の問題
- 用具の形状（大きさ，長さ，重さ，太さなど）
- 用具の素材など

→ 用具の選定・用具操作の指導

Column
整理整頓とは

　「整理」とはいる物といらない物を分け，いらない物を捨てるという目的にかなった行動であり，「整頓」とは必要な物を取り出せるよう配置し，きれいに並べておく要素のものである。掃除をする際，整理整頓を行いその上で掃除に取り掛かると効率のよい掃除が可能になるが，整理整頓には個人の必要不必要の判断や価値観，物の判別能力などの認知機能面や，精神・心理機能面が大きく関与する。

✤──整理整頓をする『場所』や『物』

　整理整頓の『場所』としては「身辺」や「居室」がある。また，部分的にみると「引き出し」「低い棚」「高い棚」等が物を納める場所になる。『物』としては「衣類」「新聞・雑誌等」が日常的に整理整頓を要する物であり，また「布団」は生活様式で内容が変化する（ベッドメイキング，畳での上げ下ろし）。対象者の必要に応じた『場所』『物』に着目し，掃除と合わせて対処していきたい。

✤──使うことを考えた整理収納

　『いかに出して使うか』：しまうためでなく，出して使うための整理整頓がポイントである。例えばタンスにパンパンにしまいこんだ衣類は，探しにくく出しづらいだけでなく，開け閉めにも影響がある。また，次に探さなくてよいよう居場所を決めておくことも重要である。

Column
変わる掃除道具

　掃除の評価訓練を考えるには，その人が病前，どのような内容の掃除をどのように実施していたかの把握も重要である。実施の状況はその人の生活習慣によって異なるものであり，実態を把握した上で現在可能か不可能か，今後必要か否かを明確にしながら進めていく必要がある。

　家庭での掃除を考えた場合，動作の個人差のほか，家屋環境の違い（和式・洋式），年代による使用道具の変遷もある。以前は雑巾で水拭きしたフローリングは，埃をとりやすい使い捨てシートで対応でき，また，流せるトイレシートといった道具があり後片付けが簡略化できるようになっている。「雑巾で拭かないときれいになった気がしない」など，個人の価値観もあるので一概に推奨するものではないが，家事動作の基本となる動作の効率化やエネルギー消費の軽減などに結びつけられる物品の工夫も有効であろう。

　掃除は衛生面・心理面等いろいろな要素が絡み合う活動であるが，対象者が快適に生活するために必要不可欠なものである。

（高橋正基・竹田敦子）

文献

○阿部絢子：快適に暮らす小掃除術．集英社，2005．
○飯田久恵：整理・収納の法則．三笠書房，2002．
○木之瀬隆編：作業療法学ゴールド・マスター・テキスト　日常生活活動（ADL）・福祉用具学．pp130
　−135，メジカルビュー社，2012．
○田川義勝・濱口豊太編：標準作業療法学　専門分野　社会生活行為学．pp218−221，医学書院，
　2007．
○進藤浩美他：掃除—日常生活としての"掃除"．OTジャーナル26：776−780，1992．

C 日常生活関連動作(活動)(APDL・IADL)

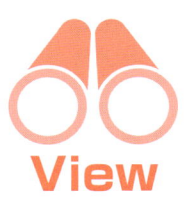

4. 家屋維持・管理

- 家屋維持・管理には身近なものから専門的知識を必要とするものまである。
- 家屋維持・管理項目を理解し対象者の遂行の可否を判断する。
- 家屋維持・管理項目を遂行するための工夫と留意点を考え指導する。

(1)家屋維持・管理とは

　われわれの身体の健康管理が必要なように，私たちが住んでいる家屋にも維持・管理[★1]が必要である。家屋の維持保全について，建築基準法[★2]第8条では，所有者や居住者の建築物が常時適法な状態に維持する努力義務を明記している。しかし，掃除に代表される生活を維持するための諸活動や屋内外の環境整備活動は生活習慣のなかで位置づいているが，家屋の維持・管理に関する多くの項目については専門的な知識を必要とすることから，われわれにとって身近なものとはいい難く，建築業者等の専門家に相談・依頼することが多いと思われる。

　家屋は，屋外部分，屋内部分，建具，設備に分類され[1)]，それに敷地内の庭等を含めると維持・管理しなければならないところはたくさんある。また，家屋には戸建住宅のほかに，マンションやアパートもあるし，どのような材料や工法で建てられているかによっても，その維持・管理項目や内容は異なる。

　[表1]に家屋を維持・管理するために知っておきたい「住まいの維持管理ガイドライン」[1)]を示した。家屋の屋内部分，屋外部分，建具，設備の各項目の点検部位，主な点検項目，点検時期の目安，更新・取り換えの目安が示されている。まず，作業療法士がこれらの内容を理解し，対象者のニーズと動作・活動状況を踏まえて，遂行できることとできないことを判断することが必要である。家屋を維持・管理するための工夫では，市販品をどう活用するかも作業療法士の知恵と腕の見せ所である。

Key Word

★1：家屋維持・管理
私たちが住んでいる家屋とその環境を維持・管理すること。家屋は屋内部分，屋外部分，建具，設備に分類される。

Key Word

★2：建築基準法
建築物の敷地・構造・設備・用途などに関して規定した法律で，1950（昭和25）年に制定された。

[表1] 住まいの維持管理ガイドライン

	点検部位		主な点検項目	点検時期の目安	更新・取り換えの目安
屋外部分	布基礎		割れ，蟻道，不同沈下，換気不良	5～6年ごと	―
	外壁	モルタル壁	汚れ，色あせ・色落ち，割れ	2～3年ごと	15～20年くらいで全面補修を検討（亀裂等の状況により相当幅あり）
		サイディング壁	汚れ，色あせ・色落ち，シーリングの劣化	3～4年ごと	15～20年くらいで全面補修を検討
		金属板，金属サイディング	汚れ，さび，変形，緩み	2～3年ごと（3～5年ごとに塗り替え）	15～20年くらいで全面補修を検討
	屋根	瓦葺き	ずれ，割れ	5～6年ごと	20～30年くらいで全面葺替えを検討
		彩色石綿瓦葺き	色あせ・色落ち，ずれ，割れ，さび	4～6年ごと	15～30年くらいで全面葺替えを検討
		金属板葺き	色あせ・色落ち，さび，浮き	2～3年ごと（3～5年ごとに塗り替え）	10～15年くらいで全面葺替えを検討
	雨どい		詰まり，はずれ，ひび	2～3年ごと	7～8年くらいで全面取替えを検討
	軒裏（軒裏天井）		腐朽，雨漏り，はがれ，たわみ	2～3年ごと	15～20年くらいで全面補修を検討
	バルコニー	木部	腐朽，破損，蟻害，床の沈み	1～2年ごと（2～3年ごとに塗替え）	15～20年くらいで全面取替えを検討
		鉄部	さび，破損，手すりのぐらつき	2～3年ごと（3～5年ごとに塗替え）	10～15年くらいで全面取替えを検討
		アルミ部	さび，破損	3～5年ごと	20～30年くらいで全面取替えを検討
屋内部分	土台，床組		腐朽，さび，蟻害，床の沈み，きしみ	4～5年ごと	土台以外は20～30年くらいで全面取替えを検討
	柱，はり		腐朽，破損，蟻害，割れ，傾斜，変形	10～15年ごと	―
	壁（室内側）		割れ，雨漏り，目地破断，腐朽，蟻害，さび	10～15年ごと	―
	天井，小屋組		腐朽，さび，はがれ，たわみ，雨漏り，蟻害，割れ	10～15年ごと	―
	階段		沈み，腐朽，さび，蟻害，割れ	10～15年ごと	―
建具	外部	玄関建具・窓	隙間，開閉不良，腐食，附属金物異常	2～3年ごと（建付調整は随時）	15～30年くらいで取替えを検討
		雨戸・網戸	さび，腐朽，建付不良	2～3年ごと（建付調整は随時）	15～30年くらいで取替えを検討
		窓枠，戸袋などの木部	さび，雨漏り，コーキング不良	2～3年ごと	建具取替えの際更新
	内部	木製建具	隙間，開閉不良，取付金具の異常	2～3年ごと（建付調整は随時）	10～20年くらいで取替えを検討
		ふすま，障子	隙間，開閉不良，破損，汚れ	1～3年ごとに張替え	10～20年くらいで取替えを検討
設備	給排水	給水管	水漏れ，赤水	1年ごと（水漏れは直ちに補修）	15～20年くらいで全面取替えを検討
		水栓器具	水漏れ，パッキングの異常	1年ごと（3～5年でパッキング交換）	10～15年くらいで取替えを検討
		排水管，トラップ	水漏れ，詰まり，悪臭	1年ごと（水漏れは直ちに補修）	15～20年くらいで全面取替えを検討
		台所シンク，洗面設備	水漏れ，割れ，腐食	1年ごと（水漏れは直ちに補修）	10～20年くらいで全面取替えを検討

	便所	便器・水洗タンクの水漏れ	1年ごと（水漏れは直ちに補修）	15～20年くらいで全面取替えを検討
浴室	タイル仕上げ	タイルなどの割れ，汚れ	1年ごと	10～15年くらいで全面取替えを検討
	ユニットバス	ジョイント部の割れ・隙間，汚れ	1年ごと	10～15年くらいで全面取替えを検討
ガス	ガス管	ガス漏れ，劣化	1年ごと（ガス漏れは直ちに補修）	15～20年くらいで全面取替えを検討
	給湯器	水漏れ，ガス漏れ，器具の異常	1年ごと（水漏れ，ガス漏れは直ちに補修）	10年くらいで取替えを検討
その他	換気設備	作動不良	1年ごと	15～20年くらいで全面取替えを検討
	電気設備	作動不良，破損	1年ごと	15～20年くらいで全面取替えを検討

（奈良県県土マネジメント部まちづくり推進局住宅課：住まいの維持管理ガイドラインより）

（2）家屋維持・管理のために──在宅生活に不可欠な維持・管理項目および工夫と留意点

　私たちに身近な家屋の維持・管理には，日常的に行うもののほかに［表2］に示したように季節の変わり目や四季に応じて行うこと[2]がある。これらの項目は私たちの生活習慣に密接に関連し，地域による特色や違いもある。
　在宅生活に不可欠な維持・管理項目[3]とそれらの諸活動を対象者が遂行す

［表2］　家屋の維持・管理スケジュール

月	内容
1	1年の維持・管理計画の立案　消火器の使用法の確認　こまめな換気の実施
2	暖房による結露の防止，結露によりたまった水分のこまめな掃除
3	雪解け後の掃除　冬季に痛んだ箇所の点検　暖房器具の手入れ
4	窓ガラス，レール部分の掃除
5	壁紙のはがれや塗装のはがれの点検と補修
6	除湿，カビ防止のため，雨天時以外は窓や押入れのふすまなどを開け，通風・防臭に努める
7	網戸の点検と取り付け
8	台風に備えた家屋内外の点検（アンテナ，窓，屋外コンセント，敷地内の植木鉢など）
9	網戸の手入れ　冷房器具の手入れ　家屋内外の点検と破損箇所の補修　防災の日を機会に地震対策の確認と実施（家具の適切な配置，転倒防止）　非常時用備品の確認と補充　非常時持ち出しグッズの確認
10	秋の長雨や台風で傷んだ箇所の点検と補修　敷地内外の落ち葉の掃除
11	暖房器具の準備　専門家に依頼する仕事の手配と実施
12	凍害，雪害対策　大掃除と家屋内外の点検

（溝渕木綿子編著：住まいの管理手帳（マンション編），2012年11月改訂版．pp70-71，住宅金融普及協会，2012．をもとに作表）

[表3] 在宅生活に不可欠な維持・管理項目および工夫と留意点

項目名	内容	工夫と留意点
掃除	IADLの一部である。日常的に行うものと，年末等季節的な行事に合わせて行う大掃除等の大掛かりなものがある。季節的なものについては，地域の慣習にも影響される。	日常的な掃除は，軽い掃除機やドライタイプ・ウエットタイプのワイパー，静電気モップ，粘着クリーナーなどを使い，負担を軽減する。窓や網戸の掃除では，ガラス用ワイパーや網戸用ワイパーが利用できる。また，高圧洗浄機が便利だが，ノズルを把持し操作する動作・活動能力が必要である。
ゴミ出し	行政が指定する日に合わせて週2回程度決められた場所へ，分別回収等，決められた方法で持ち出す日常的なものと，季節的な大掃除後のゴミ出しがある。	雑誌や新聞を縛るためのケースを活用する。ゴミの搬送にはカートなどが利用できる。
衣服	洗濯の必要性等，下着も含めた衣服の点検と新規購入の判断と購入，また，季節の移り変わりに合わせた衣服の入れ替え，いわゆる衣替えも必要である。靴，スリッパ等についても同様に考える。	引き出し式収納ボックスやハンガーラックを活用する。衣替えのための収納ボックスは内容物を明記したラベルを付ける。キャスター付きや収納量の少ないものが扱いやすい。
寝具	湿気や汚れの点検と洗濯，必要に応じて実施する天日干し，新規購入の判断と購入，また，季節の移り変わりによる寝具の入れ替えも含む。	ベッドを使用することにより，布団の準備と片づけの負担を軽減する。布団乾燥機を利用する。
日常生活用品	トイレットペーパー，ボックスティッシュ，歯ブラシ，歯磨き粉，せっけん，シャンプー，灯油等，生活に必要な消耗品の購入時期の判断と購入。	スーパーやインターネットショップなどのネット販売やお届けサービス，灯油の配達サービスを活用する。週や月の確認日を決めて，必要品のチェックを行う。
郵便物・新聞・宅配便の受け取り	郵便受けや新聞受けからの取出し，家屋内に持ち込むこと，宅配便の受け取りは生活の維持・管理の一部である。	直接自宅内に届けられる受け口を設置する。宅配受け取りの押印のためのスペースを確保する。
家屋	建築物としての家屋の維持・管理については，時期や内容等，多くの要素が含まれている。素人では実施困難な内容もあるが，その判断は予算も含め本人や家族が行う必要がある。	対象者本人や家族が維持・管理できない場合は，建築業者にモニタリングを依頼する。大掃除等で対応できる部分については，クリーニングサービスなどを利用する。
庭・敷地内の手入れ	雑草の除去や清掃，庭木の剪定等，定期的に実施する必要がある。寒冷積雪地においては冬囲いや除排雪も含まれる。	不安定な姿勢をとることが多いため，動作・活動能力に合わせて実施する。作業用いすなどを利用する。シルバー人材センターや専門家へ依頼する。
側溝掃除等	側溝掃除は町内会等で共同作業として定期的に実施され，ごみステーションの掃除は当番制で行うことが多い。これらの作業は，地域で生活する以上何らかの形で参加する必要がある。	不安定な姿勢や力を必要とすることが多いため，動作・活動能力に合わせて可能な作業を分担実施する。ごみステーションの掃除でほうきや塵取りの使用が難しい場合には，自家用車用掃除機や吸着式のハンドモップ，粘着クリーナーなどを利用する。
宗教的習慣	仏壇や神棚の清掃やお供え物の交換等，宗教的な習慣に関するメンテナンスは個人によっては生活していく上で欠かせない場合がある。	本人にとって重要な意味をもつ場合があり，動作・活動能力に合わせて実施する。
ペット，植物	趣味や癒しとしてのペットや植物の世話は個人によっては欠かせない場合がある。	ペットの場合には，餌やりやトイレ掃除，散歩が必要となり，動作・活動能力に合わせて実施する。予防接種や病気の際の受診など，一人で対応できないこともあるので，解決方法について社会資源も含めて検討する。
趣味に使用する道具類	釣竿やゴルフ道具，ゲートボールやグラウンドゴルフのクラブ等，楽しみに使用する道具類の手入れは生きる喜びにつながる重要なメンテナンス項目である。	動作・活動能力に合わせて継続することができればQOL向上にもつながる。家族や同趣味の仲間の支援を受けることも社会的交流の維持という点で意義がある。

（西野憲史・吉田隆幸：住まいの自己管理への支援．OTジャーナル39：715－720，1989．の項目と内容に，工夫と留意点を加筆し作表）

Column
シルバー人材センター

　高齢者の退職者に対する臨時的・短期的就業機会の提供などを目的として高齢者が自主的に運営する公益法人。各市区町村にあり，シルバー人材センターごとに対応できる仕事は異なる。技能分野では庭木などの剪定，障子・ふすま・網戸の張替え，大工仕事，ペンキ塗りなどがある。公益社団法人全国シルバー人材センター事業協会HP（http://www.zsjc.or.jp/）を参照のこと。

る上での工夫と留意点を[表3]に示した。これらの項目には対象者の基本的能力，応用的能力，社会的能力，環境資源，作業に関する個人特性[4]が関連し，運動の機能と身体構造，感覚・知覚の機能と身体構造，心肺機能，精神・認知機能，生活習慣や役割等が影響するため，作業療法士による対象者のニーズ，疾患と障害像の把握，それらの結果を踏まえた具体的な動作・活動の指導が重要になる。

　そのため，作業療法で通常用いられる検査や評価により対象者の動作・活動能力を把握することが求められる（Ⅲ部1～18参照）。

　さらに，収納，掃除などの諸活動を安全かつより楽に行うための道具[5]の活用も有効であり，対象者が望む項目の遂行を実現するために，作業療法士の創意と工夫が活かされる場面といえる。

　また，対象者の家屋状況や生活習慣，家族構成や家族内における役割を把握することにより，対象者が家屋維持・管理項目のどの項目をどのように担うことができるかが明らかになる。これらの動作・活動の遂行を実現するためには，在宅訪問による実際場面における評価と指導が望ましい。

　最後に，本稿の目的からは離れるが，家屋の新築や改築の際にはメンテナンスフリーの素材を活用することにより，日常的な維持・管理の労力が軽減できる。ただし，更新・取換えは必要である。

（石川隆志）

文献
1) 奈良県県土マネジメント部まちづくり推進局住宅課：住まいの維持管理ガイドライン
2) 溝渕木綿子編著：住まいの管理手帳（マンション編），2012年11月改訂版．pp70-71，住宅金融普及協会，2012．
3) 西野憲史・吉田隆幸：住まいの自己管理への支援．OTジャーナル39：715-720，1989．
4) 日本作業療法士協会編：作業療法ガイドライン（2012年版）．pp7-8，日本作業療法士協会，2013．http://www.jaot.or.jp/wp/wp-content/uploads/2013/04/OTguideline-2012.pdf．（2013年5月2日アクセス）
5) 丸田禅編：住まいの便利手帳．pp12-52，NHK出版，2011．

C 日常生活関連動作（活動）（APDL・IADL）

5. 買い物

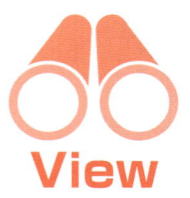

View
- 買い物では移動手段（立位・歩行）の耐久性が可否を決定する要因となる。
- 記憶、構成機能などの高次脳機能の影響も大きい。
- 店舗の状況や各種サービスの利用により、自立の可能性が高まる。

（1）動作・活動の特徴

　一言に買い物といってもさまざまなレベルのものがあるが、ここではスーパーマーケットでの日用品の買い物に限定することとする。

　買い物は通常、自宅からの外出を伴うという大きな特徴があり、これは自宅の玄関から道路までの状況、店舗までの距離や移動手段、店舗の構造といった環境要素によって難易度が大きく影響される。また、目的とする商品を陳列棚から探すことや金銭管理といった高次脳機能を必要とする作業活動でもある。他方、商品を購入するにあたって自己選択・自己決定という要素が含まれることもあり、楽しみにつながる活動でもある。これらの特徴から、一度買い物に行くことが実現すると、次回に向けて意欲を高めやすい作業活動であるものの、ほかのADL、APDLに比べると実現するためには困難を伴うことが多い。

　買い物には、自宅と店との間の移動、店内での移動、商品の選択、購入が含まれるが、身体障害者にとっては自宅内とは比較にならないほどの移動距離、移動時間を要することが大きなバリアとなっている。車いすで買い物をする場合には、座位姿勢となるため、陳列棚の高い位置にある商品に手が届かない、陳列棚への接近に苦慮することも少なくない。

　最近では、2006（平成18）年に施行された高齢者、障害者等の移動等の円滑化の促進に関する法律（バリアフリー新法）により、公共交通機関や建築物での段差の解消、間口や通路幅の確保、エレベータの設置等、対象者に配慮した店舗が増えてきている。また、通信販売や購入した商品の配送サービスも珍しくなくなり、障害者手帳の所持者に対して無料で配送する店もみら

れてきている。店舗内での移動支援のために，入り口に店内用の車いすやかご付きの歩行器等を設置しているところもある。また，精算時の買い物袋やカゴへの詰め替えを一定の条件を満たせばレジの担当者が行うサービスも一般化してきており，対象者にとっては以前に比べて買い物を自立しやすい環境が整いつつあるといえるだろう。

（2）動作・活動の工程の分析とその評価

①動作・活動のチェックポイント
　スーパーマーケットでの買い物動作の工程を[表1]に示す。買い物は身体的には荷物を持ちながらの移動能力，耐久性が必要であり，さらに金銭管理能力についても評価が必要である。また，移動が多いため，自宅と店舗までの距離や移動方法，店舗の広さ，混雑の程度等の環境因子の評価が必要となる。

②動作・活動の評価
　買い物で最も焦点となるのは，移動や立位（車いすの場合は座位）の耐久性である。買い物は少なくとも30分程度は時間がかかる活動であり，移動に困難さを抱えている対象者の場合はさらに時間がかかる。また，気づかないうちに，居宅内とは比較にならない距離を移動することになる。途中で疲労して動けなくなっては楽しみも半減してしまう。このため，店内を移動するときの移動手段については，買い物を最後まで遂行するために十分な耐久性があるか評価する必要がある。

③問題点の抽出
　買い物に関する問題点は，以下の3つのレベルがある。
- **機能レベル**：立位・歩行に関する機能（下肢筋力，関節可動域，バランス，耐久性等）が低下しているため，30分間程度持続して歩行ができず買い物ができない。上肢の筋力，関節可動域，リーチ，pinch等の機能の低下や不随意運動のために商品をカゴに入れることができないなど。高次脳機能障害のために，精算ができない，必要な商品を探せないなど。
- **能力レベル**：[表1]で示した動作因子のいずれかができないため，買い物はできないなど。
- **社会レベル**：買い物ができないため，主婦としての役割が遂行できない，一人暮らしが継続できないなど。

[表1] 買い物動作を自立するためのチェックポイント

	工程（Task）	個人（Individual）	環境（Environment）
①	玄関から道路まで移動する。	移動能力	移動路のスペース，段差の有無と程度，路面の抵抗（摩擦），踏み石・砂利等
②	道路から店まで移動する。	移動能力，移動手段（徒歩，自転車，自動車，車いす，杖等），耐久性	移動路のスペース，段差の有無，路面の抵抗（摩擦），移動距離
③	店内への出入り	移動能力	入り口のドアの形状（開き戸，引き戸，自動ドア），幅員，段差
④	店内用カゴを取る	上肢能力（リーチ）	カゴの高さ，斜めにとりやすく置かれているか
⑤	店内用カゴをカートに載せる	上肢能力（リーチ）	カートの形状（縁の高さ）
⑥	店内用カゴを持つ，あるいはカートを押して移動する	移動能力	店舗の規模（床面積），商品の豊富さ，通路の幅員，カートの大きさ，安定性，コントロールのしやすさ
⑦	目的とする商品がある陳列棚を探す	記憶，注意	陳列のわかりやすさ（表示，棚の高さ等），慣れている店舗か否か
⑧	商品を見て，触れて，持って購入するかどうかを判断する	上肢能力（リーチ），立位保持能力，金銭管理能力	陳列棚の高さ，奥行き
⑨	商品が破損しないように注意して，必要な商品を店内用カゴに入れる，入れ替える	上肢能力（リーチ，失調の有無），立位保持能力，構成能力，注意	商品の梱包の仕方
⑩	レジに並ぶ	立位保持能力・耐久性，上肢能力（カゴの保持）	レジの列の長さ（店の混雑具合）
⑪	レジ台に商品の入った店内用カゴを置く	上肢能力（リーチ），立位保持能力	レジ台の高さ，荷物の総重量。店員への依頼で省略可能。
⑫	清算する	上肢能力（リーチ，pinch），計算，判断，注意	財布の形状，財布の取り出しやすさ，カードの利用（小銭の操作の有無）。店員への依頼で省略可能。
⑬	買い物袋に商品を入れ替える	上肢能力（リーチ，pinch，release），構成能力	買い物袋の形状。レジでの詰め替えサービスの利用で省略可能。
⑭	店内用カゴを片づける	上肢能力（リーチ，pinch，release），立位保持能力	カゴ置き場の高さ，位置。レジでの詰め替えサービスの利用で省略可能。
⑮	買い物袋を運ぶ	上肢能力（把持・耐久性），移動能力	移動距離，カートの利用，配送サービスの利用で省略可能。
⑯	店内からの出入り	③と同じ	配送サービスの利用で省略可能。
⑰	店から自宅までの移動	②と同じ	配送サービスの利用で省略可能。

[表2] 買い物の難易度に影響を与える因子

	難易度	
	低い	高い
店舗の床面積	狭い	広い
混雑の程度	買い物客が少ない	多い
通路幅	広い	狭い
陳列棚の高さ	高い	低い
その店舗への慣れ	慣れている	慣れていない
購入品目の数	少ない	多い
購入品目の総重量	軽い	重い
買い物に要する時間	短い	長い

(3)作業療法計画の立案の流れ

　店舗内での買い物について，移動手段，上肢機能，高次脳機能，店舗の構造やサービスについて問題になることが多いため，以下にそれぞれの計画立案について述べる。

①移動手段の選択について ［図1］

　初めに日常生活での実用的な移動手段を確認する。その移動手段が対象者にとって適切であるかどうかは，立位バランス，歩行速度などから鑑みる必要がある。実用的な移動手段に近い異なった移動方法も試してみることで，対象者の潜在能力を評価できる場合もある。例えば，歩行器，杖，伝い歩き，手引き歩行（両手・片手），補装具の使用や種類の変更などである。

　買い物の場合は，荷物の運搬や長時間の移動等，通常よりも負荷のかかる移動となることから，日常生活での実用的な移動手段よりも水準を下げることもある。例えば，独歩で居宅内を移動していたとしても，カートやカゴ付きの歩行器を使用する場合もある。数メートルの伝い歩きができたとしても，買い物では車いす使用になる場合もある。

　最低限30分間以上連続して移動する耐久性があることが必須条件となるため，評価結果から効果が期待できる場合には，選択した移動手段での耐久性を高める練習を開始する。

②上肢機能について ［図2］

　買い物では購入しようとした商品を手で持って吟味をし，購入するかどうかを判断することも多い。そのために，上肢での操作（reach, release, grasp, pinch）が必要となる。リーチが可能であっても把持ができない場合には，指差し，手差しで他者に依頼する等，できるだけ本人の機能を活かすことも考える。対象者にとって可能なリーチ範囲に陳列されており，可能な把握で保持できる商品を購入する品目として選択することも自立への一歩となる。棚や物と自分自身の身体との関係性を学習するために，事前に棚から物を取り出す練習が必要な場合もある。

　上肢でカゴを保持しながら買い物をする場合は，肘屈筋群の筋持久力が必要となる。購入する品目の総重量が負荷となるため，段階づけが必要となる。カートを利用すれば，会計前後のカゴの移動以外は必要のない工程となる。

③高次脳機能障害について ［図3］
●金銭管理能力

　買い物には精算が必要なため，金銭管理能力が要求される。必要以上に買い物をしないようにあらかじめ購入する品目を決めておくこと，もし，予定外で購入したい商品があった場合にはどのように処理をするかを前もって決めておくことも重要である。例えば，決して買わないことにするとか，総額

第Ⅱ部 日常生活活動（ADL）の評価とトレーニング

［図1］　買い物での移動手段の選択

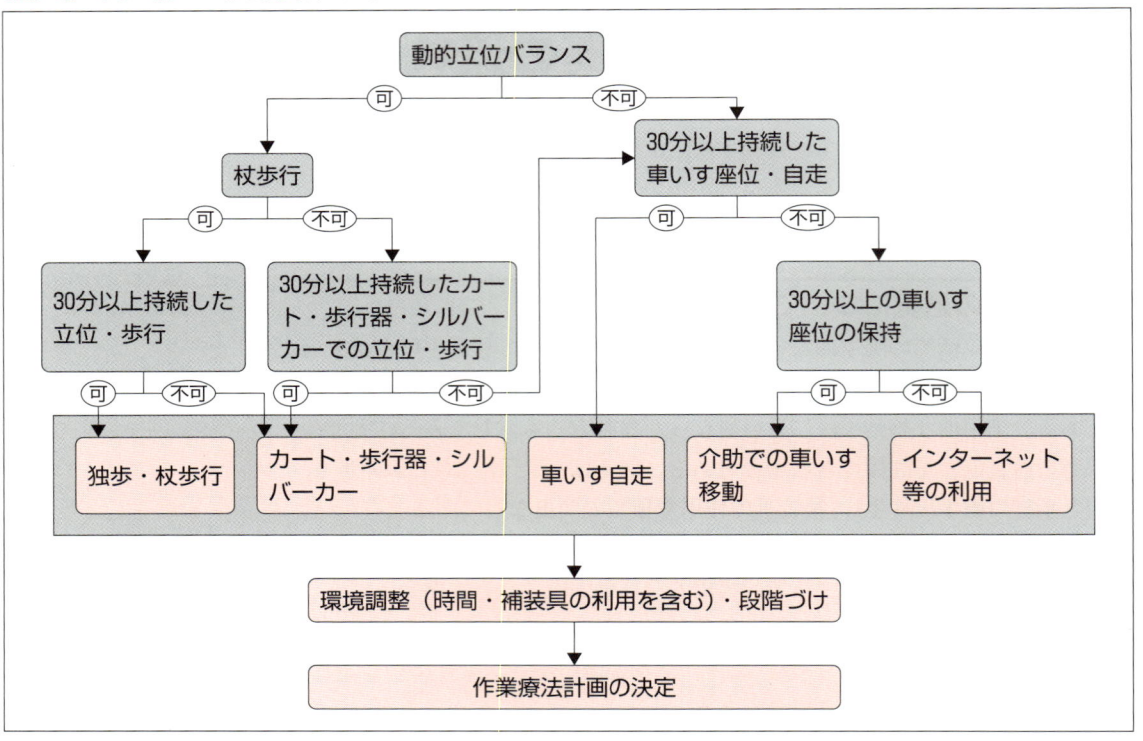

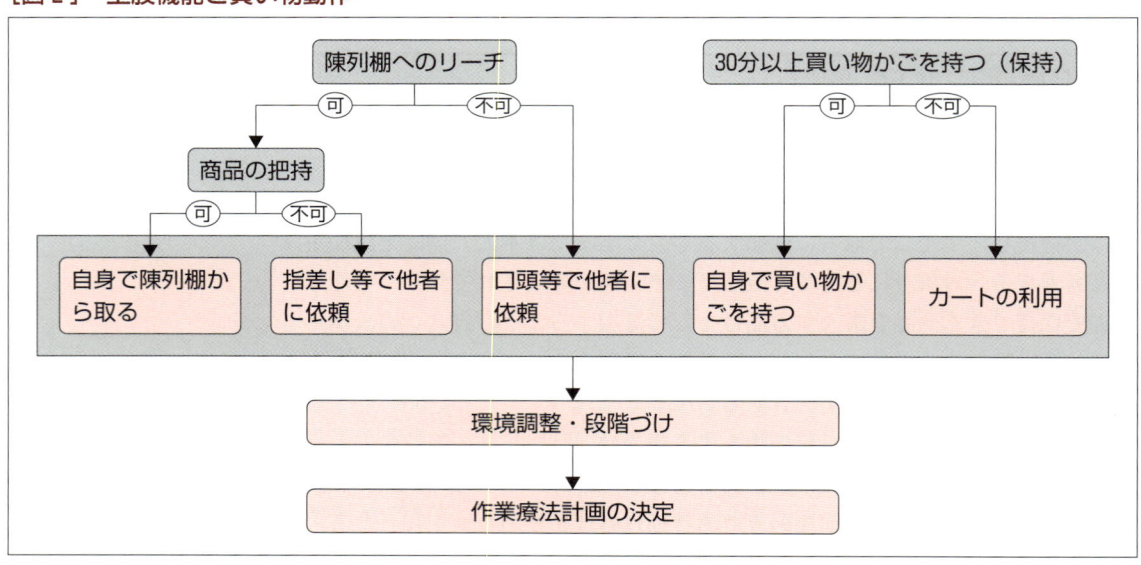

```
                        動的立位バランス
                    ┌──────可──────┴──────不可──────┐
                 杖歩行                        30分以上持続した
            ┌──可──┴──不可──┐                 車いす座位・自走
    30分以上持続した  30分以上持続したカー              ┌──可──┴──不可──┐
    立位・歩行       ト・歩行器・シルバー                           30分以上の車いす
                    カーでの立位・歩行                              座位の保持
        ┌可┐ ┌不可┐ ┌可┐ ┌不可┐                          ┌可┐ ┌不可┐
        ▼   ▼    ▼    ▼                              ▼    ▼
    独歩・杖歩行  カート・歩行器・シル   車いす自走   介助での車いす  インターネット
                バーカー                          移動           等の利用
```

↓
環境調整（時間・補装具の利用を含む）・段階づけ
↓
作業療法計画の決定

［図2］　上肢機能と買い物動作

```
         陳列棚へのリーチ                    30分以上買い物かごを持つ（保持）
      ┌──可──┴──不可──┐                   ┌──可──┴──不可──┐
   商品の把持                                           
  ┌可┴不可┐    │                                    │         │
  ▼      ▼    ▼                                    ▼         ▼
自身で陳列棚か 指差し等で他者  口頭等で他者に   自身で買い物か   カートの利用
ら取る        に依頼        依頼           ごを持つ
```

↓
環境調整・段階づけ
↓
作業療法計画の決定

[図3] 高次脳機能と買い物動作

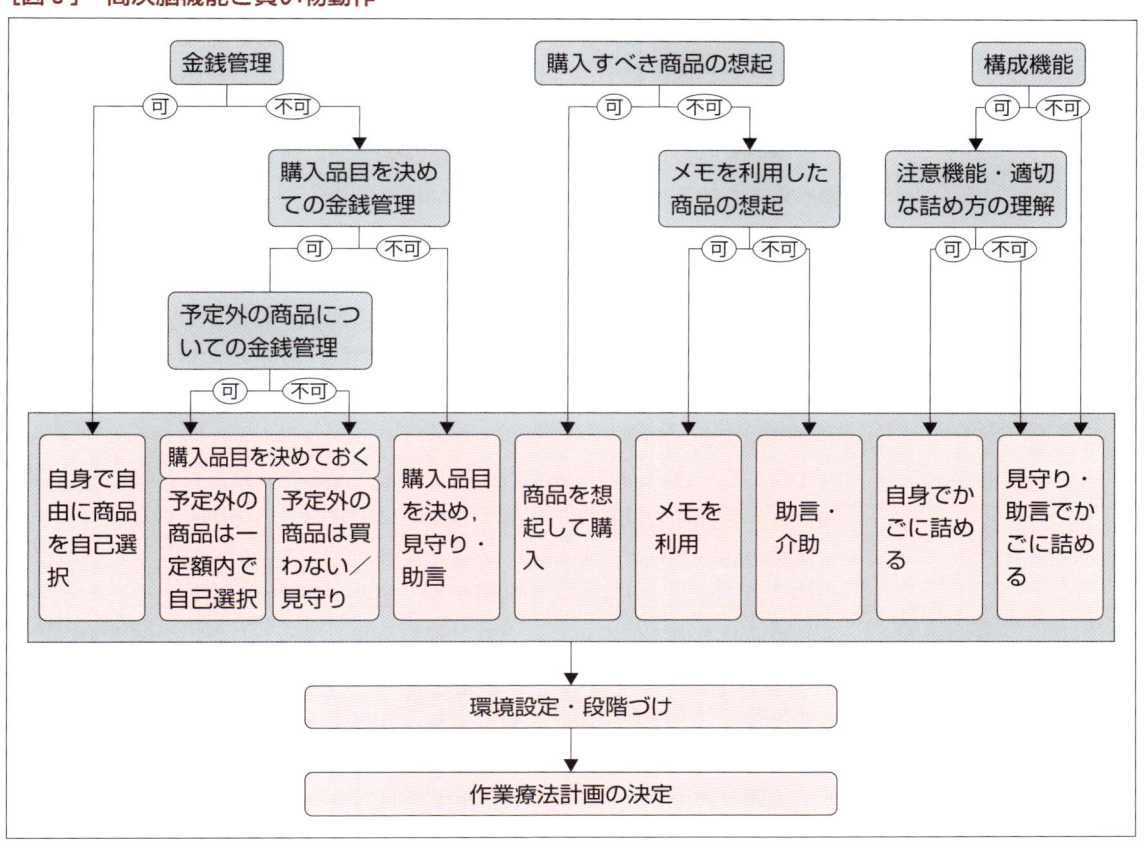

```
金銭管理                    購入すべき商品の想起           構成機能
 可   不可                   可    不可                  可    不可
      ↓                           ↓                          ↓
   購入品目を決め              メモを利用した              注意機能・適切
   ての金銭管理                商品の想起                  な詰め方の理解
    可   不可                  可   不可                   可   不可
         ↓
   予定外の商品に
   ついての金銭管理
    可   不可

自身で自  購入品目を決めておく  購入品目  商品を想  メモを  助言・  自身でか  見守り・
由に商品  予定外の  予定外の    を決め,   起して購  利用    介助    ごに詰め  助言でか
を自己選  商品は一  商品は買    見守り・  入                              る        ごに詰め
択        定額内で  わない／    助言                                              る
          自己選択  見守り

          ↓
   環境設定・段階づけ
          ↓
   作業療法計画の決定
```

でいくらまではよいことにするとかである。後者の場合，その場での計算能力と自分が支払える金額に見合っているかを判断する必要がある。割引で実際にはいくらになるかをその場で暗算する必要もある。電卓を利用してもよい。

事前に購入する品目を決める際には，おおよその値段を知っていないとどの程度お金を準備しなければならないかがわからなくなる。余裕をもって少し多めに準備するとよい。

● 記憶機能

何を購入するのかを想起し，慣れている店舗で購入したい商品がどこに陳列されているかを探すために記憶機能が必要となる。他方，慣れていない店舗の場合には通路上部の表示を確認しながら探索することになるが，ここでもやはり他店での陳列順序の記憶を利用して，陳列場所を推測していくことになる。わからない場合には店員に尋ねるコミュニケーション能力も要求される。

何を購入するかを想起するのが困難な場合は，メモを利用することや，購入品目数を少ないものから開始して次第に増やしていくことで想起の練習として段階づけることができる。

● 構成機能

購入すると決めた商品は店内用のカゴに詰めていくが，品目が多い場合に

は整理しながらカゴに入れていく必要がある。重い商品は下部へ，軽いものやつぶれやすいものは上部に入れる。特に卵など，形が崩れやすい商品はカゴの中で他の商品につぶされたり，カゴから落ちたりしないように慎重に扱う必要があり，構成機能と注意機能とが要求される。

計画立案時には，以上のことも配慮して課題の難易度を調整し，可能な課題からより難易度の高い課題に段階づけていく。

④店舗の状況・サービスなどについて ［表2］

店舗の構造も買い物という課題の難易度に大きく影響しているため，計画立案にあたり配慮する必要がある。店舗の間口，段差の有無，通路幅，陳列棚の高さや店舗の床面積，対象者にとって慣れている店舗であるかどうか，混雑の程度などを考え，段階づける。

また，買い物の内容（品目数，購入する商品の総重量，買い物にかかる時間など）も課題の難易度に影響するために配慮をする必要がある。

店舗の各種サービスを利用することも可能である。例えば，レジでの買い物袋への詰め替えサービスを利用する，配送サービスを利用して自宅まで購入した商品を運んでもらう，会計処理で小銭の操作をしないで済ますためにプリペイドカードを利用することも課題を簡単にする工夫となる。また，会計処理時にレジ用かごをレジ台に移してもらうように店員に依頼することができれば，その工程を省略することができる。インターネットなどによって通信販売を利用すれば，店舗に出向くこと自体が必要でなくなる。

対象者にとって買い物という課題の適切な水準を考えて，どのような店舗で，どのような曜日や時間帯に，どのようなサービスを利用して，どのような内容の買い物をするかを計画する。買い物が実施できたら，次はより難易度の高い課題を提供するように段階づけていくとよいだろう。いずれにせよ，作業療法計画を決定するためには，事前に店舗の下見を綿密にすることが成功の鍵となる。

（小川友美）

文献

○作業療法ジャーナル編集委員会編：作業療法技術の再構築　家事．OTジャーナル41（7），2007．
○伊藤利之他編：新版　日常生活活動（ADL）―評価と支援の実際．医歯薬出版，2010．

C 日常生活関連動作（活動）（APDL・IADL）

6. 公共交通機関利用

- 福祉のまちづくり制度やバリアフリー新法について理解しておく。
- 公共交通機関の利用については，まず，事前の本人の評価と環境評価が必須であり，実際訓練と評価の繰り返しが必要となる。
- 各種の公共交通機関におけるバリアフリー化の普及状況は，地域で異なるため事前の情報確認及び問い合わせを勧める。

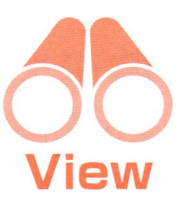

（1）公共交通機関の利用について

　公共交通機関とは，鉄道，路線バス，航空機，フェリーなど不特定多数の人が乗り合わせ，定められた経路とダイヤ，料金に従って運行される移動手段のことである。一般にタクシー（一般乗用旅客自動車運送事業）は，公共交通機関に含まれないが，「高齢者，障害者等の移動等の円滑化の促進に関する法律」（以下，バリアフリー新法）では，整備対象に含まれている。
　身体や精神，認知機能に障害があることにより公共交通機関の利用が困難になることも多く，その結果，外出頻度が減少し，生活行動範囲が狭小化することも少なくない。
　近年，福祉のまちづくり制度やバリアフリー新法の整備により障がい者にとっても公共交通機関が利用しやすくなってきた。本項では，身体障害者を中心に各公共交通機関の利用について概説する。

（2）公共交通機関を利用する際の一連の外出評価

①外出に関係する機能・能力評価

　身体機能（視覚，聴覚機能等の感覚器機能を含む），認知機能（記憶，注意，空間認識など），移動能力，時間管理や金銭管理能力について評価を行

②実際場面での評価
- **出かけるまで**：用事の時間・場所の確認，外出の準備（服装，持ち物など）
- **屋外移動の安全性**：歩行や座位バランス，天気，道路状況，エレベーター，エスカレーター，信号の確認，横断歩道，階段など
- **乗車まで**：道順の把握，切符の購入，改札口やバス停の位置確認など
- **車内において**：加減速に対応する身体バランス，現時点の位置と行先との確認など

このほか，状況に応じてさまざまな対応が必要となるので，評価と実際場面の訓練を繰り返すことが必要となる。

(3) 各公共交通機関におけるバリアフリー対策と利用時の注意点

①鉄道
　鉄道は，ダイヤの乱れが少なく安定的に目的地まで行くことができる乗り物であり，特に交通網が発達している地域では利便性が高い。一方で利用客が多い駅では，ホームまでの道順が複雑で距離が遠いこともあるので，障がい者にとっては利用しづらい側面もある。

●駅構内
　「移動等円滑化の促進に関する基本方針」では，1日の利用客数が3000人を超える駅には可能な限り障害者用エレベーターまたはスロープ等の設置による段差の解消が求められている［図1］。さらに，障害者対応型トイレの設置も求められている。また，「移動等円滑化のために必要な旅客施設又は車両等の構造及び設備に関する基準を定める省令」では，公共交通機関における経路や施設でのバリアフリーに関する具体的な基準が定められている。エレベーターは車いすが旋回できる広さ（140×135cm）が確保されており，視覚

［図1］　駅構内の斜行エレベーター

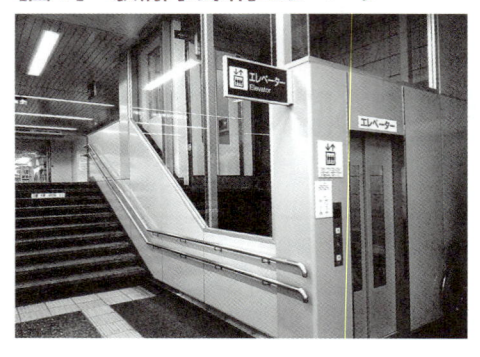

［図2］　ホームでの簡易スロープ

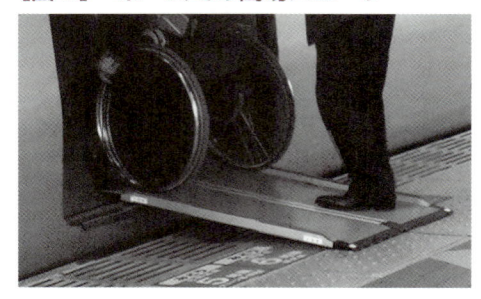

障害者等の対応のため音声により昇降方向，到着階および出入口の閉鎖について音声で案内しているところが増えている。

車いすの通行においては，1つ以上の通路は車いすの旋回のため140cm以上の幅とし，1つ以上の改札口などの出入り口に関しては80cm以上の幅が確保されている。

ホームにおいては，プラットホームと電車との床面は可能な限り平坦で，かつ，その隙間は，できる限り小さくしている。それでも円滑な乗降ができない場合には，簡易スロープ等が常備されているので駅員に問い合わせてほしい［図2］。また，視覚障害者などの転落防止のためにプラットホームにホームドアや可動式ホーム柵，点状ブロックが設置されている。

● 鉄道車両内

鉄道車両内には，1カ所以上に十分な車いすスペースが準備されている。

● 路面電車

路面電車においても，停留所から電車への昇降がスムーズに行えるよう低床式電車が増加してきている。また，停留所にはスロープや手すりのほか，バス停との共同化を進めている地域もある。

②バス

バスは，鉄道が発達していない地域においても保有率は高く，過疎化が進む地方にとってはなくてはならない交通手段である。

● バスへの昇降

移動等円滑化の促進に関する基本方針では，低床バス（ノンステップバスおよびワンステップバス）の普及を進めている。ノンステップバスとは，乗降口に階段のない超低床のバスのことである。旧来のバスは路面から床までの高さが約90cmあり，ステップを2段上がって乗り込むが，ノンステップバスは床までの高さが約35cmで歩道からの段差が小さい［図3］。また，収納式のスロープ板を操作することで車いすの乗降も容易となる［図4］。ワンステップバスは，旧来の2段のステップを1段としたものである。つまり，ノンステップバスは，超低床のワンステップバスと言い換えることもできる。

● 車両内

低床バスには車いすスペースは必須である。通常の座席を折りたたむこと

［図3］ ノンステップバス

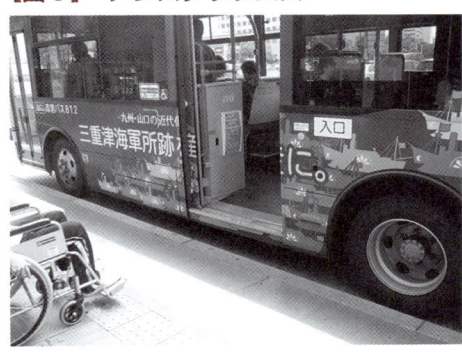

［図4］ 収納式スロープ板での移乗

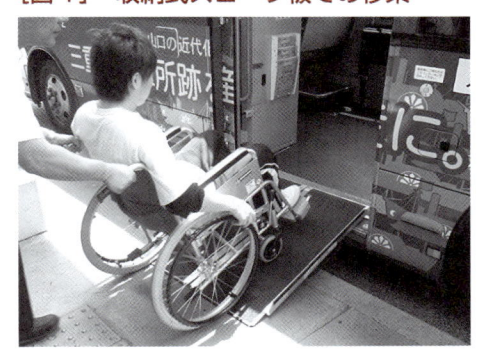

[図5] 車内の車いすスペース

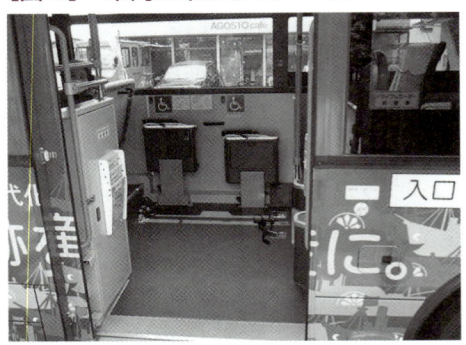

によりスペースを確保できるバスが多い[図5]。また，視覚情報，聴覚情報は必ず提示されており，子どもや高齢者や視覚・聴覚障害者，高次脳機能障害者等には必要不可欠な情報である。

③航空機での外出

バリアフリー新法および移動等円滑化の促進に関する基本方針において，航空旅客ターミナルや航空機が整備対象として明記されており，障がい者にとっても空の旅は身近になりつつある。実際に，人工呼吸器を装着した重度障害者が航空機を利用し旅行したケースも報告されている[1]。

しかし，航空機は高い安全性が求められることから，障害の状況に応じて事前の申し出や診断書の提出などの基準が定められている。

●旅客ターミナル

旅客ターミナル内は，移動等円滑化のために必要な旅客施設又は車両等の構造及び設備に関する基準を定める省令に基づき整備が進められている。しかし，空港の規模により建物構造や備品が違うために，利用前には空港に問い合わせることを勧める。

保安検査場では車いす用の通路や小型の金属探知機が設置されているため，門型の金属探知機を通れなくとも搭乗は可能である[図6]。しかし，スムーズな保安検査を進めるためにも事前に航空各社に申し出ておくとよい。

旅客ゲートに関しても車いす用の幅の広いゲートがあり，ボーディングブリッジ（旅客搭乗橋）についても通常は通行可能である。ボーディングブリッジを備えていない空港では，タラップ式の搭乗ゲートとなる。タラップ式であっても歩行困難者用リフトを備えている空港もあるため搭乗前に確認されたい。

●航空機搭乗に関する注意点

障がい者が飛行機をスムーズに利用するためには，航空各社がいくつかの手続きを定めている。これらは，航空各社が運航に関する安全性を配慮するための準備や，航空法に基づく持ち込み品の管理・制限のために求められている。スムーズな空の旅を送るためにも，必ず所定の手続きが必要である。本項では，主に申請・手続きが必要な項目について概説するが，詳しくは各航空会社の窓口に相談されたい。

[図6] 旅客ターミナル用の車いす

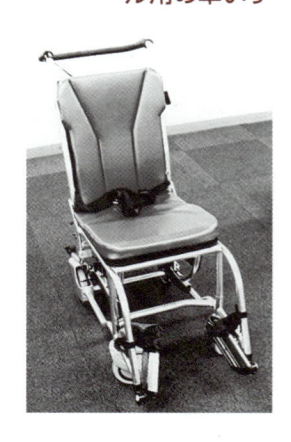

●診断書
　障害の状態，使用する機器，持ち込む物品によって診断書の提出が求められる。診断書の書式や有効期限も定められているため，事前に航空会社に確認する必要がある。

●機内での車いすの利用
　車いすに乗車したまま搭乗可能な車いすを航空各社が準備している。しかし，コンパクトな車いすであり，座位保持能力はあまり高くないため，自力座位困難な対象者の場合には注意が必要である。また，事前相談により，搭乗に関する補助は受けることができるが，機内でのトイレ介助などは受けられないため，介護者が同乗を求められることもある。

●電動車いす
　電動車いすは受託手荷物として空港カウンターでの預かりとなる。一部の小型機では搭載不可能なことがある。また，電動車いすのバッテリーのタイプによっては，バッテリーの液漏れや衝撃への保護対策が必要となるため，事前に相談が必要である。

●ストレッチャー
　一部の航空機で利用可能であるが，事前申請が必要となる。搭乗方法については入念な打ち合わせが必要となる。また，座席数もストレッチャーサイズに応じて購入が必要となる。

●機内への医療機器の持込み・利用

●インシュリン自己注射
　機内持込み可能であるが，必要性を明示できるように処方箋や糖尿病患者用IDカードを携帯するとよい。

●酸素ボンベ
　機内での使用が必要であれば，診断書とともに酸素ボンベのチェックを受けることで機内持込みが可能となる。機内持込み用酸素ボンベを貸し出してくれる航空会社もある。人工呼吸器など医療機器の設置場所が必要なときには，追加の座席購入費用も必要となる。

●医療用電子機器
　事前に航空各社のチェックを受けることで，機内持込み可能なことがある。

●機内設備
　座席数によって，可動式肘掛けの設置や，車いす対応トイレの設置が義務づけられている。旅券購入前に機内設備について問い合わせるとよい。また，機内での座位保持の方法についても相談しておくとスムーズである。

---

④福祉タクシー
　タクシーには民営のタクシーに加え，NPOが運営する福祉タクシーがある。本項では，民営およびNPOのそれぞれのタクシーについて概説する。

●介護タクシー
　介護タクシー[2)3)]といわれるサービスを各社が行っている。これは，ドライバーがホームヘルパーやガイドヘルパーの資格を所持しており，タクシーの乗車に伴う介護も行ってくれるサービスである。また，ストレッチャーに

Column
障がい者の外出

　障害があっても旅行を楽しむ人が増えているが，障がい者が外出する際に最も気にするのが「トイレ」である。使いやすいトイレの有無だけで，外出先を決める障がい者も多いようである。近年では，都市部の公共施設や大型ショッピングセンターなどのバリアフリー化・ユニバーサル化が進み，車いすやオストメイト（人工肛門装着者）などにも対応したマルチパーパストイレ（多目的トイレ）も増えている。しかし，地方についてはまだ十分とはいえず，障がい者の外出時には事前の情報収集が必要である。

　障がい者の外出に関する情報としては日本バリアフリー観光推進機構が運営するHP「全国バリアフリー旅行情報」で有名観光地のバリアフリー情報を入手することができる。その他，地域のボランティア団体や患者会に問い合わせることでバリアフリー情報を入手できることがあるため，日頃からの情報収集を勧めたい。

よる移送を行う介護タクシーもある。

　タクシー各社や地域によってサービス内容が異なるため，近隣のタクシー会社に問い合わせられたい。

●陣痛タクシー

　妊婦が破水した場合には，家族や知人が産科医院まで搬送することが多いと思われるが，近年では核家族化が進み，妊婦が日中独居の場合もある。そういった場合のサービスとして民営タクシー各社で拡がりつつあるのが「陣痛タクシー」である。

　このサービスは，妊婦が事前にタクシー会社に登録しておくことで，破水時にタクシー会社に電話をすれば，産科医院まで搬送してくれるサービスである。事前に登録しておくことで迅速な対応が期待できるほか，破水時の羊水でタクシーのシートを汚染しないようにタクシー会社が防水シートを準備してくれるため，妊婦としても利用しやすいといえる。

　陣痛タクシーは居住地域によっては，まだ運営されていないこともある。その際には，近隣のタクシー会社に事前に相談しておくことを勧めたい。

●NPOの福祉タクシー

　平成18年よりNPOが運営する場合でも，福祉有償運送が可能となっている[3]。福祉サービスの開始当初は，法的に運賃を請求できなかったが，法改正により運賃の請求が可能となり普及していった。

（田平隆行・植田友貴）

文献

1) 横平貫志："楽しいこと"に目をむけて―保育園入園を願って介護休職の日々．難病と在宅ケア 15（12）：19−22, 2013.
2) 障害者白書：内閣府HP．http://www8.cao.go.jp/shougai/whitepaper/index-w.html（平成25年5月1日アクセス）.
3) 秋山哲男：交通バリアフリー法の意味と交通まちづくり．OTジャーナル40（8）：840−849, 2006.

D 日常生活活動（ADL）と生活リズム

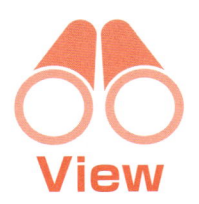

View
- 日常生活リズムは睡眠－覚醒のリズムの強い影響を受ける。
- 日常生活リズムを保つためには社会との関わりが重要である。
- 日常生活スケジュールの習慣化が重要である。

●日常生活リズムの乱れ

　日常生活リズムは，1日における個人の活動と睡眠や休息などの規則的な繰り返しを意味する。例えば，われわれは朝に起床し，トイレで用を足し，食事をとり，整容をし，職場や学校に出かけ，夜に帰宅すると，夕食をとり，入浴をし，歯磨きなどをして就寝するという活動を，ほぼ決まった時間周期で遂行している。これらの1日の活動のリズムと学校や職場などのリズムがうまく合うことによって，スムーズな社会生活を維持することが可能となる。

　この日常生活リズムが乱れることで，家庭生活や社会生活に障害を及ぼす。

　具体的には，日常生活リズムの乱れは活動時間帯の乱れを意味し，この活動時間帯の乱れは，家族や同居している人との時間帯のずれにつながる。例えば，家族や同居者の眠りを妨げたり，日常生活リズムを乱したりする。

　また，人々が働いている職場の多くは勤務時間帯が決まっており，睡眠と覚醒のリズムの乱れによって勤務が困難になる場合が多い。さらに，活動時間帯がずれることによって，家族や友人など周囲の人々との交流の機会が減り，地域で孤立する危険性も考えられる。

　また，精神障害者の場合には，このような日常生活リズムの乱れが病状の再発につながることもある。

（1）日常生活リズムと概日リズム

●睡眠と覚醒のリズム

　日常生活リズムは，睡眠と覚醒の自律的な交替に基づいて形成される。われわれの1日の生活において眠気は時間とともに変化している。具体的には，夜遅くになるとわれわれは眠気を感じ，そのうち睡眠状態に至る。そして，朝が近づくと自然に目が覚めるとともに眠気を感じることはない。そして，われわれの日常生活は，この睡眠と覚醒のリズムに沿って営まれている。

　この睡眠―覚醒リズムは概日リズムとホメオスタシスの2つの機構によって調節されている。概日リズムは，われわれが脳内にもっている体内時計によって調節されている。われわれが夜の決まった時間に眠くなるのはこの機構によるものである。具体的には，夜になると体温が低下し始めるとともに

眠気をもよおすようになり睡眠の段階に入る。そして朝が近づき，体温が上昇するとともに覚醒する。ここで重要なことは，睡眠と覚醒に先行して体温の変化が起きるということである。すなわち，この体温の周期的変化は体内時計によってあらかじめ決められていると考えられている。

● 体内時計の修正と生活リズム

一方，ホメオスタシスによる調節は，断眠によるわれわれが必要とする睡眠時間の不足を調節する機構であり，睡眠時間が不足している場合には眠気が長く続き，十分に睡眠時間が充足している場合には眠気は起きない。このようにホメオスタシスによる睡眠調節は，先行する断眠時間の影響を受ける。

ここで注意すべきこととして，概日リズムを構成する体内時計は，自律的に機能しているが，1周期が25時間であり1日の24時間と一致しないということである。そのため，体内時計の自律性に任せていると，24時間周期の外界の時間変化との間にずれが生じ，ついには昼夜逆転などの状態に陥る。それにもかかわらずわれわれが24時間の生活に適応できているのは，体内時計の修正が行われているためと考えられている。体内時計の修正には，太陽の光や人との交流，その人自身の活動などの外的要因がその役割を担っている。この仕組みを利用し，認知症患者の睡眠障害による昼夜逆転に対して，強い光を当てる"光療法"などの治療が行われている[1]。

このように，われわれの生活リズムは，1日24時間からずれた体内時計に由来するリズムを太陽光や対人交流などの環境との関わりから生じるリズムが補正するという形で形成されている。そのため，生活リズムを維持するためには環境との関わりを維持する必要がある。

(2) 日常生活リズムとICF

日常生活リズムを，ICFにあてはめると，概日リズムと睡眠のホメオスタシスが機能と構造に対応し，生活リズムに沿ったADL活動が活動と社会参加に対応する［図1］。

概日リズムとADL活動は，概日リズムに基づいた睡眠と覚醒のリズムによってADL活動の時間帯が決まるとともに，ADL活動によって概日リズムが調整されるという関係になっている。また，概日リズムの乱れによる睡眠の過剰や不足は，睡眠のホメオスタシスの障害を引き起こす。そして，この睡眠のホメオスタシスの障害が概日リズムやADL活動に影響を与えるという関係になっている。

概日リズム・睡眠のホメオスタシスとADL活動に影響を与える背景要因には，夜型や朝型といわれる個人の生活スタイルや，夜勤や日勤といわれる職場の勤務形態がある。

概日リズムとADL活動時間のミスマッチが引き起こす障害として飛行機による海外旅行でみられる時差ボケ（jet lag）がある。主な症状は，夜の不眠や昼の眠気などであり，不眠は不安感や体調不良の原因となり，昼の眠気

[図1] 日常生活リズムとICF

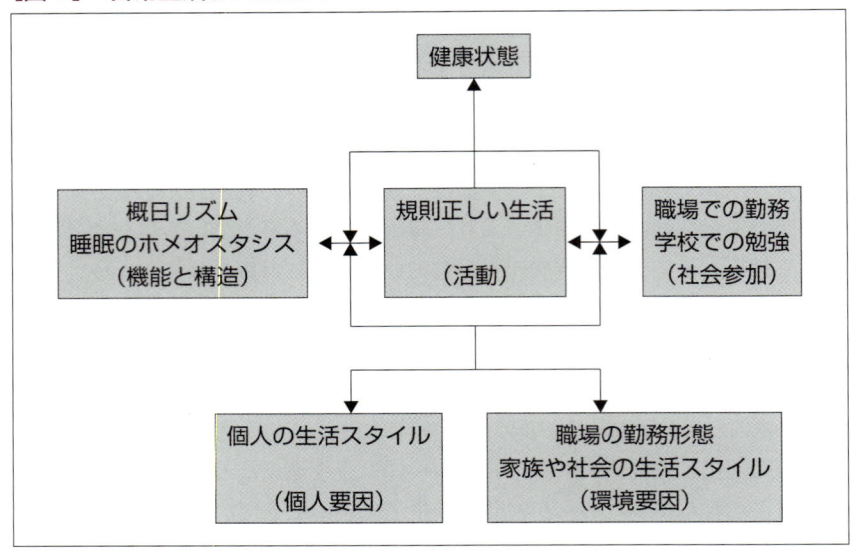

（図：健康状態／規則正しい生活（活動）／概日リズム 睡眠のホメオスタシス（機能と構造）／職場での勤務 学校での勉強（社会参加）／個人の生活スタイル（個人要因）／職場の勤務形態 家族や社会の生活スタイル（環境要因））

　は活動に対する意欲低下を招き，仕事の効率低下の原因となる。これは大脳が寝ている時間帯と肉体が活動を行う時間がずれたために起きると考えられている。

　このように睡眠と覚醒のリズムの障害は，精神機能や身体機能の障害，ADL活動に悪い影響を与える。特に社会参加に与える影響は大きく，睡眠—覚醒のリズムの障害のための個人生活のリズムの乱れによる会社や学校などとのスケジュールとのずれは，当事者の社会参加を困難にする。

（3）日常生活リズムの評価と時間管理

①評価

　日常生活リズムの評価は，日常生活における行為の時間的規則性を示し，睡眠と覚醒のリズムに基本をおいていることから，睡眠時間帯と覚醒時間帯がその人が暮らしている施設や社会の時間帯と一致しているか否かを評価することになる。

　具体的には，対象者が病院で生活している場合，病院の就寝時間と起床時間に合わせて就寝や起床ができているか否か，就寝時間から起床時間までの間に睡眠を十分にとれているか否か（夜間の睡眠中における中途覚醒の有無）を評価することになる。

　日常生活リズムの評価として簡易生活リズム質問票[2]を紹介する［表1－1］［表1－2］。本票は，Motohashiら[3]によって開発され，石川ら[2]によって翻訳されたものである。

[表1-1] 簡易生活リズム質問票①

性別（1．男，2．女）　年齢　満（　）歳

質問1，2については時刻を記入し，質問3から18については3つの答えの中からもっともあてはまる答えの番号を丸で囲んでください。

質問1．就寝時刻は平均で何時頃ですか？
　　　　　夜（　）時（　）分頃
質問2．起床時刻は平均で何時頃ですか？
　　　　　朝（　）時（　）分頃
質問3．夜はぐっすり眠れますか？
　　1．よく眠れない　　　2．普通に眠れる
　　3．ぐっすり眠れる　　　　　　答（　）
質問4．夜，睡眠の途中で目覚めてしまうことがありますか？
　　1．毎日ある　　　　2．1週間に2～3度ある
　　3．まったくない　　　　　　　答（　）
質問5．昼間にウトウトと睡眠をとることがありますか？
　　1．1日に2回以上ある
　　2．1日に1回くらいある
　　3．まったくない　　　　　　　答（　）
質問6．食事（朝食，昼食，夕食）は毎日決まった時刻にとりますか？
　　1．食事の時刻は不規則である
　　2．だいたい決まった時刻にとる
　　3．決まった時刻にとる　　　　答（　）
質問7．排尿のために1日何回トイレに行きますか？
　　1．7回以上　　　　2．5～6回
　　3．4回以下　　　　　　　　　答（　）
質問8．排便の時刻は毎日規則的ですか？
　　1．不規則　　　　　2．だいたい規則的
　　3．規則的　　　　　　　　　　答（　）
質問9．家の外に外出することがありますか？
　　1．ほとんど外出しない
　　2．2～3日に1度外出する
　　3．毎日外出する　　　　　　　答（　）

質問10．家族以外の人と話をする機会がありますか？
　　1．ほとんどない　　　2．たまにある
　　3．よくある　　　　　　　　　答（　）
質問11．あなたに元気がないとわかったら励ましてくれる人がいますか？
　　1．まったくいない　　2．少しはいる
　　3．たくさんいる　　　　　　　答（　）
質問12．地域で行われるさまざまな活動に出かけることがありますか？
　　1．ほとんど出かけない　2．たまに出かける
　　3．よく出かける　　　　　　　答（　）
質問13．いまの生活に満足していますか？
　　1．満足していない
　　2．どちらかといえば満足している
　　3．満足している　　　　　　　答（　）
質問14．平日と土曜・日曜では1日の過ごし方が違いますか？
　　1．まったく同じ過ごし方である
　　2．だいたい同じ過ごし方である
　　3．違う過ごし方をしている　　答（　）
質問15．戸外で太陽の光を浴びて活動するのが好きですか？
　　1．家の中にいるほうが好きである
　　2．どちらかといえば戸外での活動が好きである
　　3．戸外での活動がとても好きである　答（　）
質問16．毎日の時間の過ぎるのを早く感じますか？
　　1．遅く感じる　　　2．早くも遅くもない
　　3．早く感じる　　　　　　　　答（　）
質問17．最近，疲れがとれないことがありますか？
　　1．よくある　　　　2．ときどきある
　　3．ない　　　　　　　　　　　答（　）
質問18．最近，気分が憂うつになることがありますか？
　　1．よくある　　　　2．ときどきある
　　3．ない　　　　　　　　　　　答（　）

（石川隆志他：秋田市在住の独居高齢者の生活リズムと生活実態―非独居高齢者との比較から．秋田大学医学部保健学科紀要14：47－53，2006．より）

D　日常生活活動（ADL）と生活リズム

②計画　[図2]

　対象者の日常生活リズムが乱れている場合には，睡眠と覚醒のリズムを整えることが重要である。すなわち，日常生活リズムが乱れている対象者の場合，寝るべき時間帯に起きていたり，起きているべき時間帯に寝ていたりしているため，起きているべき時間帯にはできるだけ起きていられるように何らかの活動をさせることが必要である。このとき重要となることは，対象者が積極的に取り組むことのできる活動，すなわち興味をもっており，技術的に遂行可能な活動を選ぶことである。

　その理由は，睡眠と覚醒のリズムが不規則となっている対象者にとって，活動する時間は眠気を有している可能性があり，この眠気に打ち勝って活動

[表1-2] 簡易生活リズム質問票②

【質問項目の配点】

質問1．就寝時刻
- 19時以前（19時を含む）・・・0点
- 19時1分から20時まで（20時を含む）・・・・・・・・・・・・・・・・・・・・・・・・・・・・・・・・・1点
- 20時1分から21時まで（21時を含む）・・・・・・・・・・・・・・・・・・・・・・・・・・・・・・・・・2点
- 21時1分から22時まで（22時を含む）・・・・・・・・・・・・・・・・・・・・・・・・・・・・・・・・・3点
- 22時1分以降・・4点

質問2．起床時刻
- 8時1分以降・・0点
- 7時1分から8時まで（8時を含む）・・・・・・・・・・・・・・・・・・・・・・・・・・・・・・・・・・・・1点
- 6時1分から7時まで（7時を含む）・・・・・・・・・・・・・・・・・・・・・・・・・・・・・・・・・・・・2点
- 5時1分から6時まで（6時を含む）・・・・・・・・・・・・・・・・・・・・・・・・・・・・・・・・・・・・3点
- 5時以前（5時を含む）・・・4点

質問3～質問18（各問共通）
- 回答：1・・・0点
- 　　　2・・・1点
- 　　　3・・・2点

質問1から質問18までの各得点を合計した総得点を「同調得点」とする。

【要因別の同調得点の評価】
① 社会的同調度　・・・・・・・・・・・・・・・・・・・・・・・・・・・・・・　質問9，10，12，14の得点合計
② 身体的同調度　・・・・・・・・・・・・・・・・・・・・・・・・・・・・・・　質問3，7，17，18の得点合計
③ 睡眠の質に関する同調度　・・・・・・・・・・・・・・・・・・・・　質問2，4，11の得点合計
④ 光照射・生活満足に関する同調度　・・・・・・・・・・・・・　質問1，13，15の得点合計
⑤ ウルトラディアンリズム同調度　・・・・・・・・・・・・・・・・・　質問5，6，8，16の得点合計

（石川隆志他：秋田市在住の独居高齢者の生活リズムと生活実態―非独居高齢者との比較から．秋田大学医学部保健学科紀要14：47－53，2006．より）

[図2] 日常生活リズムの乱れ

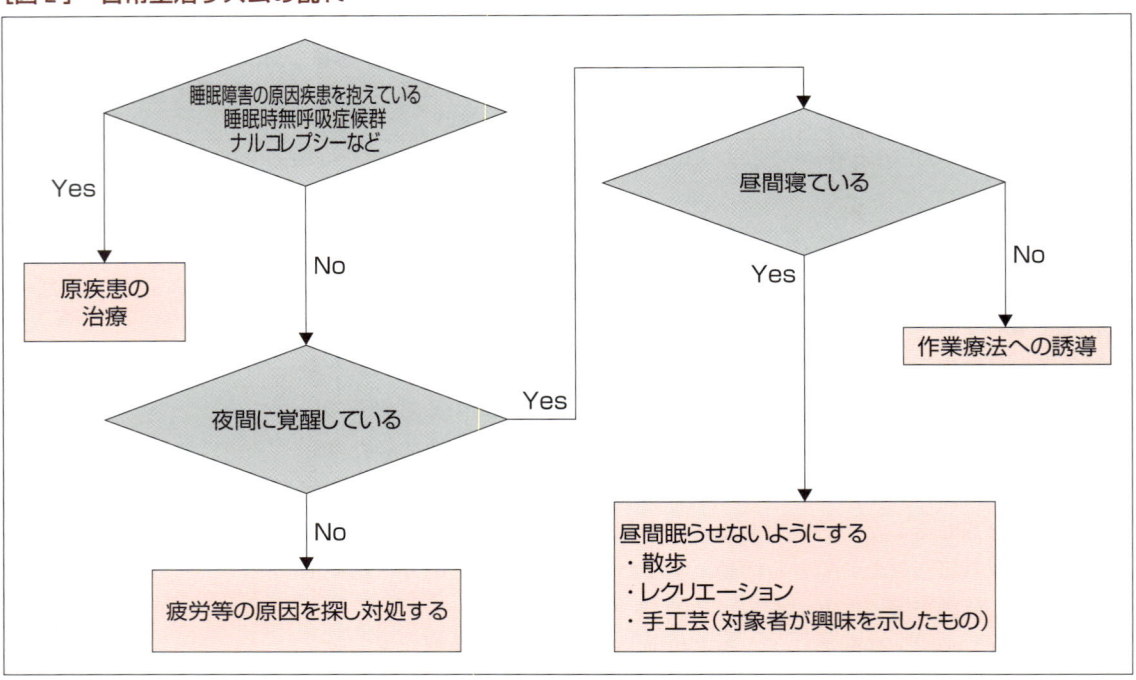

を続けるためには，活動に対する強い動機づけが必要となるからである．

　このように起きているべき時間帯に活動をすることによって，体内時計の修正が行われ，睡眠と覚醒のリズムが整うことになる．また，一度整った睡眠と覚醒のリズムを維持するためには，1日の活動スケジュールの習慣化が必要となる．

（小山内隆生）

文献
1) 上島国利・丹羽真一編：NEW精神医学．p100, 南江堂, 2008.
2) 石川隆志他：秋田市在住の独居高齢者の生活リズムと生活実態—非独居高齢者との比較から．秋田大学医学部保健学科紀要14：47-53, 2006.
3) Motohashi Y, Maeda A, et al.：Reliability and validity of questiononnaire to determine the biocosial rhythms of daily living in the disabeled elderly. Journal of Physiological Anthropology Applied Human Science 19：263-269, 2000.

E 社会参加

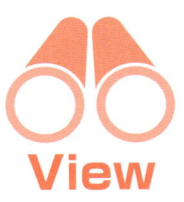

- 社会参加の実現は，対象者のニーズに沿っていることが重要である。
- 社会参加の目的は，動作・活動だけでなく，その動作・活動の前後に行うべき動作・活動を滞りなく行えるかを確認する。
- 社会参加支援には，対象者個人に対する支援と対象者の環境に対する支援がある。

(1) 動作・活動の特徴

　　作業療法の目的は，対象者の社会復帰を図ることにある。社会復帰とは，病気や事故などで従来の社会活動が困難になった人が，身体的な訓練や職業訓練によって再び社会人として活動できるようになることをいう。

　　社会の一員となり活動できるということが社会参加であり，そこには参加者としての意思が存在する。よって，対象者の社会参加を考えるときには，可能になったADL・APDLをどのように行いたいのか，何を目的とするのかなどを明らかにし，対象者のニーズに沿った意思のある行い（行為）として成立させることが大切である。

　　対象者のニーズの例をあげると，「畑仕事をしたい」「カラオケで歌いたい」「孫の結婚式に参加したい」「友人と外食したい」などがある。このようなニーズは，単にその行動をしたいということだけに限らず，質的内容を含む場合がある。

　　具体的に食事を取り上げてみると，単に食物を摂取するということではなく，それに加えて食事自体を楽しみ，会話を楽しみ，家族や仲間とともに楽しい時間を過ごすというような内容が含まれている。また，食事を成立させるためには，その前後で行われる関連する課題が多く存在する。よって，対象者の生活環境において，必要なそれらの課題のすべてを滞りなく処理する必要がある。

(2) 動作・活動の評価

　　ICFの構成要素である心身機能および身体構造，活動，参加，環境因子，個人因子は，それぞれが相互に作用し合い，そして健康状態と関連している。よって，対象者が社会参加を実現するためには，参加に作用するあらゆる構成要素を把握する必要がある［図1］。

[図1] 社会参加に影響を及ぼす因子

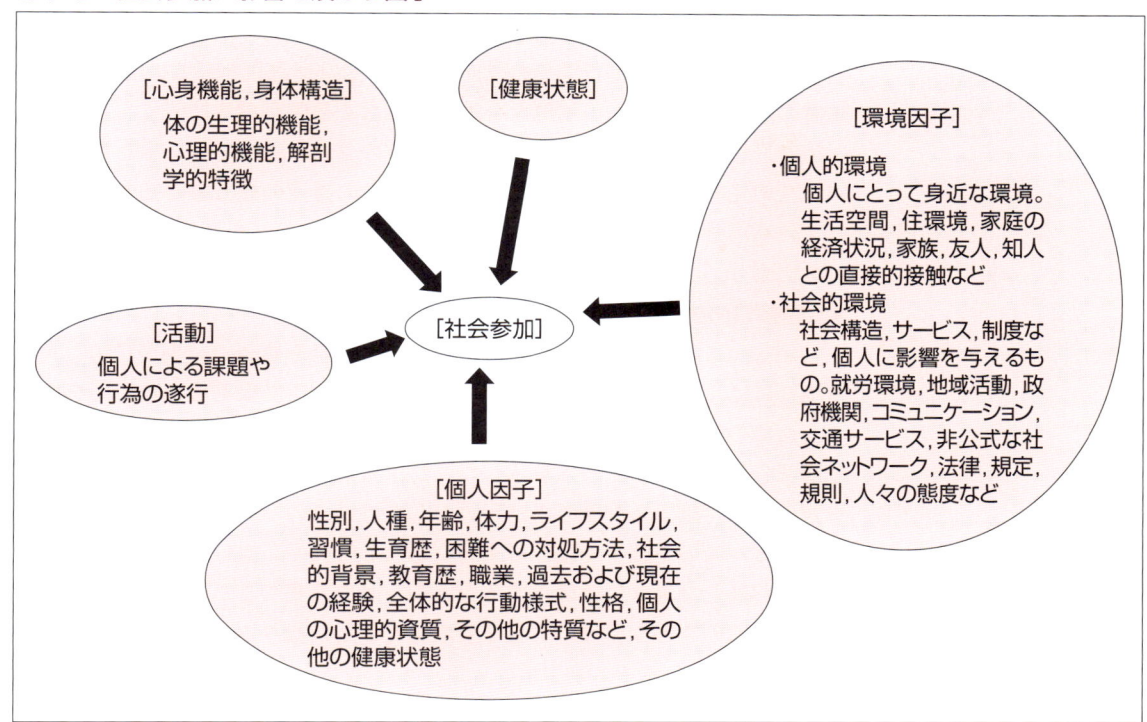

[心身機能,身体構造]
体の生理的機能,心理的機能,解剖学的特徴

[健康状態]

[環境因子]
- 個人的環境
  個人にとって身近な環境。生活空間,住環境,家庭の経済状況,家族,友人,知人との直接的接触など
- 社会的環境
  社会構造,サービス,制度など,個人に影響を与えるもの。就労環境,地域活動,政府機関,コミュニケーション,交通サービス,非公式な社会ネットワーク,法律,規定,規則,人々の態度など

[活動]
個人による課題や行為の遂行

[社会参加]

[個人因子]
性別,人種,年齢,体力,ライフスタイル,習慣,生育歴,困難への対処方法,社会的背景,教育歴,職業,過去および現在の経験,全体的な行動様式,性格,個人の心理的資質,その他の特質など,その他の健康状態

　社会参加の評価については,社会参加に要する課題をどのように処理するのかを分析することにより,ICFの構成要素のうち心身機能および身体構造,活動,個人因子が課題の遂行にどのような影響を及ぼすのかを把握することが可能である。

　環境因子については,課題の遂行に肯定的あるいは否定的に影響を及ぼし得る状況が生活する地域社会によって異なることが考えられ,対象者が生活する地域社会における課題への促進因子あるいは阻害因子を把握する必要がある。

①動作・活動のチェックポイント

　対象者の社会参加の支援は,ニーズを実現するために構成される課題（動作・活動）を滞りなく行えるか否かを確認する作業に始まる。

●要素動作のチェックポイント

　例えば「友人とレストランで会食したい」というニーズを実現するには,［表］に示した活動を行う必要がある。その活動項目として,友人との約束・交流,外出準備,自宅からレストランまでの移動,レストランの利用があげられる。これらの活動項目は,さらにいくつかの要素動作・活動で構成され,例えば自宅からレストランまでの移動では,徒歩,バス利用,電車利用,自転車運転,自動車運転などがある。

　「バスでの移動」とした場合の工程は,［図2］のフローチャートのようになる。①目的地を経由するバスを利用できるバス停まで行き,そのバスを待

ち，②バスに乗り，③目的地でバスを降り，④そこからレストランに移動するという要素動作で構成される。作業療法士は，これらの要素動作が，身体的処理過程としての実行部分のほかに，精神的処理過程としての計画，意欲，確認の過程が含まれていることを理解しておく必要がある。

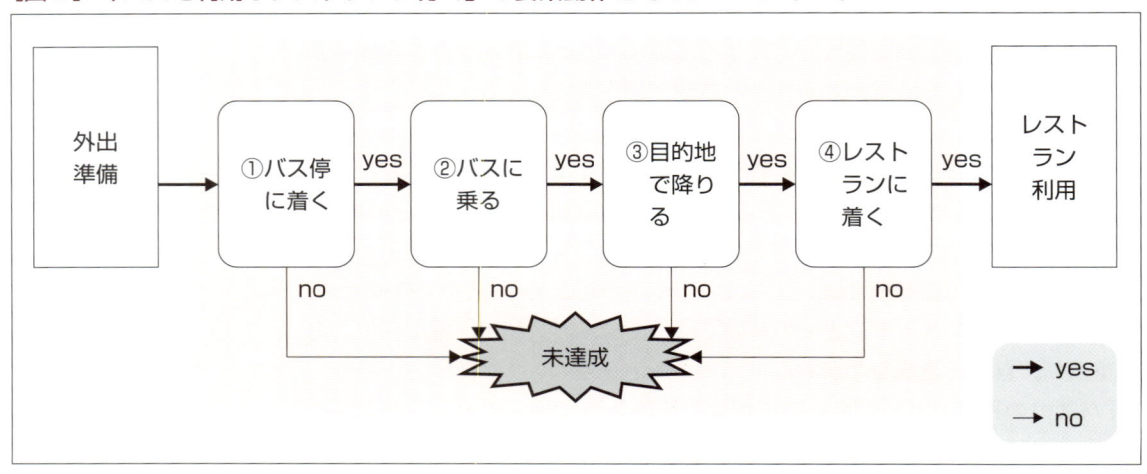

[図3]に「バスに乗る」の要素動作とそのフローチャートを示した。目的のバスの見分け方，バスの乗り方，利用料金の確認の仕方等の知識をもとにバスの利用計画を立てることができ，それをもとにバスを利用しようと思い，バスに乗り，そして目的のバスに乗れたことを確認する，という工程となる。

● 問題解決のチェックポイント

しかし，この工程のなかで知識がなかった場合や確認の結果が目的と異なる場合には，知識を補うための工程や目的と異なる結果となった原因を探索するための工程を辿らなくてはならない。[図4]に「目的のバスである」の確認部分のフローチャートを示した。対象者がどのように工程を辿ったのかを対象者の行動から判断でき，行動としては「このバスは○○で止まりますか？」とバスの運転手やほかの乗客に尋ねる行動や，自分で目的のバスではないと判断した場合には降車するなどの行動を観察できる。ニーズの実現のために，このような処理の工程を要素動作ごとに繰り返していることを理解する。

[表] 「友人とレストランで会食する」ための要素動作・活動項目

活動項目	要素動作・活動項目
友人との約束・交流	電話，メール等の利用，待ち合わせ，会話など
外出準備	更衣，整容，靴を履く，ドアの開閉，消灯，戸締まりなど
自宅からレストランまでの移動	徒歩，バス利用，電車利用，自転車運転，自動車運転など
レストランの利用	席に着く，注文，支払い，食事，排泄など

[図2] 「バスを利用しレストランに行く」の要素動作とそのフローチャート

[図3] 「バスに乗る」の要素動作とそのフローチャート

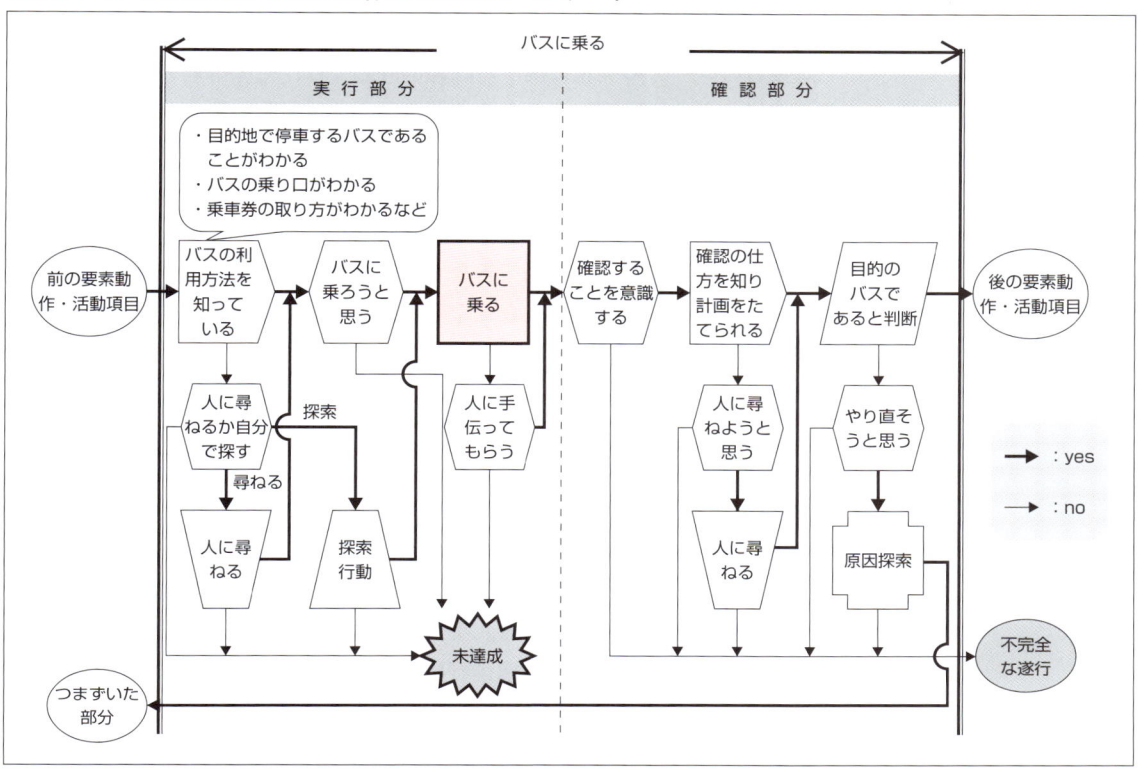

[図4] 「目的のバスである」の不完全の原因を探るフローチャート

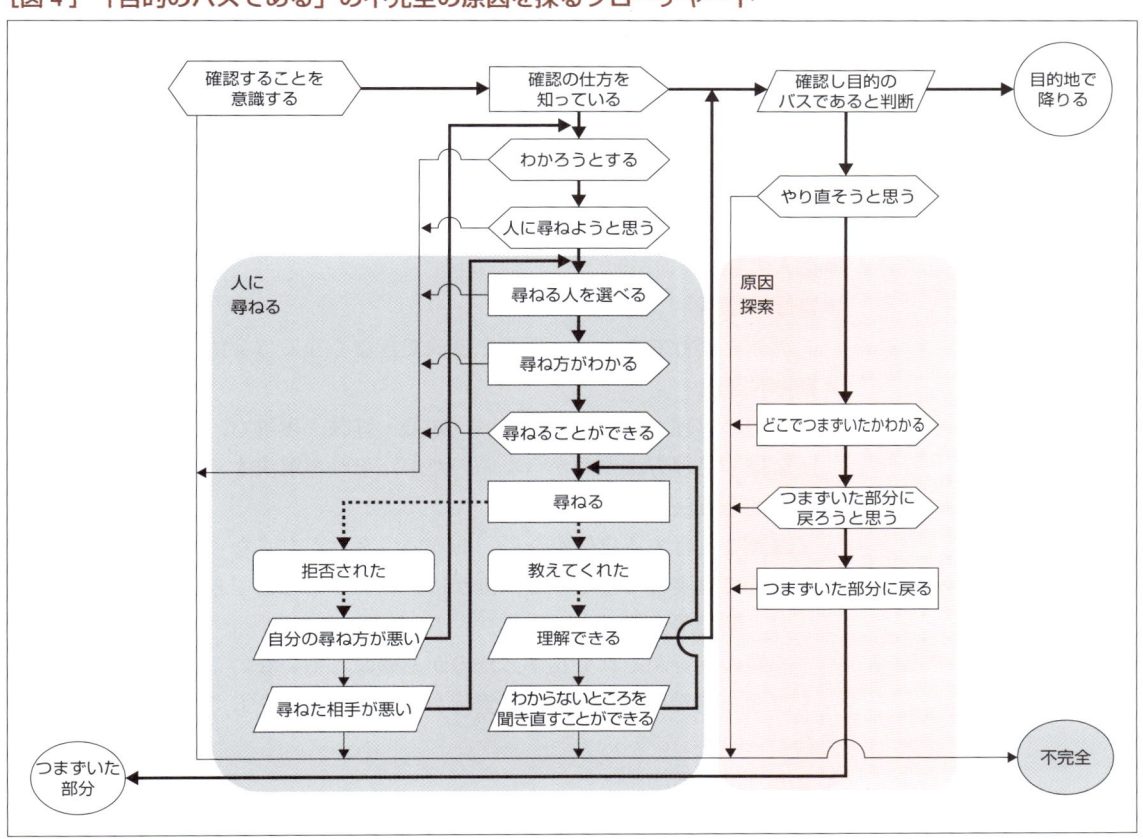

E 社会参加

②動作・活動の評価

　対象者のニーズの実現に関する課題の評価では，その課題の工程の1つひとつを対象者が処理可能か否かの確認を要する．対象の障害の種別を問わず確認すべき課題の工程は同じであり，その工程をつまずくことなく処理可能かを観察する．その際，ニーズを実現するための工程表をあらかじめ作成し，対象者の行動と照らし合わせるとよい．

　課題遂行のつまずきは行動できなくなっている状態を観察することにより判明するが，その行動ができなくなる原因は身体的問題と精神的問題に分けられる．原因の同定は，課題の工程のどの行動を行い，どの行動を行わなかったのかを把握することにより身体的問題を分析し，行わなかった行動の前後の工程である知識，意欲，確認の工程を行っていたか否かを質問することにより精神的問題を分析する．

　以上の工程の分析は，対象者本人の心身機能・身体構造および活動に関する問題点の所在を明らかにする分析である．

　一方，環境因子が，社会参加における課題遂行に直接的あるいは間接的に影響を及ぼしうる可能性がある．よって，作業療法士は，[図1]に示した環境因子に関して，直接的に課題遂行に影響を及ぼす環境要因（生活空間，住環境など）について，どのような環境下で課題を遂行できなくなったのかという課題と環境との関連性について分析し，一方では間接的に課題遂行に影響を及ぼす環境要因（社会構造，制度など）について情報を収集しておくことが必要となる．

③問題点の抽出

　評価によって明らかになる問題は，対象者個人の問題として身体的問題と精神的問題があり，対象者本人以外の問題として経済環境，物理的環境や人的・社会的環境の問題がある．

◉個人の問題点の抽出
- **身体的問題**
  - ・課題を実行できない．課題を継続できなくなる（身体機能，体力など）．
- **精神的問題**
  - ・課題の処理方法がわからない（知識・経験，理解力，知的能力）．
  - ・課題の処理方法がわからないのだが，それを解決する方法がわからない（問題解決能力）．
  - ・課題を実行する自信がない．あるいは意欲がなくなった（意欲障害）．
  - ・自分では実行できないが，誰かに依頼することもできない（対人関係能力，問題解決能力）．
  - ・課題の実行がそれで良かったのかを確認していない（注意）．
  - ・課題を実行してはみたが，実行したことに自信をもてない（感情）．
  - など

◉環境の問題点の抽出
- **個人的環境の問題**

- ・その課題を行うためのお金がない（経済的環境）。
- ・家屋内の段差が多い，廊下が狭いなど（家屋環境）。
- ・家族の協力を得られない（家族関係）。

など

- ●社会的環境の問題
  - ・地域に住んでいることにより求められる町内会のゴミ捨て場の掃除当番や回覧板の回覧などの活動がある（地域内役割）。
  - ・地域住民の態度が冷たい（地域住民の病気の理解）。

など

(3)作業療法計画の立案の流れ

　社会参加に関する作業療法計画を立案する際に最も重要なのは，対象者の正確なニーズを把握することである。障害がある対象者には，自分のやりたいことをやらずしてあきらめてしまうケースが少なくない。そのあきらめには，障害を理由に自分があきらめる場合や，家族や周囲の人に反対されあきらめさせられる場合がある。このような場合には，ニーズを聴取することは難しく，聴取のためには対象者と治療者との関係の確立が不可欠である。

　聴取されたニーズについては，支援が少なくても実現可能となるものから，多くの支援が必要なものまでがあり，実現性が高いものから解決していく。このことが，対象者の次の課題への意欲につながる。

　対象者のニーズの実現のための支援は，社会的適応への支援でもある。よって，社会的適応には対象者の条件と社会の条件との調和が必要となる。ここでは，対象者の個人の問題に対する支援と，対象者を取り巻く環境に関する支援の2つの視点に分け，以下に概説する。

①対象者の個人の問題に対する支援

　対象者のニーズの実現のための課題を実際の生活場面において遂行した場合，そこで明らかとなる問題点として個人の問題点と環境の問題点を抽出できることは先に述べた。このうち，個人の問題には身体的問題と精神的問題とがあり，それらの問題に対する支援には，対象者の能力の向上に対する支援と，対象者がほかの力を活用するための支援がある。

◉対象者の能力の向上に対する支援

- ●身体的問題点に対する支援：病院の訓練場面においてできていた動作が実際の生活場面ではできないという身体的問題に対して，その環境下においてトレーニングを繰り返すことが必要となる。具体的方法については，基本動作・身辺動作・日常生活関連動作の評価とトレーニングにおいてすでに解説されているので，参照されたい。
- ●精神的問題に対する支援：フローチャートで明らかになった精神的問題点の対処を行う。知識がなかった場合には，具体的処理方法を教え，課題を

繰り返す。また，知識があっても行う意欲をもてなかった場合には，付き添いながら課題を繰り返し，成功体験を重ねることにより自信づけを行う。

● **対象者がほかの力を活用するための支援**
- **身体的問題点に対する支援**：代償による能力の向上を目指す。義肢，装具，自助具，機器等を活用し，できない活動に対する支援を行う。
- **精神的問題点に対する支援**：課題が継続できなくなったときに，対処方法を他者に尋ねることにより課題を継続できるように，具体的な尋ね方の方法について指導する。その他，携帯電話などの情報端末の利用により，課題の具体的対処方法を検索する方法も活用しやすい。

②対象者を取り巻く環境に対する支援

対象者の身体機能あるいは精神機能が低下しており，今ある環境では課題を遂行できない場合には，環境の整備を図りたい。環境の整備を図る場合，生活習慣，その環境をともにする家族の意見，経済状況の確認は不可欠である。環境整備には，個人的環境に関する支援と社会的環境に関する支援がある。

● **個人的環境に関する支援**
- **家屋環境の整備**：家屋改修などによる住環境の整備には，床段差の解消，トイレ改修，浴室改修，手すりの設置，屋外スロープの設置，昇降機やホームエレベーターの設置などがある。同居者がいる場合には，その同居者にも使いやすい環境の提供が必要である。また，生活する地域において活用可能な福祉制度およびサービスについては，その情報提供を行う。
- **経済的環境に対する支援**：対象者の経済的環境については，生活活動の継続のみならず，通院（健康）や生きがいにも影響を及ぼす。経済的な問題を抱えている場合，社会福祉士や精神保健福祉士等と連携し，収入への支援としては生活保護，障害年金等の可能性を検討する。また，支出への支援としては，どのような施設で生活するのか，どのようなサービスを利用するのか，消費生活をどのようにするのかなどについて検討する。対象者の経済的管理能力が不十分である場合には，成年後見制度[★1]を活用できる。
- **家族関係に対する支援**：対象者に対する家族の支援は，対象者の活動状況を大きく左右する。家族が対象者の病気や障害を理解し，対象者に対する適切な支援が得られれば，対象者が社会で可能となる活動が増えてくる。しかし，家族の理解が得られない場合には，支援が得られないばかりでなく，虐待[★2]の可能性があることも考えなければならない。以下に家族関係に対する具体的支援を列挙する。
  ・対象者の病気に関して家族の理解を促す
  ・対象者が必要な支援を明確化し，それらの課題を家族間あるいは障害福祉サービス等の利用によって役割分担する
  ・家族が対象者へのサポートが困難となったときや家族の休息のために利用できるシステムを紹介する
  ・対象者と家族のお互いに対する感情について聴取し，家族関係の安定化

Key Word

★1 成年後見制度
成年後見制度は精神上の障害により判断能力が十分でない者が不利益を被らないように家庭裁判所に申立てをして，その者を援助してくれる人を付けてもらう制度。

Key Word

★2 虐待
虐待とは，自分の保護下にある者に対して，暴力や精神的苦痛を与えるなどの待遇をすることをいう。虐待の種類としては，身体的虐待だけでなく，ネグレクト，心理的虐待，性的虐待，経済的虐待があげられる。法律としては，児童や障がい者，高齢者に対する虐待の防止に関する法律がそれぞれある。

を図る

● **社会的環境に対する支援**

　社会的環境には，社会構造，制度，法律，人々の態度などが含まれる。対象者がこれらの要因により地域社会での暮らしにくさを感じるようであれば，社会的環境そのものを変えていく努力が必要である。例えば，地域で生活するためには，町内のゴミ捨て場の掃除当番などの地域内役割を担わなければならないが，対象者がそのことを担うことが難しい場合には，町内の民生委員と協議し地域内役割を免除してもらうなどの調整を図る必要がある。

　障害者の日常生活及び社会生活を総合的に支援するための法律（障害者総合支援法）の基本理念の1つに，「全ての国民が，障害の有無によって分け隔てられることなく，相互に人格と個性を尊重し合いながら共生する社会を実現」することを掲げられている。医療に携わる者として，対象者が社会で生活するときの障壁を取り払うための活動が必要となる。具体的には，障がい者との交流の機会や，障害の学習機会を設けたりするなど，地域住民の障害の理解を促すことに取り組んでほしい。

（加藤拓彦）

文献

○加藤拓彦他：フローチャートを用いた精神障害者の課題遂行分析．作業療法23（3）：206－213，2004．
○厚生労働省：「国際生活機能分類―国際障害分類改訂版―」（日本語版）の厚生労働省ホームページ掲載について．http://www.mhlw.go.jp/houdou/2002/08/h0805-1.html
○小川恵子編：地域作業療法学，第2版．pp24－30，医学書院，2012．
○矢谷礼子・福田恵美子編：作業療法実践の仕組み．pp1－24，共同医書出版社，2001．
○生田宗博編：I・ADL―作業療法の戦略・戦術・技術，第3版．三輪書店，2012．

第Ⅲ部

日常生活活動（ADL）の評価とトレーニングの実際

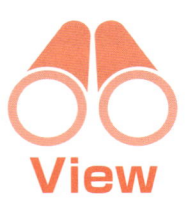

1. 脳血管障害

View
- 脳血管障害には脳梗塞，脳出血，くも膜下出血がある。
- 移乗・移動の自立はADL・APDLの自立の要因となる。
- 環境整備や自助具の活用を積極的に行う。
- 動作分析を十分に行い，残された機能を有効に活用する。

(1) 疾患・障害の特徴

Key Word
★1 ラクナ症候群
ラクナ梗塞は前・中大脳動脈のレンズ核線条体動脈，後大脳動脈の視床への穿通枝，脳底動脈の傍正中枝の領域に起こる。純粋運動性不全片麻痺，純粋感覚性脳卒中，運動失調性不全片麻痺，構音障害・手不器用症候群の4つの臨床像がある。

Key Word
★2 Horner症候群（ホルネル徴候）
主な症状は縮瞳，眼瞼下垂，前額部発汗低下。眼を支配する交感神経系の経路に異常。

Key Word
★3 Kernig徴候（ケルニッヒ徴候）
仰臥位にした被験者の股関節を90度屈曲させた状態で，膝関節を屈曲位から大腿と下腿が作る角度が135度以上になるまで抵抗がなく伸展できない場合陽性。

脳血管障害は，一般的に脳梗塞，脳出血，くも膜下出血の3つを指すことが多く，さらに脳梗塞はアテローム血栓性脳梗塞，ラクナ梗塞，心原性脳塞栓症に分類される。

●脳梗塞
アテローム血栓性脳梗塞は主幹動脈にアテローム硬化による50％を超える狭窄あるいは閉塞が起こり皮質症状あるいは脳幹や小脳症状が認められる。近年，食生活の欧米化により発症率が増加傾向にある。ラクナ梗塞は頭蓋内主幹動脈から垂直に分岐し，大脳半球深部の白質と灰白質あるいは脳幹を栄養する深部の細い穿通枝に15mm以下の梗塞巣を認めラクナ症候群[★1]を呈する。また，心原性脳塞栓症は塞子を形成し得る心疾患があり，塞子が血流にて運ばれて脳動脈に至り血管を閉塞し，神経脱落症状が突然出現し，皮質症状を呈することが多い。

●脳出血
脳出血は脳実質内に血腫を生じる疾患で最も多いのが高血圧性脳出血である。好発部位は被殻，視床，皮質下，橋，小脳である。一般的に頭痛，めまい，嘔吐，手足の痺れ，意識障害を伴い，血圧変動の大きい活動中に発症することが多い。被殻出血は脳出血の約40％を占め，片麻痺，半身感覚障害，同名半盲，意識障害を認める。優位半球では失語症，劣位半球では半側空間無視・病態失認を認める。視床出血は脳出血の約30％を占め，半身感覚障害（深部感覚障害重度），片麻痺，眼症状（輻輳麻痺，対光反射消失，Horner症候群[★2]），優位半球では認知症，失語症を認める。

小脳出血は脳出血の約7〜10％を占める。突発する眩暈，悪心，嘔吐，運動失調，眼症状（水平性眼振），構音障害を認める。橋出血は脳出血の約5％を占める。意識障害，四肢麻痺，両側性錐体路徴候，水平性眼球運動障害を認める。皮質下出血は脳出血の約5〜10％を占める。頭痛，巣症状は血腫の存在部位による。

● くも膜下出血

　くも膜下出血は，くも膜下腔内にある血管からの出血によって発症する。その原因として脳動脈瘤によるものが最も多く，Willis動脈輪あるいはその分岐部で発生しやすく40～50歳代に多いがどの年代でも発症する。次に多いのが脳動脈奇形であり30歳代以下の発症率が高い。くも膜下出血の危険因子として喫煙，過度の飲酒，高血圧があげられる。臨床症状としては「頭を殴られたような」激しい頭痛，吐気・嘔吐，項部硬直，Kernig徴候[★3]，Brudzinski徴候[★4]などを呈する。

> **Key Word**
> ★4　Brudzinski徴候（ブルジンスキー徴候）
> 項部を他動的に屈曲した際に，股関節や膝関節の屈曲が誘発される場合を陽性。

(2) ADL・APDLの障害像

　脳血管障害は，多くの場合が片麻痺と感覚障害を呈し，高次脳機能障害も併発する場合も少なくない。そのため，脳血管障害のADL・APDLは身体機能面と高次脳機能面が大きく作用する。ここでは，身体機能障害によるADL・APDLの障害像について述べる。

　脳血管障害によるADL・APDLは片麻痺の回復状況に応じて変化する。脳血管障害の機能評価として用いられるBrunnstrom Recovery Stage（BRS）において，脳血管障害者のウェルニッケ・マン肢位をとることが多いことからそのレベルで解説する。

　ウェルニッケ・マン肢位は，上肢は肩関節屈曲・内転，肘関節屈曲，前腕回内，手指関節屈曲，下肢は股・膝関節伸展，足関節底屈位をとり，BRS Ⅲレベルに相当する。上肢については補助手もしくは廃用手レベルにあることが多く，非麻痺側を主としてADL・APDLが行われる。

　利き手が非麻痺側であれば，食事，整容，更衣は比較的自立しやすいが，麻痺側であれば，食事は箸から使用しやすいスプーンやフォークを用いることで自立する場合が多い。下肢については，短下肢装具を装着しての歩行が可能となるレベルである。実用歩行が不可能の場合でも移乗動作は可能の場合が多く，移動を伴うトイレ動作は自立する。

　入浴動作は，移動，更衣，洗体，浴槽の出入りなど複数動作を一度に行うため，安全性を第一に考え，介助入浴になることが多い。特に浴槽への出入

Column
TIA（Transient Ischemic Attack）一過性脳虚血発作

　TIAとは虚血が原因で生じる短時間の局在性の脳機能障害によって起こる発作。一般的に24時間以内に症状は回復するものを指すが，通常は2～15分程度で症状は消失する。そのため，病院受診をせずに見逃されることがあるが，脳梗塞発症の前兆として重要である。

り，洗体動作は福祉用具や手すり等の住環境整備を併用して自立に導くことが多い。

BRSⅡ以下であれば移動手段が車いすになり操作能力が必要となり移動能力に依存し，BRSⅤ以上であればより補助手レベルから実用手レベルになりADL・APDLの実用性は高くなる。

加えて，感覚障害や高次脳機能障害，加齢に伴う老年期障害が併発することでそのADL・APDLの遂行状況は大きく変化する。以下にその留意点を述べる。

(3) 評価

脳血管障害におけるADL・APDLの評価は，各々の動作が遂行可能か否かを実際に行って評価することが基本となる。本人もしくは家族からの聞き取り調査においても十分に評価可能な場合もあるが，動作の獲得・改善のためには，動作を直接観察し動作分析を実施しなければならない。必要に応じて関係する身体機能面の評価と結びつけて解決する方法を模索する必要があり，トレーニングプログラム立案に大いに役立つ。特に急性期および回復期においては身体機能の回復がADL・APDLの遂行能力に影響を及ぼす。

また，「できるADL（APDL）」「しているADL（APDL）」[★5]を区別した評価が必要である。トレーニング場面を通しての「できるADL」がいくら向上しても日常生活場面でしていなければADLトレーニングとして不十分である。作業療法士も，動作の遂行状況を評価し容易に可能である動作であると判断しても日常的に行えていない場合も多い。そのため，実際の日常生活の場において行っているADLを評価し，両者の差の生じる原因を検討することが重要である。その原因としては，物理的な環境差，人的環境，本人の心理的問題が考えられるが，物理的環境の変化はその能力を大きく左右する。例えば，手すりの有無や左右の違い，トイレの向き，間口の広さ等によっても「しているADL」を低下させる原因になりうる。そのため，「できるADL」も訓練室⇒病棟⇒在宅と実際に生活している（するであろう）日常生活の場で評価することが望ましい。以下にADL・APDLの評価のポイントを列挙する。

Key Word

★5 「できるADL」と「しているADL」

「できるADL」は能力としてできるADLを指し，訓練室内で訓練として行える動作をいう。「しているADL」は日常的に自宅や病棟などで行っているADLを指す。

a．**基本動作**（第Ⅱ部A5（2）「①動作活動のチェックポイント」参照）
　寝返りや起き上がり，姿勢保持，ベッド・車いす間の移乗，車いす操作，平地歩行（スピード，歩数），階段昇降，床からの立ち上がり，四つ這い移動。

b．**食事動作**
　（食事場所までの移動），姿勢保持能力，食具（スプーン・フォーク等）の把持，食器の把持・固定，食物をすくう，摂食・咀嚼・嚥下，テーブル・椅子の高さ，食べこぼし，所要時間。

c．**整容動作**

洗面台までの移動，水道栓の開閉，洗う動作（顔，手），歯磨き動作（ブラシの把持，歯磨き粉をつける，歯を磨く，口を漱ぐ，歯ブラシを洗う），整髪，髭剃り，爪きり等。

d．更衣動作
（ズボン・スカート）下衣の把持，足に通す，腰まで上げる，ボタン・ファスナー，脱衣，（被り服，前開き服）袖を通す，背に回す，袖を下げる，ボタン・ファスナー，脱衣，靴下の脱着，装具の脱着。

e．トイレ（排泄）動作
トイレまでの移動，扉の開閉，便座に座る（移乗，保持），下衣の上げ下げ，後始末（トイレットペーパーを取る，お尻を拭く，水を流す），手を洗う，尿意・便意と自制。

f．入浴動作
浴室への移動，洗い場内の移動，浴槽への出入り，洗体（下肢，前面，背面，上肢，頭），洗い流す，体を拭く，衣類の脱着。

g．近隣への移動
屋外での歩行・車いす移動（未舗装路，坂道，凹凸，傾斜，横断歩道の歩行，狭い道，段差解消）。

h．公共交通機関，タクシーの乗り降り
バスへの乗り降り，タクシーへの乗り降り，運賃の支払い。

i．炊事（調理）
食器等を洗う，包丁を使う（包丁の操作，切る物の固定），皮をむく，なべを持つ等を両手動作，片手動作で評価。

(4)問題点

　脳血管障害では後遺障害が残存し，完全回復まで至らないことも多い。そのため，身体機能回復以上に，残存機能を用いてADLを維持する必要性がある。脳血管障害者のADL・APDLの問題点を考えるときにその必要性とその頻度の観点から考えることが重要である。
　ADL・APDLの自立を考える上で基本動作の自立は重要なポイントである。そのため，寝返り，起き上がり，座位保持の低下は大きな問題となり，ほかのADL自立の阻害要素となりうる。

● ADL

　一般的に最も自立しやすいADLとしては食事があげられる。これは，場所を特に限定しなければベッド上においても摂取が可能であるためである。また，食事は1日3回摂取が基本である。そのため，食事動作が不十分であれば解決すべき問題点となる。
　逆に，最も自立しにくいADLは入浴であるが，多くの場合1日1回ですむことが多く，それ以下でも清潔保持は清拭等でも代用ができる。そのため，動作が自立しなくても日常生活上困らないことがあるが，生活レベルの向上や若年者の場合にはその必要性が高まり問題点となることもある。

整容・更衣は朝晩行うことが多いADLでそれほど頻度が多くない。

トイレは，1日に数回かつ不定期，尿・便意を感じてから自制可能な時間内での動作完了が必要であり重要性の高いADLの1つであるといえる。そのため，早期から問題点としてあがりやすい。

● APDL

APDLにおいては，仕事や通院等外出機会の確保のためにも屋外歩行の自立度の向上が必要となる。公共交通機関やタクシーの利用，自家用車の運転などが必要な場合は特に重要であり問題点となることがある。

(5) 治療計画

脳血管障害のADL・APDLに対する作業療法の基本的な目的は，それらの自立であるがそれだけでなく，作業療法士として関わる以上「ADL・APDLの質の向上」にも着目した治療・指導をすることが重要である。ここでいう「質」とは正確性を指す。

以下に具体的な治療計画を述べる。

■──基本動作

寝返り，起き上がり，座位保持，立位，移乗，歩行，床上移動の自立はほかのADLの自立度を飛躍的に向上させるために必要不可欠となる。その際，重要となるのが動作分析である。

寝返り，起き上がり，座位保持，移乗は一連の流れのなかでの動作が可能になることが重要である。また，これらの動作は非麻痺側からアプローチすることが多いが，麻痺側から行えるようになることは，環境に左右されずに多様な場面でも自立に役立つ。

片麻痺の車いす移動は，屋内での移動には便利であるが，屋外移動には適さず何らかの介助を要することが多い。そのため，介助歩行でも10～20mや，段差の解消のための数段の応用歩行の獲得を目指す。

■──食事動作

最も早期に習得すべきADLである。ギャッチベッドで座位をとる段階になれば，動的座位バランスに配慮しながら非麻痺側での食事動作が開始される。実用的な座位トレーニングとして食事時間に合わせて行うことが多い。

非麻痺側が利き手の場合には，食具は箸など使いなれたものを使用できるが，麻痺側が利き手の場合には，箸操作は難しくフォークやスプーンあるいは食事用の自助具を用いることが効率的で実用的である。麻痺側の運動機能が良好な場合には，箸やスプーンなどの食具の操作や皿やお椀の把持・固定方法を指導し積極的に使用を促す。

動作の向上に合わせて，食べこぼしによる衣類やテーブルの汚染，皿・お椀の中の残物などがないよう質を向上させる。

■── 整容動作

　急性期の意識レベルが回復すると同時に介入ができるADLである。ベッド上臥位の状態においても蒸しタオル等で顔を拭く程度のことは，非麻痺側において行わせるべきである。ベッド座位が安定する段階では簡単な整髪も行える。また，座位時間の延長により車いす等へ移乗し，洗面台へ移動し非麻痺側で片手動作での手洗い，洗顔，歯磨きも行う。運動機能の回復に伴い積極的な両手動作を促すことが重要である。

　高齢者の場合には義歯を装着している場合もあり，義歯の洗浄も行う。

■── 更衣動作

　更衣動作のトレーニングの必要条件として座位姿勢の保持が良好であることがあげられる。一般的に衣服は少し大きめのゆとりのあるものが脱着しやすい。また，前開き上衣はファスナーやボタンをする必要があるため，手指の巧緻的動作が必要となるので，機能的に低い場合にはかぶり上衣のほうが都合が良い。上衣は麻痺側から袖を通し，十分に肘関節部まで袖を手繰り寄せることがポイントとなる。下着シャツ等はズボンの中に入れるが，片手動作で行うためにきれいにできないことがある。

　下衣の脱着は椅子座位で行うことが多く，麻痺側を非麻痺側の上に足を組ませた姿勢をとらせ，麻痺側から裾を通し，両足の大腿部まで上げてから立位になり下衣を上げる。片手動作になることが多いので，ファスナーやベルトが必要な下衣の場合は，非麻痺側での把持が必要となる。そのため，ゴム付きズボン等をはくことが多くなる。靴下や短下肢装具も下衣同様に足を組ませてはく。

■── トイレ（排泄）動作

　トイレは早期に自立させたい動作の1つである。トイレ動作は移動能力により，トイレもしくはポータブルトイレの選択が必要になる。歩行可能な場合には片手での下衣操作と後始末トレーニングにより容易に自立しやすいが，車いす介助レベルであれば，便座への移乗，座位保持，後始末等に何らかの介助を要する。動作分析により最低限の介助になるように指導する。トイレは動作のみでなく，尿便意の有無やその自制も重要であり，定時での排泄の促しも必要となる。

■── 入浴動作

　入浴は最も自立しにくい動作である。自立のためには手すりの設置，福祉用具の活用は不可欠である。

　浴槽への出入りは最も難しい動作の1つであり，立位でのまたぎ動作が不十分な場合は，入浴台等を用いて座位姿勢から非麻痺側下肢→麻痺側下肢の順番で浴槽に入ることが可能となる。浴槽内には浴槽台を設置し腰かけることで立ち上がりを容易にすることができる。洋式タイプの浴槽で寝そべった状態で入浴する場合は，浮力で下肢が浮き上がることがあるので，あまりこ

の姿勢をとらせないようにする。

洗体動作は背中の洗い残しがある場合が多いが，長柄ブラシやループ付きタオル等で片麻痺でも十分に行える。

浴室内の移動が困難な場合にはシャワーチェアを利用する場合もあるが，歩行自立の場合においても滑りやすい環境下での動作になるため，自立レベルの場合においても見守りレベルの介助が必要となる場合が多い。

■――近隣への移動

応用的移動能力として生活の行動範囲を拡大させるためにも重要である。屋外での未舗装路，坂道，凹凸，傾斜，横断歩道，狭い道，段差解消などの応用歩行，車いす操作は屋内移動が可能であれば積極的に実施する。

■――公共交通機関，タクシーの乗り降り

バスの利用の際，問題となるのが乗り降りである。近年，障害者用の低床型のバスが普及し乗り降りの際の段差が解消されつつあるものの一部のバスへの適応に過ぎない。階段の段差よりも大きい段差の解消トレーニングが必要である。

また，電車・列車においては，プラットホームと車両との隙間のまたぎ動作が必要となる。

タクシーの乗り降りは，わが国においては車両は左側通行となっていることから乗り降りのしやすさにかかわらず，左側から乗車することが多い。そのため，乗車の際には左片麻痺の場合には乗車しやすいが，右片麻痺の場合には麻痺側を先行させて乗車しなければならないのでトレーニングを要する。

■――炊事（調理）

年齢，性別，家族環境によりそのニーズが異なる。単身者や主婦の場合にはそのニーズは高い傾向にある。両手動作が可能な場合には過去の経験から実用性が高くなることが多いが，利き手が麻痺側の場合は非利き手でかつ片手動作が中心の作業となる。

調理において包丁，皮むき，ガスなど危険を伴う作業も多くけが等のリスクを伴う。特に調理は両手動作で行う作業が多くあることから，非麻痺側の運動機能により補助手レベルでも，どの程度の補助レベルで作業させるのか検討が必要である。調理においてもさまざまな自助具が開発されてきているので積極的に導入することで解決する場合も多い。

（千葉　登）

文献

○鈴木則宏・荒木信夫編：講義録神経学．メディカルビュー，2007．
○土屋弘吉・今田拓・大川嗣雄編：日常生活活動（動作）―評価と訓練の実際，第3版．医歯薬出版，1992．
○澤俊二・鈴木孝治編：作業療法評価のエッセンス．医歯薬出版，2010．

2. 脊髄損傷

- 脊髄損傷者の主な症状は，運動障害，知覚障害，自律神経障害，膀胱直腸障害などがある。
- 脊髄損傷者のADL・APDL獲得は，損傷高位・タイプにより規定されるが，性別，体型，運動機能，合併症の有無が大きく左右する。
- 脊髄損傷のADL・APDLトレーニングは，実際の動作パターンを観察し，残存機能を最大限に活用できるよう動作の工夫，環境整備が必要である。

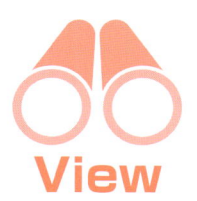

(1) 疾患・障害の特徴

　脊髄損傷[★1]は，外傷または疾病による脊髄の損傷原因で起こる。損傷高位[★2]により，運動麻痺・感覚麻痺の領域が区分され，それにより残存する運動機能は著しく異なる。

　脊髄損傷の基本症状は，四肢・体幹の運動障害，知覚障害，自律神経障害，膀胱直腸障害などがある。また高位（C5残存機能レベル以上）の損傷になると呼吸機能障害が問題となる。

　障害の管理としては，全身状態を把握し，尿路感染，褥瘡，関節拘縮などの防止とともに，筋の痙縮をコントロールすることが課題である。脊髄損傷の障害像は損傷レベルと損傷程度（完全損傷，不完全損傷[★3]）によって決定されることが多い。

One Point
★1　脊髄損傷の現状
わが国における外傷性脊髄損傷の発生数は年間約5000名と推定されている。①交通事故が最も多く，②高所転落，③転倒（高齢者に多い）の頻度が高い。胸腰髄損傷は若年層に多く，頸髄損傷は高齢層に受傷者が多い傾向がみられる。

(2) ADL・APDLの障害像 [表1]

　ADL・APDLは損傷高位により規定されるが，ほかの要因として体重，脊柱の可動性，体力（瞬発力，耐久力），加齢などがある。また，上肢残存機能に左右差がある場合，障害の重度側の機能によってADL・APDLが制限されることが多い。

　例えば，C5残存機能レベル以下であっても，車いす上でのADL・APDLがすべて自立することは少ない。また，排尿障害などの二次的合併症の管理が必要である。このため，車いす生活に適した快適な住環境，医学的管理体制の整備，介護者の確保が必要条件となり，これらの条件を満たさないと在

One Point
★2　損傷高位の表記
損傷高位は残存機能を神経学的に検査し，機能が残存する最下位髄節で表記する。例えば，「C6損傷」と表記した場合，第6頸髄節までの機能が残存しており，第7頸髄節以下の機能が失われている

[表1] 脊髄損傷者の機能レベル別のADL・APDL

損傷高位	残存筋	可能な関節運動	可能となるADL
C4	・胸鎖乳突筋 ・僧帽筋 ・横隔筋	・頸部：屈曲，伸展 ・肩甲骨：挙上	＊基本的に全介助 ・マウススティックの使用 ・環境制御装置の利用 ・電動車いすの使用
C5	・三角筋 ・上腕二頭筋	・肩関節：屈曲，伸展，外転，内旋 ・肘：屈曲	＊大部分介助 ・電動車いすの使用 ・ノブ付きハンドリム車いすでの平地走行
C6	・橈側手根伸筋	・肩関節：内転 ・前腕：回内 ・手関節：橈背屈曲	＊中等度～一部介助 ・セルフケア動作（万能カフを用いて） ・つまみ動作（機能的把持スプリントを用いて） ・車いす⇔ベッド間の移乗動作（トランスファーボードを用いて）
C7	・上腕三頭筋 ・橈側手根屈筋 ・指伸筋	・肘関節：伸展 ・手関節：背屈掌屈 ・MP関節：伸展	＊一部介助～ほぼ介助 ・車いす上での靴下の着脱 ・改造自動車の運転 ・側臥位でのズボンの着脱
C8	・尺側手根屈曲 ・手根屈曲	・手指：屈曲	＊座位での日常生活活動（セルフケア動作）：自立 ・普通車いす，上肢装具不要
Th1	・手内筋	・上肢機能完全 ・巧緻動作	＊座位での日常生活活動（セルフケア動作）：自立 ・巧緻動作も可能
Th6	・上部肋骨筋 ・上部背筋	・上部体幹：屈曲，伸展	・LLB[★4]＋ロフストランド杖：大振り歩行 ・日常生活：車いす併用
Th12	・腹壁筋 ・胸背部筋 ・肋骨筋	・体幹：屈曲，伸展，側屈	・LLB＋ロフストランド杖：小振り歩行 ・日常生活：車いす併用
L2	・腸腰筋，縫工筋，長内転筋，恥骨筋	・股関節：屈曲，内転	・LLB＋ロフストランド杖：4点交互歩行 ・日常生活：車いす併用
L4	・大腿四頭筋 ・内外閉鎖筋	・股関節：屈曲，内転，内旋，外旋 ・足関節：背屈	・SLB[★5]＋ロフストランド杖：2点交互歩行 ・日常生活：車いす併用
L5	・中殿筋，ハムストリングス，前・後脛骨筋，足指伸展筋	・股関節：外転 ・膝関節：屈曲 ・足関節：背屈，足指の伸展	・独歩（SLB使用）
S1	・大殿筋，ヒラメ筋 ・足指屈曲	・股関節：外転 ・足関節：底屈，足指屈曲	・独歩（装具なし）

ことを意味する。
例：頸髄節（Cervical segments），胸髄節（Thoracic segments），腰髄節（Lumbar segments），仙髄節（Sacral segments）

宅生活は困難である。

また，C6残存機能レベル以下の受傷で座位移動が可能な場合，浴室内のわずかな移動は座位で行うが，ほかのADL・APDLにおける移動方法は車いすを活用する。このため，車いすへの移乗方法や操作方法を検討し，必要に応じてホイストの設置，段差解消，スペースの確保などの住環境整備が必要となる。ADL・APDLで体力を消耗しやすいため，過労に陥らないように余裕をもった生活スタイルを再構築する必要がある。

このようにADL・APDL動作獲得，治療方法の決定につなげるための残存機能の把握をすることは大事である。それを踏まえて，可能な運動から可能なADL・APDL動作を推察し，治療計画に結びつけることが重要である。

(3) 評価 [表1] [図1]

脊髄損傷において，損傷部位による運動機能レベルはADL・APDL自立度と大きく影響する。よって，損傷高位に沿って獲得できるADL評価表は多く存在する。これらADL評価表は，問題点や目標設定，治療計画を考える上でも有効である。

ADL・APDL獲得には，損傷のタイプのほかに性別，年齢，体型，運動機能，合併症の有無が大きく左右される。脊髄損傷は残存機能を最大限に活用して代償動作を行うため，時間的には労力的にも負担が大きい。退院時には退院後の物理的環境を整えると同時に，生活全体の中で労力と時間をどのように配分するかも考慮する。また，ADL・APDLの可能性について評価するためには実際場面における動作観察と動作分析が必要である。

[図1]　脊髄損傷のADL・APDL評価ポイント

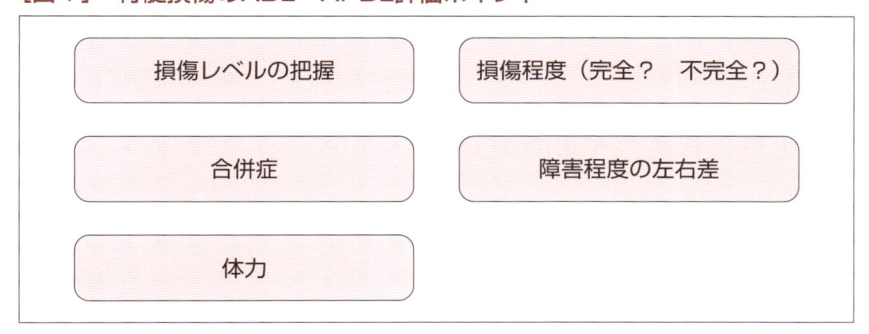

- 損傷レベルの把握
- 損傷程度（完全？　不完全？）
- 合併症
- 障害程度の左右差
- 体力

(4) 治療計画

ADL・APDLの治療計画は，損傷レベルにより異なる。損傷レベル別の自立可能な目標には残存機能だけでなく，合併症や年齢，性別などが影響するため，一律ではない。

よって，作業療法士は，脊髄損傷レベルに沿ったADL評価でなく，対象者の個人因子，環境因子を踏まえた評価，目標設定，治療計画が必要となる。

Key Word

★3　完全損傷と不完全損傷

完全損傷は損傷髄節以下の知覚，運動機能が左右対称に完全に消失している。不全損傷は損傷髄節以下の支配域の知覚もしくは運動あるいはその両者に部分的機能が残っている。不全麻痺の臨床像として，①中心性脊髄損傷，②半側型脊髄損傷（ブラウン・セカール症候群），③脊髄前部損傷，④脊髄後部損傷に大別される。それぞれ特徴があるので，それを踏まえた検査・評価が重要である。

Key Word

★4　LLB (long leg brace，長下肢装具)

大腿部と下腿と足部を覆い，膝関節と足関節のコントロールをする装具である。KAFO (knee ankle foot)とも呼んでいる。

Key Word

★5　SLB (short leg brace，短下肢装具)

下腿部と足部を覆い，足関節をコントロールする装具である。AFO (ankle foot orthosis)とも呼んでいる。

(5) 脊髄損傷者のADL・APDL [表1] [図2]

　脊髄損傷者の場合，脊髄損傷レベル，完全損傷，不完全損傷，合併症の影響によって，大きく左右される。ADLの難易度は，一般的に，コミュニケーション，食事，整容，更衣，排泄，入浴の順である。ここでは，❶損傷レベルからみたADL，❷ADL項目からみた損傷レベルについて概略を解説する。この両方向からの視点で可能なADLを探り，さらに個人因子，環境因子を考慮しながら，ADL治療計画を立案し，援助していくことが重要である。

　具体的な治療の実際に関しては，別の成書を参照されたい。

(a) 損傷レベル別（ADLを中心に）

① C4残存機能レベルのADL

　機能する筋は僧帽筋，胸鎖乳突筋などである。ADLは頭部と口を利用した動作が目標となる。具体的には，頭部でのセンサー操作により，パソコン，また，環境制御装置［図3］★6の使用により，生活活動範囲拡大を図る。

　住環境整備は，ADLはほぼ全介助のため，介助用車いす対応，介護優先の空間確保，介護用品の導入が必要となる。

② C5残存機能レベルのADL

　機能する筋は三角筋，上腕二頭筋などである。肩関節の屈曲，外転，伸展，肘関節の屈曲などが可能となる。

　ADLは，寝返り，起き上がり動作はベッド柵などを利用すると自力のみで可能である。食事・整容動作は手関節伸展装具やポータブル・スプリング・バランサーを用いて自立可能である。更衣，排泄，入浴動作は，ほぼ全介助

One Point

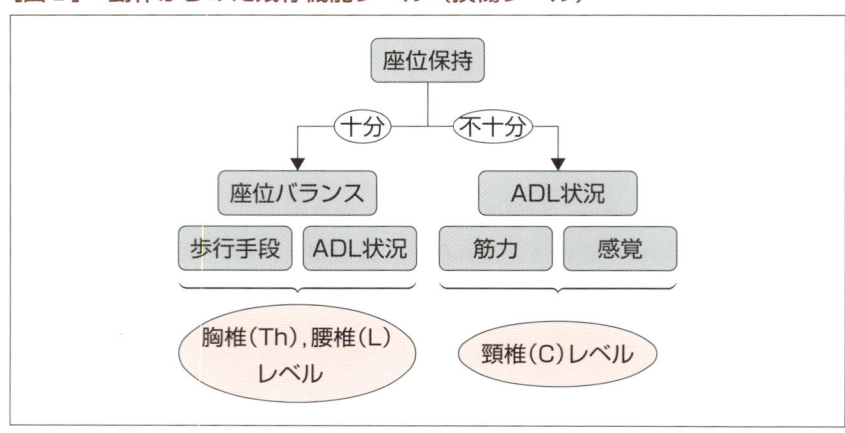

★6　脊髄損傷の福祉用具
この項で取り上げた福祉用具の一例。詳細は，成書を参照されたい。

[図2]　動作からみた残存機能レベル（損傷レベル）

```
            座位保持
         ┌────┴────┐
        十分       不十分
         │          │
      座位バランス   ADL状況
      ┌───┴───┐   ┌──┴──┐
    歩行手段 ADL状況  筋力  感覚
      └───┬───┘   └──┬──┘
    胸椎(Th),腰椎(L)    頸椎(C)レベル
        レベル
```

[図3] 脊髄損傷の福祉用具の一例

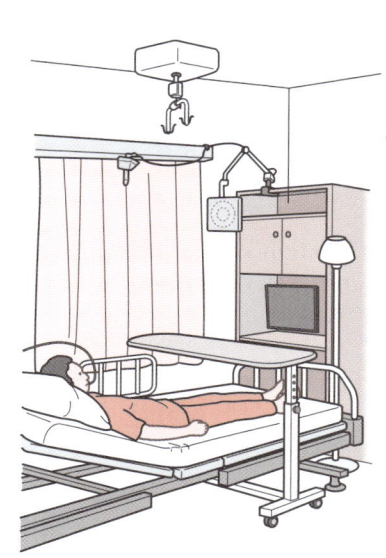

[環境制御装置（ECS：Environmental Control System）]
わずかな随意機能でセンサーやスイッチを作動させ，複数の装置を制御できる。例えば，テレビ電源ON/OFF，チャンネル切替，エアコン制御，照明など。

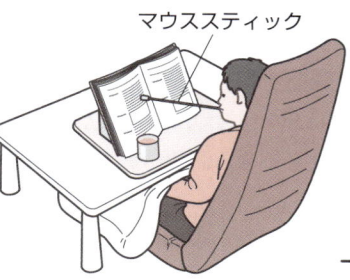

[マウススティック]
口腔周辺の機能とスティック（棒）を活用して，本や新聞などのページをめくることができる。

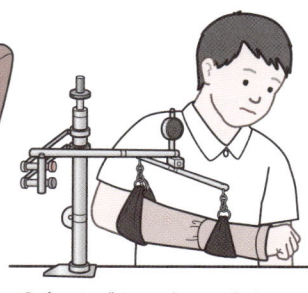

[ポータブルスプリングバランサー（PSB：Portable Spring Balancer）]
スプリングの張力を利用し，上肢の重さを限りなくゼロに近づけ，わずかな力でも対象者自身の上肢を動かすことのできる装具。

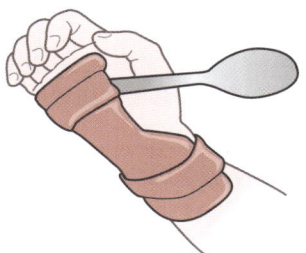

[手関節固定装具と万能カフ]
食事動作などで把持力不十分，手関節固定不十分時に用いることが多い。

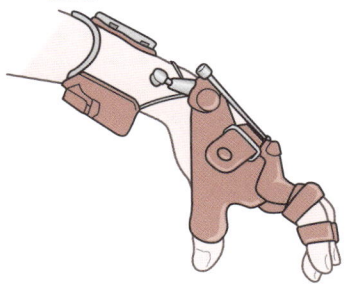

[機能的把持装具]
テノデーシスアクションを用い把持動作を強化する機能的把持装具の一例。

である。

住環境整備は，車いす対応，移乗は介助なので，介護優先の空間確保が重要であり，移乗介助用機器の導入が必要となる。

③C6残存機能レベルのADL

機能する筋は，橈側手根伸筋，手関節伸筋である。肩甲骨周囲筋が機能し始め，肩甲骨の固定性が高まる。移乗に関して，上腕三頭筋力がなくても肘を伸展位で固定すると体幹と肩甲骨の運動を利用してプッシュアップ動作が可能となる。また，テノデーシスアクション（腱固定効果）★7を利用して，つまみ，握る動作が可能である。

ADLは，環境条件の制限はあるものの，自己導尿や座薬を用い排便（排泄），入浴の自立の可能性がある。また，万能カフを用いるとさまざまな道具を使用でき，多くのADLに必要な動作が可能となる。

住環境整備は，車いすでは自走用，前後方向に移乗可能な空間の確保が重要である。このレベルから自動車運転自立の可能性がある。

Key Word

★7 テノデーシスアクション（tenodesis action 腱固定効果）
1カ所の関節運動が多関節筋の伸張を生じさせ，ほかの関節の他動運動を引き起こす現象をいう。

④C7残存機能レベルのADL

　機能する筋は，上腕三頭筋である．肘関節伸展，肩関節伸展，肩甲骨下制が十分機能する．座位保持や座位での移動，バランスが安定する．

　ADLは車いす上ではほぼ自立できる．移乗動作は側方移乗，寝返り，起き上がりも自立できる．更衣，排泄，入浴動作は自助具，道具の工夫により自立できる．

　住環境整備は，車いす（手動）移動や側方移乗での空間確保である．社会参加は自動車運転可能，車いす（手動）の実用性・耐久性が拡大して，屋外活動が拡大する．

⑤C8残存機能レベルのADL

　機能する筋は，指屈曲筋である．手内筋機能は不十分であり，つまみ動作は不完全でも，ADL上ではほとんど支障はない．

　ADLは車いす上自立（自助具，装具なし）．ボタンとめ，道具使用に必要とされる巧緻動作トレーニングが中心となる．

　住環境整備は，車いす対応，ADLは自立となる．社会参加は，車いす対策を主に配慮することが必要である．

⑥胸腰部残存機能レベルのADL

　上肢，手指の機能は問題はない．対麻痺となる．車いす上でのADLは比較的容易に自立する．今後は，住環境整備や職業関連活動，余暇活動，家事活動，心理的支持などが必要となる．

(b)ADL・APDL項目別

①コミュニケーション

　高位損傷レベル（C3〜4残存機能レベル）からヘッドコントロールやマウスピース，呼気センサーなどを用いて，各種環境制御装置を動かす．

　C5〜7残存機能レベルでは，装具や自助具を用いながら書字動作が可能である．

②食事動作・整容動作

　高位損傷レベル（C3〜4残存機能レベル）は全介助である．C5残存機能レベルでは手関節背屈保持装具にスプーン，歯ブラシなどを取り付けて，食事や整容動作が可能である．

　C6〜7残存機能レベルでは，万能カフなどで把持機能を補い自助具と併用すると可能である．

③更衣動作

高位損傷レベル（C3〜4残存機能レベル）は全介助である。C6残存機能レベルは起き上がりが実用的になり，ループ付きの衣服，ボタンエイドやソックスコーンなど自助具で自立可能である。

④移乗動作・起居動作

C3〜5残存機能レベルでは，全介助あるいは一部介助が必要である。自立レベルはC6残存機能レベルであるが，便座・浴槽，自動車などへの移乗は多種多様であるため，環境面を工夫する必要がある。

⑤トイレ（排泄）動作

排泄動作全般の自立レベルは，C6残存機能レベルである。しかし，脊髄損傷者の排泄は合併症でもある排尿排便障害のための対策が必要である。通常の排泄動作工程に加えて収尿器，自己導尿，座薬挿入，摘便なども必要となる。

⑥入浴動作

シャワー浴のみなら，C6残存機能レベルから自立可能となる。浴槽の出入りを含めるとC7残存機能レベルから可能である。

⑦家事動作

家事動作には，炊事，洗濯，掃除，買い物などがある。それらができるよ

[図4] 脊髄損傷の評価手順

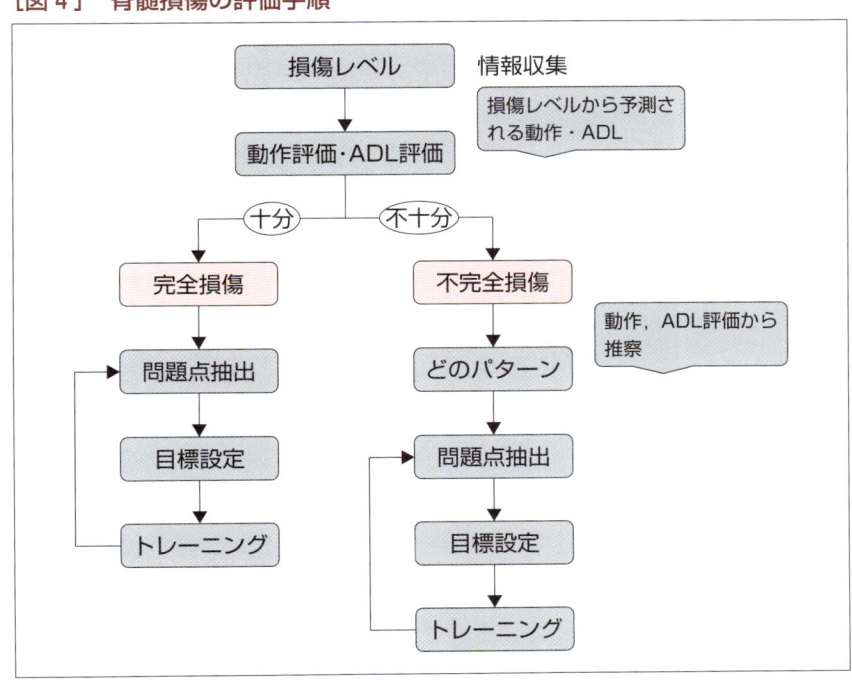

うになるのは，C6〜7残存機能レベルである．この場合，車いす対応の流し台，洗濯機，把持機能を補う包丁やお玉などの福祉用具（自助具）が必要である．

⑧自動車運転

自動車運転は，手動式アクセル・ブレーキなどを用いて，C6〜7残存機能レベルで自立可能である．

(c)不完全損傷 [図4]

脊髄不完全損傷の場合，歩行可能ですべてのADLが自立する場合から，さまざまな運動機能障害により，全介助にとどまるなど多種多様である．

まず，ADL観察から，症状は把握することが重要である．ADLは機能向上を図りながら，変化を見逃さず，速やかに動作獲得につなげることが重要である．

（佐藤寿晃）

文献
○内田淳生監：標準整形外科学，第11版．医学書院，2011．
○日本作業療法士協会監：日常生活活動，改訂第3版．協同医書出版，2011．
○二瓶隆一編：頸髄損傷のリハビリテーション，改訂第2版．協同医書出版，2006．
○玉垣努他編：福祉用具・住環境整備の作業療法．中央法規出版，2013．
○大嶋伸雄編：身体障害領域の作業療法．中央法規出版，2010．

3. 変性疾患（パーキンソン症候群）

- パーキンソン病の主な症状は振戦，寡動・無動，筋固縮，姿勢反射障害であるが，自律神経症状，精神症状，認知障害を伴う。
- パーキンソン病患者のADLは，どういう場面で困難が生じるのか，また，その改善にはどのように工夫をしているかに着目する。さらに，on-offや日内変動，wearing-offの影響を考慮してとらえる。
- 作業療法介入は，運動症状に由来する障害のみに着目した機能トレーニングだけでなく，Cue戦略，リズム戦略，そして，遂行機能障害への認知運動戦略を用いて介入する。

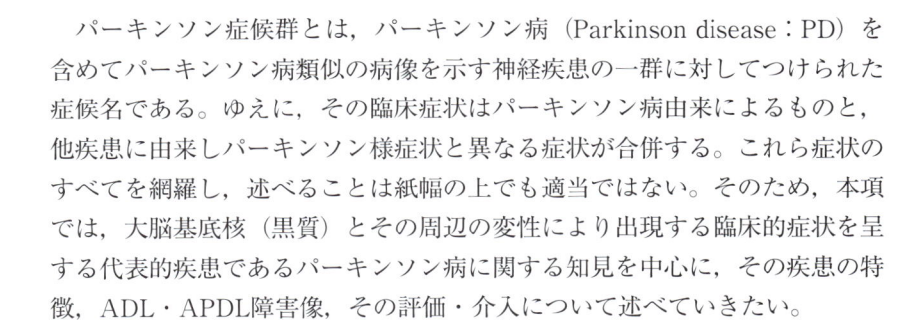

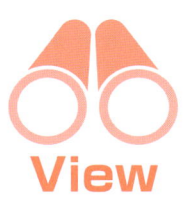

　パーキンソン症候群とは，パーキンソン病（Parkinson disease：PD）を含めてパーキンソン病類似の病像を示す神経疾患の一群に対してつけられた症候名である。ゆえに，その臨床症状はパーキンソン病由来によるものと，他疾患に由来しパーキンソン様症状と異なる症状が合併する。これら症状のすべてを網羅し，述べることは紙幅の上でも適当ではない。そのため，本項では，大脳基底核（黒質）とその周辺の変性により出現する臨床的症状を呈する代表的疾患であるパーキンソン病に関する知見を中心に，その疾患の特徴，ADL・APDL障害像，その評価・介入について述べていきたい。

（1）疾患・障害の特徴

　パーキンソン病[★1]は，病理学的には黒質および淡蒼球の変性に伴うドパミン代謝障害が原因となり出現する原因不明の進行性の疾患である。主な症状は振戦，寡動・無動，筋固縮，姿勢反射障害であり，これらが合併して出現する。これらの錐体外路症状により姿勢維持・歩行が困難となり，最終的には，車いす移動・ベッド上生活に至る。

　振戦とは「ふるえ」であり，初発症状として頻度が高い。ふるえは，安静時毎秒4〜6回の規則的に出現する「静止時振戦」である。初発症状として手または足に出現する場合は一側性の場合が多く，症状の進行とともにやがて四肢に認められるようになる。手に出現する振戦は，拇指と示指・中指をこすり合わせるような形となることから「丸薬まるめ様」と表現される。

　寡動・無動は運動麻痺がないにもかかわらず，「自発的な動作が行いにくくなる・緩慢になる」，やがて「できなくなる」。この動作発現が乏しい状態を寡動，動作が行えなくなった状態を無動と呼ぶ。

One Point

★1　パーキンソン病
わが国では，150人／10万人がパーキンソン病に罹患している。罹患率は10〜15人（／10万人・年）。男女比は1.0／1.8と女性に多い。海外の報告では男性優位とするものが多い。予後について，生存率は一般人口と比較して，発症から15年までは同様，17年以降は低くなる。患者の31％がうつ状態を合併している[1]。

筋固縮は筋肉が「硬い」状態である。筋肉の硬さは，力を抜いた状態で関節を他動した際に，持続的に抵抗を感じる場合には鉛管様固縮，断続的に抵抗を感じる場合には歯車様固縮と呼ばれる。筋固縮も振戦と同様に一側性に始まり，やがて四肢に認められるようになる。

姿勢反射障害は立位姿勢が頸部・体幹を軽度前屈・円背，上肢を肩関節下垂・肘関節軽度屈曲，下肢を膝関節軽度屈曲位にした状態になる。立位で後方に押すと姿勢反射が出現することなく倒れこんだり，前方に押すと小股・小走りになり倒れてしまう。歩行障害はつまずきやすく，小刻み歩行を認めることがある。

以上の症状のほかに，自律神経症状・精神症状を伴うことがある。自律神経症状は起立性低血圧，排尿障害，性機能障害，消化管運動障害がある。精神症状は薬物長期服用による幻覚・妄想，うつ状態，認知機能症状では遂行機能障害をきたすことが多い。

ゆえに，作業療法士がパーキンソン病患者を担当した場合には，種々の運動症状のみならず，自律神経症状・精神症状そして認知機能症状より出来する多様な症状が出現する病態像を前提として，複合的に障害像をとらえなければならない。

■——重症度評価

現在，パーキンソン病の重症度評価スケールはHoehn-Yahr重症度分類［表1］[2)3)]とUPDRS（Unified Parkinson's Disease Rating Scale）[4)]が国際的であり，わが国でも日本語版が広く使われている。臨床では評価が簡便で患者の大まかな状態を知る上で有用なHoehn-Yahr重症度分類にて大まかな症状をとらえて，UPDRSにて詳細な評価をする方法がとられている。ただし，UPDRSでもwearing offやdelayed onなどの症状の日内変動などの評価は不十分であり，これには1日の変化がわかる日記などの記録が別途必要になる。

Hoehn-Yahr重症度分類の評価はⅠ～Ⅴ度の5段階で行われる。段階の分類は非常に簡便であり，症状の軽度な変動に左右されないので患者の動作能力からみた病気の重さ（進行度）を記載する方法として重用されている。わが国では厚生労働省の特定疾患治療研究事業の基準としてHoehn-Yahr重症

[表1] Hoehn-Yahrの重症度分類

Ⅰ度	症状は一側性で，機能障害はないか，あっても軽度。
Ⅱ度	両側性の障害があるが，姿勢保持の障害はない。日常生活，就業は多少の障害はあるが行いうる。
Ⅲ度	立ち直り反射に障害が見られる。活動はある程度は制限されるが職種によっては仕事が可能であり，機能障害は，軽ないし中程度だがまだ誰にも頼らず一人で生活できる。
Ⅳ度	重篤な機能障害を有し，自力のみによる生活は困難となるが，まだ支えなしに立つこと，歩くことはどうにか可能である。
Ⅴ度	立つことも不可能で，介助なしにはベッドまたは車いすにつききりの生活を強いられる。

度分類Stage Ⅲ以上（＋生活機能障害度2～3度）と定められている。バランスやADLの障害の有無に指標がおかれている。

(2) ADL・APDLの障害像

　パーキンソン病のADL・APDLの障害は，錐体外路症状に起因する振戦，寡動・無動，筋固縮などの運動症状による，歩行，食事，入浴，排泄，更衣，整容などの動作能力の制限が症状の進行とともに重度化する。さらにon-off, wearing-off[★2]や日内変動により生活リズムが不安定となる。本項では，重症度別に障害像・評価・問題点・治療計画を述べる。

●Hoehn- Yahr Ⅰ～Ⅱ度

　心身の機能障害は軽度であり，家事動作や仕事などの継続が可能な段階である。「財布からの金銭の出し入れ」や「おにぎりをうまくむすべなくなる」，人ごみの中での歩行，そして書字などのAPDLに障害が目立つ。これらが，初発の自覚症状となり，受診につながる。また，活動性が低下することから廃用症候群によるさらなる動作能力低下が問題となり始める。

●Hoehn- Yahr Ⅲ～Ⅳ度

　姿勢反射障害が重度化し，歩行や立位が不安定となる。多くの者が，服薬しており，動作にon-offが主観的，客観的にも出現する。心身機能の障害は進行し，ADLに介助が必要となる時期である。パーキンソン病患者は易疲労であり，ADLや移動での疲労から，日中の過ごし方で他者との交流が減少し，昼寝など不活発になりやすい。社会との接触を保つことも重要な課題である。

　さらなる病気の進行とともにwearing-offや日内変動が目立つようになる。より一層，廃用症候群の予防のための活動量の確保が必要な段階である。

●Hoehn- Yahr Ⅴ度

　日常生活全般に全面的な介助を要し，介助が中心の段階である。活動範囲がベッド上であることが多く，関節拘縮・筋力低下などの廃用症候群が顕著となり，起居移動動作の介助量が増加する。さらに摂食・嚥下障害が重度化することも多く，リスク管理の必要性が高まってくる。

(3) 評価

■──パーキンソン病のADL・APDLの障害

●Hoehn- Yahr Ⅰ～Ⅱ度

　運動症状は軽度であるが，活動性が低下する傾向にあるとともに，ADLで数々の困難なエピソードが出現する時期である。運動症状に対しては，筋力や持久力，全身耐久性の評価を行うことが必要となる。これらの評価と並行

Key Word

★2
- wearing-off現象：薬が効いている時間が短くなる。
- on-off現象：薬剤を飲む時間に関係なく，急に動きが良くなったり悪くなったりする。wearing off現象の進行した状態と解釈されている。

して家事動作や仕事などの継続が可能な段階であることから，これらの動作上の困難に関する評価を行う。

具体的には前述のように「仕事や家事（調理，掃除など）の手際が極端に悪くなった」「財布からお札がつまみ出しにくい」「封筒に手紙や書類を入れにくい（縁に当たってうまく入らない）」などのAPDLに障害が目立つことから，これらのエピソードを聴取する。さらに，困難なエピソードに対処している対象者がいることから，対処法を合わせて聴取することが重要であると考える。

さらにパーキンソン病では，初期より遂行機能障害の出現により，ADLに困難を及ぼすことが知られていることから，これらの影響を考慮し，動作・日常生活状況を評価することが必要となる。

また，就労を継続している場合や，家庭内での役割を遂行している場合が多いが，活動に対して易疲労であることから，生活時間調査を行い活動と休息のバランスを評価する。

●Hoehn-Yahr Ⅲ～Ⅳ度

ADLに何らかの支障をきたしている。起き上がりや立ち上がりの能力低下が重度化し，歩行や立位が不安定となる。上肢機能評価は筋力や関節可動域の評価のみならず，指の操作性を確認する指標としてフィンガータッピング課題[5)～7)]とコインローテーション課題[8)]，そして上肢機能全般能力を測定する方法としてSTEF（Simple Test for Evaluating Hand Function）[9)～12)]などを用いて定量的に実施する。

下肢機能評価も筋力や関節可動域の評価のみならず，バランス機能の評価を静的には支持基底面の広さ，開閉眼条件，薬剤，姿勢異常の有無，動的にはfunctional reach test，timed up and go test[13)]などを用いて行う。また，歩行時にお茶を運ぶなどの動作が加わると，すくみ足が誘発され不安定性が悪化することから2重課題の評価を行う。

ADL評価では，動作を「できる」「できない」のみで評価するのではなく，服薬状況の確認，on-offと日内変動，日差変動，疲労の程度の確認を通して対象者の生活のリズムを把握することが肝要である。加えて，対象者のすくみ足などが出現した場合の対処法が，応用動作能力を改善する場合もあることから，対象者の生活状況を丹念に聴取することが重要である。

さらに，姿勢反射障害のためにドアの開閉時や冷蔵庫の開け閉め時に転倒の危険性が高まっていることから，住環境に対する評価も必要となる。また，患者会への参加など社会との接触の頻度，状態を確認することが必要である。

●Hoehn-Yahr Ⅴ度

座位耐久性の評価，関節拘縮・筋力低下などの廃用症候群に対し機能的な評価を行う。これは，起居移動動作の介助量に関わり介助者の介護負担にも関わる。さらに，起居移動動作時の介助者の動作や負担感を確認する。また，摂食・嚥下障害が重度化することも多く，リスク管理の必要性が高まってくる。

(4)問題点

■──パーキンソン病のADL・APDLの問題点

●Hoehn-Yahr Ⅰ～Ⅱ度

　心身の機能障害は軽度であり，家事動作や仕事などの継続可能な段階であるものの，支障をきたしている動作が増加する時期である。先にも述べたが具体的には「財布からの金銭の出し入れ」や「おにぎりをうまくむすべなくなる」，人ごみの中での歩行，そして書字などのAPDLに障害が目立つ。

　パーキンソン病患者自身は，動作が滞った場合に工夫をして動作を遂行している。つまり，日常生活に破たんをきたさないまでも，動作の質が低下していることが多いことから，これらに配慮し問題点を把握することが求められる。

　また，動作時の易疲労から活動性が低下し，筋力・持久力の低下などの廃用症候群，姿勢反射障害によるさらなる動作能力低下が問題となり始める。

●Hoehn-Yahr Ⅲ～Ⅳ度

　姿勢反射障害が重度化し，歩行や立位が不安定となる。また，on-offの動作能力の差が拡大し，さらなる病気の進行とともにwearing-offや日内変動が増大する。このため，転倒のリスクが増大する。転倒経験の有無を確認し，経験がある場合には転倒した場所の家屋構造（トイレのドアの前など），状況（振り向こうとした時など），動作の何時か（歩き出しなど）を把握する。すくみ足が出現した場合は動作の何時か（歩き出し，方向転換時か），床上に障害物が置かれていないかを把握することが必要となる。

　心身機能の障害が進行し，ADLに介助が必要となる時期である。具体的には，食事では「口元での食べこぼし」，更衣では「ズボンの上げ下ろしがしにくい（殿部に引っかかる）」，整容では「歯ブラシを縦方向，横方向にリズミカルに動かしにくい」などが出現することがある。このように，パーキンソン病特有の動作の崩壊が進行してくる。

　易疲労であり，ADLや移動での疲労から，日中の過ごし方では他者との交流が減少し，昼寝など不活発になりやすい。社会との接触を保つことも重要な課題である。より一層，廃用症候群の予防のための活動量の低下に留意する必要がある。

●Hoehn-Yahr Ⅴ度

　日常生活全般に全面的な介助を要し，介助が中心の段階である。活動範囲がベッド上であることが多く，関節拘縮・筋力低下などの廃用症候群が顕著となり，起居移動動作の介助量が増加することから，介護者は日常生活上の介助が努力を要することとなる。さらに摂食・嚥下障害が重度化することも多く，リスク管理の必要性が高まってくる。

(5)治療計画

　治療計画は，先にすべての重症度にわたって行うべき介入方針について述べ，次に重症度ごとに述べたい。

●すべての重症度での介入指針

　2011年に発刊された『パーキンソン病治療ガイドライン』[14]では，❶運動療法が身体機能，健康関連QOL，筋力，バランス，歩行速度の改善に有効である，❷外部刺激，特に聴覚刺激による歩行トレーニングで歩行は改善する，❸運動療法により転倒の頻度が減少することが述べられている。これらの方針は重症度にかかわらず，採用される。

　さらに言えば，パーキンソン病に特異的な方法である。Morris[15]らは，認知運動の戦略として前頭葉機能に着目したトレーニングとして動作を分解し要素化すること，動作に注意を向けることを練習すること，さらに，外部刺激を利用して視覚刺激や聴覚リズム刺激を用いて動作を改善する方法を採用している。

　具体的なリハビリテーションにおける介入手段は，筋力・筋持久力増強トレーニング，リズムを利用した歩行トレーニング，Cue（きっかけや合図）を利用した歩行トレーニング，遂行機能障害や注意障害に対する介入が採られる。

●重症度に応じたリハビリテーションの目標と介入 [表2]

　重症度ごとの介入に関する指針は，理学療法士であるKeus[16]らが，Hoehn-Yahrの重症度に応じて治療の目標や介入手段を提唱している。

●Hoehn-Yahr Ⅰ～Ⅱ度の症状の軽度な状態

　活動低下の予防，運動，転倒への不安の予防，身体機能の維持・改善を目標に活動的なライフスタイルの促進，活動低下予防と身体機能改善への情報の提供，バランス，筋力，関節の可動性，有酸素容量を改善するトレーニング，加えて，配偶者や介護者への関わりを行う。

●Hoehn-Yahr Ⅲ～Ⅳ度

　転倒予防および移乗・姿勢・リーチと把持・バランス・歩行の制限の予防を目標に，自宅での活動的で機能的な課題のエクササイズ，一般的な身体機能維持トレーニング，認知運動の戦略，Cueを用いた戦略，同時並行作業を避けるように情報提供を行う。

●Hoehn-Yahr Ⅴ度

　生命維持機能の維持，褥瘡の予防，関節拘縮の予防を目標に，ベッドや車いすの適合，活動的なエクササイズの援助，褥瘡や関節拘縮を予防するための情報提供を行う。

●ADL場面での動作改善

　作業療法はこれらの指針を土台として，実際のADL場面での動作改善を図ることができる。筆者はCueを利用する，リズムを利用する，認知運動戦略が有効であるのは，歩行のみでは，決してないと考えている。例えば，排泄

[表2] パーキンソン病の重症度に応じたリハビリテーションの目標と介入（Keus[16]らを改変）

	HY Ⅰ～Ⅱ	HY Ⅲ～Ⅳ	HY Ⅴ
治療目標	・活動低下の予防 ・運動，転倒への不安の予防 ・身体機能の維持・改善	・転倒予防 ・コア領域の制限の予防 　⇒移乗 　⇒姿勢 　⇒リーチと把持 　⇒バランス 　⇒歩行	・生命維持機能の維持 ・褥瘡の予防 ・関節拘縮の予防
介入	・活動的なライフスタイルの促進 ・活動低下予防と身体機能改善への情報の提供 ・バランス，筋力，関節の可動性そして有酸素容量を改善するトレーニング ・配偶者や介護者への関わり	・自宅での活動的で機能的な課題のエクササイズ ・一般的な方法 ・PD特異的な戦略 　⇒認知運動の戦略 　⇒Cueを用いた戦略 ・同時並行作業を避けるように情報提供をする	・ベッドや車いすの適合 ・活動的なエクササイズの援助 ・褥瘡や関節拘縮を予防するための情報を提供する

動作で男性便器を利用するときに前かがみになる場合，便器の上にシールなどの目印をつけるだけで姿勢が改善することがある。これは，Cueを日常生活場面で利用した方法である。

炊事で焼き魚をつくりながら煮物をするなど，2つ同時の動作が行いにくい場合には，先に煮物をつくり，その後に焼き魚をつくるなど動作を直列にする。また，手順を書き出すと遂行できることがある。これは遂行機能障害に対応した動作戦略である。

このような手法がすべての対象者に有効であるわけではないが，対象者の障害特性に合わせて戦略を用いるとADL場面での動作が改善する。

症状が軽度な段階から出現するon-offの動作能力の差は，病気の進行とともに拡大し，さらにはwearing-offや日内変動が増大する。これら症状により変化する生活状況に合わせて，動作指導を行うことが必要となる。

● 障害の重症度に応じた介入

● Hoehn-Yahr Ⅰ～Ⅱ度

異常姿勢や廃用症候群を予防することを目的とした体操を提供する。さらに，ADLやAPDL上の動作のしづらさの改善を目的とした，動作方法の提供が必要である。家事動作や仕事などの継続が可能な段階である。仕事や家事場面での作業環境の調整や福祉用具の導入，既存の道具への工夫が必要となる。

症状が軽度な段階で，動作戦略の有効性を対象者自身に理解を促すことは，対象者が日常生活上で工夫することにつながり，結果として自立した生活を促すことになる。

● Hoehn-Yahr Ⅲ～Ⅳ度

前傾姿勢など屈曲傾向となる筋へのストレッチや，動作負荷を減らせるような移動支援用具の導入，転倒防止の手すりなどの設置，セルフケアの自立

Column
パーキンソン病患者への動作の工夫のポイント

　以下のポイントは，在宅パーキンソン病患者へのインタビューを通して得たエピソードより，取りまとめたポイントである．統計学的なエビデンスに基づいてはいないが，ADLの戦略として用いていただければ幸いである[17]．

❖──動作の前には，動きを意識する

- 体の動きや道具の動かし方を意識する．
- 段取りや手順を考える．
- 自分の手・足・体・顔そして対象物を，よく見て，よく触れて，距離感を確かめながら動く．
- 2つの動作を同時に行うことを避ける．
- 両手で行いにくい時は，片手で行う．
- 交互反復動作は，一方向の動きを意識する．
- 同じ動きを繰り返す時は，途中で動作を切り替える．

❖──環境を整える

- 身体や目印が見えやすいように工夫する．
- 人の多い時間帯や場所を避ける．
- いつもの環境で，いつもの動きを行う．

❖──動作は繰り返すことで，維持・改善が期待できる

- 毎日繰り返す動作はよく保たれます．

❖──楽しい，やりたいという気持ちがとても大切

- やる気に満ちた気分は動作を円滑にする．
- 家族や友人の温かな励ましも大切．

支援を目的としたパーキンソン病患者特有の動作戦略を用いた介入が必要となる．社会との接触を保つことも重要な課題である．家族に対する介助方法や動作指導を行う．また，この時期より，訪問・通所サービス利用の検討が必要となる．

　さらに，パーキンソン病患者の障害特性である「動くことができる時と動けない時がある」ことを介護者・家族へ伝え，症状・障害への取り組み方への情報を提供することが必要であろう．

●Hoehn-Yahr Ⅴ度

　介護者の負担軽減のための介入を行い，1日がセルフケアだけで終わらないようにする関わりが必要となってくる．座位保持トレーニングや関節可動域トレーニング・良肢位保持を行う．また，誤嚥，褥瘡，廃用症候群を予防する介入も必要である．さらに，ホームヘルパー，訪問入浴などの訪問サービスの利用を行う．

（内藤泰男）

文献

1) 竹島多賀夫：パーキンソン病の疫学的研究．別冊・医学の歩み「ここまでわかったパーキンソン病研究」．pp 5 - 8，医歯薬出版，2009．
2) Hoehn MM, Yahr MD：Parkinsonism：onset, progression, and mortality. Neurology 17：427-442, 1967．
3) 厚生省（現・厚生労働省）特定疾患神経変性疾患調査研究班：パーキンソン病診断基準（1996）．

4) Fahn S, et al.：Unified Parkinson's disease rating scale. In：Recent Developments in Parkinson's disease. Volume Ⅱ，Fahn S et al (eds)，Florham Park，Macmillan Healthcare Information，153－63，293－305，1987．
5) Kandor A, et al.：Quantitative magnetic detection of finger movements in patients with Parkinson's disease. Neurosci. Res. 49：253－260，2004．
6) 島圭介他：人心の指タップ運動計測を目的とした磁気センサの較正法．計測自動制御学会論文集43：821－828，2007．
7) 奥野竜平他：指タップ加速度計測システムの開発とパーキンソン病診断支援への応用．生体医工学43：752－761，2005．
8) Gebhardt A, et al.：Poor Dopaminergic Response of Impaired Dexterity in Parkinson's Disease：Bradykinesia or Limb Kinetic Apraxia?．Movement Disorders 23：1701－1706，2008．
9) 金成建太郎他：リハにおけるアウトカム尺度；簡易上肢機能検査（STEF），脳卒中上肢機能検査（MFT）．Journal of Clinical Rehabilitation 15：470－474，2006．
10) 金子翼他：簡易上肢機能検査の試作．理療と作業8：197－204，1974．
11) 金子翼他：簡易上肢機能検査にみられる動作速度の加齢による変化—年齢階級別得点の追加と改訂．作業療法5：114－115，1996．
12) 金子翼：簡易上肢機能検査の標準化．リハ医学23：266，1986．
13) Mathias S, et al.：Balance in elderly patients：the "Get Up and Go" Test. Arch Phys Med Rehab 67：387－389，1986．
14) 日本神経学会監，「パーキンソン病治療ガイドライン」作成委員会編：パーキンソン病治療ガイドライン2011．医学書院，2011．
15) Morris ME, et al.：A Randomized Controlled Trial of Movement Strategies Compared with Exercise for People with Parkinson's Disease. Movement Disorders 24：64－71，2009．
16) Keus SH, et al.：Evidence-Based Analysis of Physical Therapy in Parkinson's Disease with Recommendations for Practice and Research. Movement Disorders 22：451－460，2007．
17) 大阪府作業療法士会パーキンソンシンドローム研究会編：パーキンソン病の日常生活動作の工夫　第2版．p2，2013．

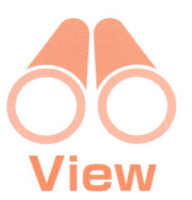

4. 骨・関節疾患

View
- 骨・関節疾患は要支援・要介護の原因疾患として上位を占め、種々の場面においてADL治療介入の重要性が高い疾患の1つである。
- 罹患関節や疾患の特徴を理解し、手術や薬物療法などの治療内容[★1]と治療過程に沿ったADL治療介入が重要である。
- 特に高齢者においては、転倒や機能低下など予防的なADL治療介入が重要である。

(1) 疾患・障害の特徴

骨・関節疾患は、骨や関節の損傷や変形等によって生じる疾患であり、関節症や骨粗鬆症、骨折等の外傷が含まれる。日本における有病率は糖尿病や高血圧症に並んで上位に位置し、また、要支援や要介護となる原因疾患としてはそれぞれ1位と3位を占めている[図1][図2]。従って、医療機関のみならず介護福祉施設や在宅においても関わる機会が多い疾患の1つといえる。

代表的疾患である変形性関節症のなかで、ADLに特に影響を及ぼす部位は、頸椎、腰椎、股関節、膝関節、肘関節、母指CM関節等である。外傷によるものとしては、骨折、靭帯損傷、筋腱損傷のほか、関節を構成する軟部組織の損傷等がある。炎症性の骨・関節疾患としては関節リウマチがあげられるが、近年の薬物療法の飛躍的な進歩により重篤な関節機能障害を呈する患者は顕著に減少している。

主たる症状は、疼痛、関節の変形や不安定性、関節可動域制限、筋力低下

> **One Point**
>
> ★1 保存療法と手術療法
> 骨・関節疾患の保存療法には薬物療法、装具療法、運動療法、生活指導などがある。住環境の整備や生活スタイルの再構築を含めたADL指導は重要な治療法の1つとしてあげられる。手術療法では手術手技や治療材料の発展が目覚ましいことや、病院や執刀医によって方針が異なることが多いため、対象者の手術内容と治療方針を十分に理解し把握することが求められる。

[図1] 要支援の原因

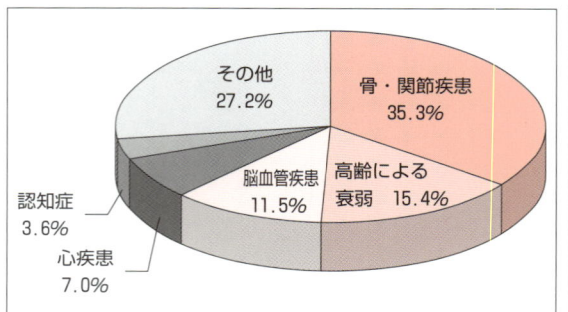

- 骨・関節疾患 35.3%
- その他 27.2%
- 高齢による衰弱 15.4%
- 脳血管疾患 11.5%
- 心疾患 7.0%
- 認知症 3.6%

(平成25年国民生活基礎調査より)

[図2] 要介護の原因

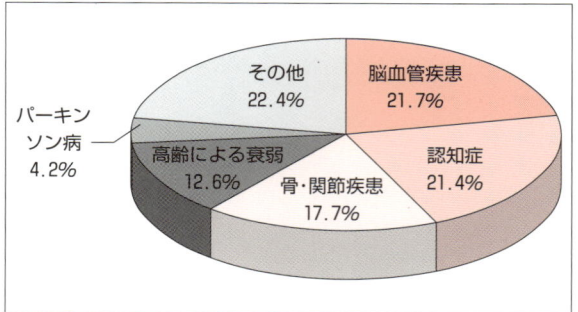

- その他 22.4%
- 脳血管疾患 21.7%
- 認知症 21.4%
- 骨・関節疾患 17.7%
- 高齢による衰弱 12.6%
- パーキンソン病 4.2%

(平成25年国民生活基礎調査より)

であるが，疾患によっては脊髄症状や神経症状を合併し，症状が多岐にわたる場合があるため十分な身体機能評価と細やかなADL評価が必要である。

(2) ADL・APDLの障害像

骨・関節疾患の身体的症状は局所的な運動機能と能力の低下を生じさせるが，単関節あるいは単独部位の機能障害では，正常部位が障害部位を代償するため，総合的に能力障害を軽減することが多いという特徴がある。しかし，複合損傷や全身性の症状がある場合は，ほかの部位で代償することが困難となり，より重篤な障害を引き起こす場合も少なくない[★2]。

治療方法や治療経過によって身体機能やADLは大きく変化する。薬物療法では，特に疼痛の状態変化が機能や能力を左右し，手術療法では術後の安静度や骨・軟部組織の修復過程に応じて機能能力が変化する。装具療法などの保存療法では，安静固定期間の存在により二次的な障害が発生しやすい。また，治療時期によっては，安静度や機能的変化のテンポが速く，状態の変化に応じたADL治療介入が重要となる。

> **One Point**
> ★2　高齢者の上肢骨折
> 一般的に上肢骨折では食事や整容，更衣などの両手動作に関連するADL障害の発生が容易に予測される。しかし，移動に上肢支持を要する高齢者においては，上肢のADL以上に起居移動動作の障害が大きな問題となることが少なくない。局所症状とともにADL全体像の把握が重要となる。

(3) 評価

骨・関節疾患に対するADLの評価は，全体像の把握と局所的症状の把握という2つの側面から評価方法を選択する必要がある。前者ではBarthel Index（BI）やFunctional Independence Measure（FIM）を用いることで全体像を把握できる。

しかし，障害部位によっては，BIやFIMでは点数に反映されず，対象者のADLに関する訴えを的確に表現できない場合も少なくない。ADLの具体的な問題を提起できない評価では，障害構造の考察を困難にし，問題点の焦点化や目標設定が曖昧になってしまうため，障害部位の機能的特徴を踏まえたADL評価が重要となる。

以下に，評価を進める上での注意すべき点を述べる。

①治療経過に応じた評価方法

●術前評価，初回時の評価

術後のADLを速やかに改善させるためには，術前または受傷前のADLと生活環境の評価が重要となる。術後の身体機能予後予測に沿った生活スタイルをイメージ（長期目標の設定）しながらADL治療介入につなげていく。

●急性期（術後急性期，安静固定期）の評価

治療の進行状況に合わせたADL評価が必要となる。治療方針，手術内容，禁忌事項や注意事項「してはいけないADL」を把握し，「できる（してよい）

> **One Point**
> ★3　禁忌事項と注意事項
> 過去における骨・関節疾患のリハビリテーションは，病態が安定した時期に開始される傾向にあった。現在では早期リハビリテーションの有効性が明確となり，また，医師の診断技術とセラピストの技術および知識の向上により，極めて早期からのリハビリテーションの遂行が可能となってきている。一方では，急性期におけるリスク管理がますます重要となり，禁忌事項や注意事項の把握と対応策に精通しておく必要がある。

[表1] 部位別評価法の例

部位	評価法
頸椎	● 日本整形外科学会 頸部脊髄症評価質問票（Japanese Orthopaedic Association Cervical Myelopathy Evaluation Questionnaire：JOACMEQ）
腰椎	● 日本整形外科学会 腰痛疾患評価質問票（Japanese Orthopaedic Association Back Pain Evaluation Questionnaire：JOABPEQ） ● 腰痛症患者機能評価質問表（Japan Low Back Pain Evaluation Questionnaire：JLEQ）
股関節	● 日本整形外科学会 股関節疾患評価質問票（Japanese Orthopaedic Association Hip-Disease Evaluation Questionnaire：JHEQ）
膝関節	● 変形性膝関節症患者機能評価尺度（Japanese Knee Osteoarthritis Measure：JKOM）
肩関節	● 患者立脚肩関節評価法（shoulder36 V.1.3）
上肢〜手指	● 上肢障害評価表　日本手外科学会版（Disabilities of the arm, shoulder and hand：DASH JSSH version） ● Quick DASH　日本手外科学会版（Quick DASH. JSSH version） ● 上肢機能評価（Hand20）

ADL」と「しているADL」を評価する★3。

●回復期から安定期の評価

積極的な機能回復とADL拡大を目指す時期においては，対象者のニーズと身体機能に応じた詳細な評価を実施することにより，最終的なADLの目標を設定する。

> **One Point**
>
> ★4　部位別のADL評価表
> 各種学会や団体で開発された評価表が多く，使用の際には会員が条件となる場合があるため確認が必要である。また，ADL評価のみならず機能評価法なども参考にするとよい。

②部位別ADL評価法の活用

障害部位別に患者立脚型評価法が開発され，ADL・APDLとQOLを含めた評価を可能としているので参考にされたい[表1]★4。いずれにしても，テストの実施で完結するのではなく，対象者の訴えを傾聴し，真のニーズを引き出すべく，より細やかな評価を実施することが望ましい。

(4)問題点

障害部位別に問題点の具体例を[表2]に示す。局所の身体機能障害の程度や他部位の機能障害の有無によっても問題点は変化するので注意する。

(5)治療計画

ADL治療計画を立案する上での留意点を以下に述べる。

[表2] 部位別ADL・APDLの問題点

部位および機能障害		問題となりやすい主な動作
頸椎	伸展運動制限	天井や上方を見上げる,コップの水を飲み干す,うがい,点眼動作
	屈曲運動制限	下方を見る,階段昇降動作,下衣着脱動作
	回旋運動制限	後方を振り向く,後方の人と話す,自動車運転(後方確認)
	疼痛や不安定性	洗顔動作,洗髪動作,机上作業(読書,書字,縫製作業等)
	しびれ,筋力低下等	起居動作,移動動作,食事動作(箸の使用),更衣動作(ボタン,紐結び),トイレ動作
腰椎	前屈運動制限	整容動作(洗顔,足趾爪切り),更衣動作(下衣,靴,靴下),入浴動作(下肢の洗体動作),床の物を拾う,床掃除,お風呂掃除,草取り作業
	伸展運動制限	起居動作(寝返り,仰臥位姿勢,立位姿勢保持),上方の物をとる動作,洗濯物干し動作
	疼痛や不安定性	起居動作(起き上がり,立ち上がり,坐位保持,立位保持),移動動作(歩行,階段昇降)
	しびれ,筋力低下等	起居動作(起き上がり,立ち上がり),移動動作(歩行,階段昇降),排泄動作
股関節	屈曲運動制限	坐位保持,階段昇降,整容動作(足趾爪切り),更衣動作(下衣,靴,靴下),排泄動作(和式トイレ使用),入浴動作(足部洗体,浴槽跨ぎ,浴槽内坐位姿勢),床の物を拾う,床掃除,お風呂掃除,草取り作業
	伸展運動制限	起居動作(立位姿勢保持,仰臥位姿勢保持),移動動作(歩行)
	疼痛や不安定性	起居動作(立位保持,立ち上がり),移動動作(歩行,階段昇降)
	人工関節術後	起居動作(起き上がり,寝返り,立ち上がり),整容動作(足趾爪切り),更衣動作(下衣,靴,靴下),和式トイレ,入浴動作(足部洗体,浴槽跨ぎ,浴槽内立ち座り),物を拾う動作,床掃除,お風呂掃除,草取り作業
膝関節	屈曲運動制限	起居動作(正座,立ち上がり),階段昇降,足趾爪切り,更衣動作(下衣,靴,靴下),和式トイレ,入浴動作(足部洗体,浴槽跨ぎ),物を拾う動作,床掃除,草取り作業
	伸展運動制限	起居動作(立ち上がり,立位保持),移動動作(歩行,階段昇降)
	疼痛や不安定性	起居動作(立ち上がり,立位保持),移動動作(歩行,階段昇降)
	人工関節術後	起居動作(正座,立ち上がり),移動動作(歩行,階段昇降),和式トイレ,入浴動作(洗体,浴槽跨ぎ)
肩関節	上方挙上制限	食事動作,整容動作,更衣動作,入浴動作,物を取る,手を伸ばす,洗濯物干し
	屈曲外旋制限	更衣動作(袖通し,かぶり着),整容動作(整髪),入浴動作(洗髪,洗体)
	伸展内旋制限	更衣動作(エプロンの紐結び,シャツをズボンに入れる,ズボンを腰まであげる),ポケットに手を入れる
	疼痛や不安定性	側臥位姿勢保持,物品の把持運搬動作,投球動作
肘関節	屈曲運動制限	食事動作(口に運ぶ),整容動作(洗顔,歯磨き,化粧,ひげ剃り,耳かき,整髪),更衣動作(胸元のボタン,ネクタイ,ネックレス),入浴動作(洗体,洗髪)
	伸展運動制限	整容動作(足趾の爪切り),更衣動作(下衣,靴,靴下),入浴動作(足部の洗体),排泄動作(お尻を拭く)
	疼痛や不安定性	起居動作(起き上がり,立ち上がり時の上肢支持),移動動作(上肢支持,杖使用),物品の把持運搬動作
前腕手関節	回旋運動制限	食事動作(食べ物をすくう,口に運ぶ),整容動作(タオル絞り,洗顔,整髪,化粧),書字動作,キーボード操作,マウス操作,おつりを貰う動作,ドアノブ回し,引き戸の開閉
	掌背屈運動制限	起居動作(起き上がり立ち上がり時の上肢支持),移動動作(つかまり,杖歩行時の上肢支持),整容動作(洗顔),排泄動作(お尻を拭く),入浴動作(洗髪,洗体)

母指および手指	痛みや不安定性	起居動作（起き上がり，立ち上がり時の上肢支持），移動動作（つかまり，杖歩行時の上肢支持），整容動作（タオル絞り），ドアノブ回し，引き戸の開閉，物体の把持運搬動作
	屈曲運動制限	食事動作（箸，スプーンの把持），整容動作（歯ブラシの把持，タオル絞り，爪切り），更衣動作（ボタン，紐結び），家事動作（鍋やフライパンの保持，食器洗い，洗濯）
	伸展運動制限	整容動作（洗顔，整髪），更衣動作（シャツをズボンに入れる），洗体動作（洗体，洗髪，体を拭く），家事動作（洗濯物をのばす，拭き掃除）
	疼痛や不安定性	物品の把持動作全般，器具機械の操作全般

①治療経過に応じた治療介入

●術前，初回時のADL治療介入

　術後の身体機能予後予測に基づくADL指導が必要である。例えば，人工膝関節置換術（TKA）や人工股関節置換術（THA）については，術後は洋式の生活スタイルが望ましいことから，椅子やベッドの準備，入浴用いすやリーチャー等の必要性について指導をする。場合によっては介護保険の活用を念頭に置き，MSWとの連携を進める。

●急性期（術後急性期，安静固定期）のADL治療介入

　治療方針と治療過程に応じたADL治療介入が必要である[5]。特に，安静度，下肢における加重制限の有無，自動運動や抗重力運動もしくは抵抗運動の可否，運動方向と運動種類別の可否，疼痛の状態などを十分に把握し，「できる（してよい）ADL」と「しているADL」のギャップを最小限にすることが重要課題となる。

　この段階でのADL治療介入の目的は，安全で快適なADLを可能な限り拡大することであり，早期ADL拡大を早期身体機能改善につなげていくことに大きな意味をもつ。

　特に上肢においては，口頭指示だけでは何も変わらないことが多く，具体的な上肢の使い方を実際に行わせて指導することが重要である。

●回復期から安定期のADL指導

　骨・軟部組織が修復され全身および局所の安定化が図られた時期では，積極的なADLの拡大を目指す。最終目標を達成するために，身体機能とADL改善の予後予測に応じた治療計画を遂行する。

　身体機能の改善により元の生活様式で自立する，身体機能の障害は遺残するが新しい動作の習得によって自立する，自助具や福祉用具の活用によって自立する，家族による介助や社会福祉サービスの活用によって快適なADLが遂行できる，などの最終判断が必要となる。

②福祉用具や自助具の活用および環境整備

　骨・関節疾患においては，知的機能や高次脳機能に問題がないことが多いことから自助具の活用が有効である。また，環境整備は起居移動動作を中心としたADLの改善のみならず，疼痛軽減，転倒予防，禁忌事項の回避にも活

Key Word

★5　クリニカルパス
アメリカでは医療費や経費の削減と入院期間の短縮を第一の目的として導入されたが，日本ではむしろ「医療の質の保証」や「多職種の連携強化」が可能なツールという観点で発展浸透してきた経緯がある。クリニカルパス内の達成基準（アウトカム）には病態の改善，合併症の回避，患者家族の理解，日常生活機能の獲得が項目としてあげられている。ADL改善が医療チームの具体的な目標として明確化されていることは大きな利点と考える。

[表3] 福祉用具・自助具の活用例

食事	各種スプーン，箸自助具，飲みやすいコップ，持ちやすいコップ
整容	長柄ブラシ，電動歯ブラシ，長柄歯ブラシ
更衣	各種リーチャー，ソックスエイド，ボタンエイド，長柄靴べら
排泄	温水洗浄器，便座補高，立ち上がり補助便座，お尻拭き自助具
入浴	入浴用いす，浴槽台，バスボード
起居	座面高調節，各種ベッド，マットレス，エアマット
移動	段差解消，手すり設置，杖や歩行器等の移動用福祉用具，車いす
家事	特殊柄ナイフ，フードプロセッサー，各種オープナー，食器洗浄機
その他	目薬エイド，錠剤取出器，座薬挿入器，ドアノブ回し

用される[表3]。

　住宅改修や福祉用具の準備にはある程度の期間が必要となるため，可能な限り早期から介入する必要がある。介護保険やその他の社会福祉サービスを活用するとすればMSWやケアマネジャーとの連絡連携は必須である。

③人工関節置換術後のADL治療介入

　THA★6★7や大腿骨人工骨頭置換術後では脱臼予防のためのADL指導が必要である。股関節の脱臼はインプラントインピンジメントにより発生するが，インプラントの構造および股関節の機能解剖的特徴から，屈曲＋内転＋内旋運動により後方脱臼を引き起こす。特に足部へのリーチ動作を伴う靴下着脱，足部洗体，物を拾う，浴槽内立ち上がり動作では注意が必要となる[図3]～[図5]。また，股関節過伸展＋外旋では前方脱臼を引き起こし，特に腰椎の前彎を呈する例では，体幹の伸展制限を股関節過伸展運動で代償することが起きるため，より注意が必要である。

　インプラントの摩耗やゆるみを遅らせ，可能な限り人工関節を温存するために，体重管理や関節への過負荷を避ける指導が重要である。例えば，一日あたり歩行歩数や段差昇降活動，重量物運搬作業，激しい運動を伴うスポーツや趣味などについてはある程度の制限が必要で，本人の生活スタイルに応

[図3] 右THA後の更衣動作の例

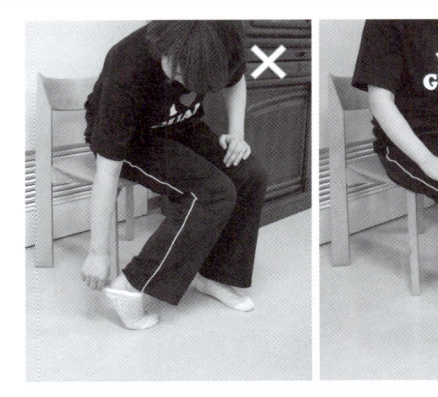

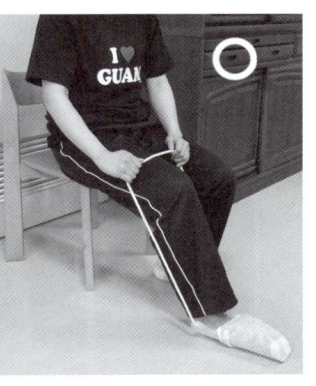

Key Word

★6 THA
Total Hip Arthroplasty（人工股関節置換術）は疼痛軽減と歩行改善によりADLとQOLの向上を期待できる手術療法の1つである。人工骨頭置換術（Bipolar Hip Arthroplasty：BHA）は大腿骨骨頭のみを人工物に置換する手術方法であり，関節症のほかに大腿骨頸部骨折の治療として選択される。THAと同様に脱臼回避のADL指導が重要である。

Key Word

★7 TKA
Total Knee Arthroplasty（人工膝関節置換術）は膝関節の疼痛軽減と歩行改善によりADLとQOLの向上を期待できる治療方法の1つである。術後は膝を捻る動作，飛んだり跳ねたりする動作，重労働の制限などのADL指導が重要である。将来的には対象者の超高齢化と肥満への対応が重要課題であろう。

[図4] 右THA後の拾い上げ動作の例

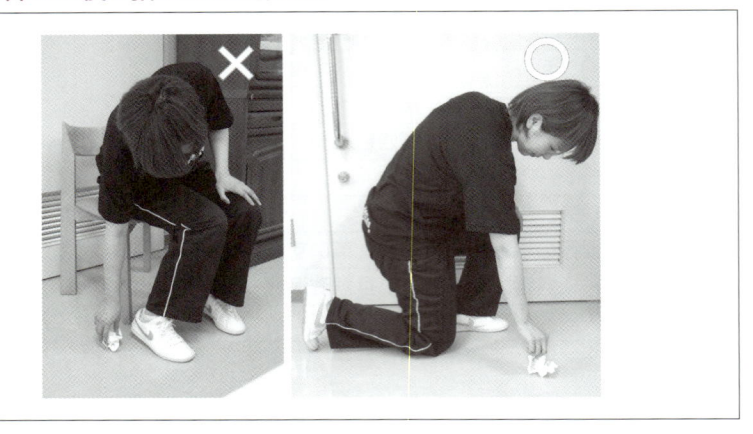

[図5] 右THA後の入浴動作の例

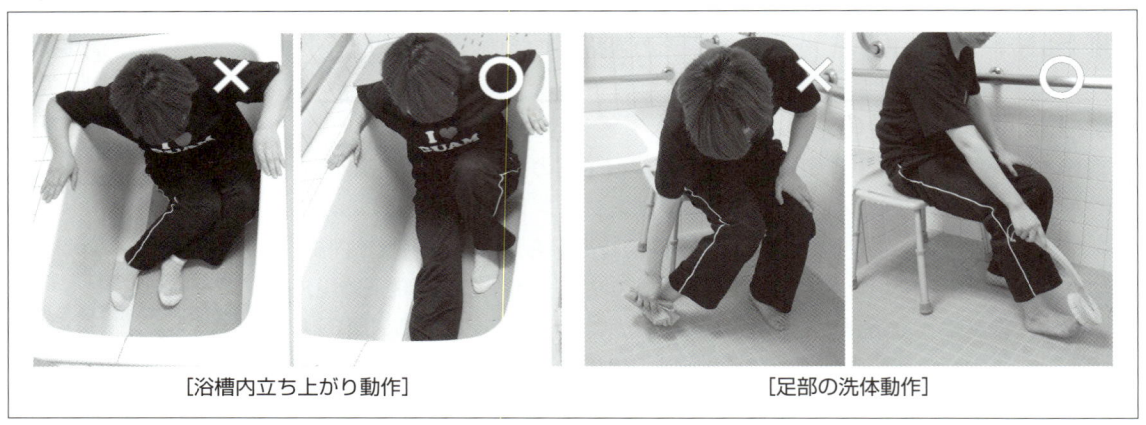

[浴槽内立ち上がり動作]　　　[足部の洗体動作]

じた指導が望ましい。

④疼痛軽減や転倒予防のためのADL指導

　骨・関節疾患では疼痛管理が大きな課題の1つである。頸部では机上作業時の姿勢指導，腰部では座位立位姿勢指導，起き上がり，寝返り等の基本動作指導，運搬動作指導を実施する［図6］。

　股関節や膝関節では座面の高さや手すりの設置等の環境整備を指導する。また，転倒予防においては，段差解消や手すりの設置が効果的であるが，居室の整理整頓や小まめな清掃（ほこりやゴミで滑りやすい）などの日常的な環境整備の指導も忘れてはならない[★8]。

　さらに，高齢者においてはロコモティブシンドロームや運動器不安定症の予防が重要であり，本人に適したADLの遂行が適度な運動量確保につながるという観点から，生活スタイル全般のチェックと指導が有効である（Column参照）。

　従来，腰椎や下肢の骨・関節疾患のリハビリテーションは運動療法がその中心であったが，高齢化社会の進行や独居老人の増加等，社会的要因の変化によって，身体機能改善のみならずADL・APDLやQOL改善のニーズが高

One Point

★8　在宅指導の重要性
転倒予防，機能低下予防，ADL・QOL低下予防の指導をどこで誰がやるべきか？病院や診療所では具体的な生活環境までは把握できにくく，指導が実際の生活に結びつかないことも少なくない。在宅や居宅サービスに従事するリハビリテーションスタッフの役割は大きいと思われる。

[図6] 腰椎疾患者のADL指導の例

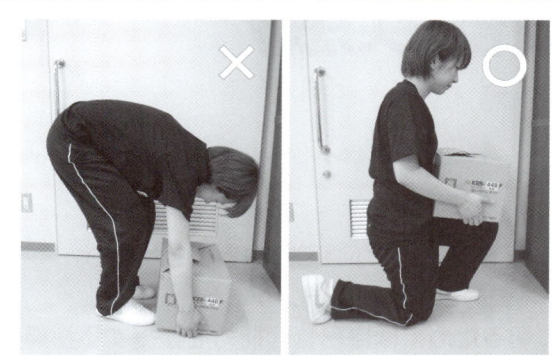

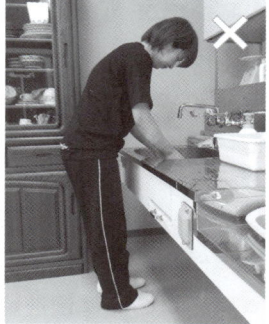

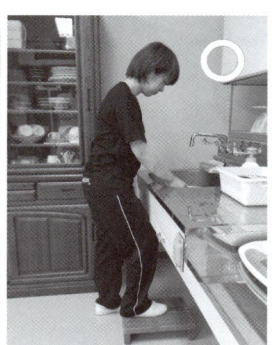

[運搬動作]　　　　　　　　　　　　　　　[炊事動作]

Column
ロコモティブシンドロームと運動器不安定症

　ロコモティブシンドロームとはより広い概念で，運動器の障害により要介護になるリスクが高まった状態をいう。認知症やメタボリックシンドロームと並び，健康寿命や介護予防を阻害する3大因子の1つとして位置づけられている。運動器不安定症は疾患概念で，運動機能低下をきたす疾患の存在，日常生活自立度判定がランクJ～A，運動機能評価テストの項目を満たすことが条件となっている。また，廃用症候群とは安静状態が長期間続くことによって発生する心身のさまざまな症状で，筋萎縮，関節拘縮，褥瘡，起立性低血圧，精神機能低下などを引き起こす。
　これらの疾患や症状を予防改善するためには，機能改善プログラムとADL治療の両面からの介入が重要となる。

まってきている。今後は，対象者の真のニーズを引き出しながら，生活スタイルに合致した作業療法士による積極的なADL治療介入がますます重要になると思われる。

（笹原　寛）

文献
○厚生労働省：平成25年国民生活基礎調査
○伊藤利之，江藤文夫編：新版日常生活活動（ADL）――評価と支援の実際．医歯薬出版，2010．
○生田宗博編：I・ADL―作業療法の戦略・戦術・技術，第3版．三輪書店，2010．
○坪田貞子編：身体作業療法クイックリファレンス．文光堂，2008．
○林正春：関節リウマチに対する生活支援術――作業療法の視点から．PTジャーナル47（3）：216－225，2013．
○笹原寛：作業療法実施手順書を使いこなそう！大腿骨頸部骨折編　IV術後の大腿骨頸部骨折に対する作業療法．OTジャーナル42（9）：964－967，2008．

5. 内部障害（呼吸器疾患）

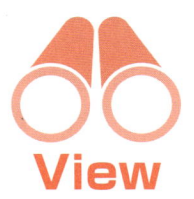

View
- 呼吸器疾患患者のADL低下は息切れが原因であることが多い。
- 息切れを誘発しやすい特徴的な動作パターンがある。
- 息切れの悪循環を断ち切るためには自己管理能力を獲得する指導が必要である。

(1)疾患・障害の特徴

One Point

★1 呼吸不全
さまざまな疾患の結果として呼吸機能が低下し，十分な酸素を臓器に送れなくなった状態を「呼吸不全」という。動脈血酸素分圧（PaO_2）が60Torr以下の状態。動脈血二酸化炭素分圧（$PaCO_2$）が45Torr未満のものを「Ⅰ型呼吸不全」，45Torr以上のものを「Ⅱ型呼吸不全」という。またPaO_2が60Torr以下の状態が1ヵ月以上持続する状態を「慢性呼吸不全」という。慢性呼吸不全を引き起こす肺の病気にはCOPD，肺結核後遺症，間質性肺炎，肺がんなどがある。

　身体障害者福祉法における身体障害のなかでは，心臓機能障害，腎臓機能障害，呼吸機能障害，膀胱・直腸機能障害，小腸機能障害，ヒト免疫不全ウイルスによる免疫機能障害，肝臓機能障害の7つを内部障害（内部機能障害）と規定している。

　呼吸機能障害[★1]は心臓機能障害，腎臓機能障害，膀胱・直腸機能障害に次ぎ4番目に患者数が多く，多彩な呼吸器疾患のなかで気管支喘息，慢性閉塞性肺疾患（chronic obstructive pulmonary disease：COPD），肺がん，呼吸器感染症は4大疾患といわれている。特にCOPDは世界的に罹患者が増加しており[★2]，WHOは2030年までには世界の死因の第3位を占めるようになると推測している[1]。ここでは日本においても社会的な問題となっているCOPDについて解説する[★3]。

　COPDは「タバコ煙を主とする有害物質を長期に吸入曝露することで生じた肺の炎症性疾患である。呼吸機能検査で正常に復することのない気流閉塞を示す。気流閉塞は末梢気道病変と気腫性病変がさまざまな割合で複合的に作用することにより起こり，通常は進行性である。臨床的には徐々に生じる労作時の呼吸困難や慢性の咳，痰を特徴とするが，これらの症状に乏しいこともある」と定義されている[2]。確定診断には呼吸機能検査（スパイロメトリー[★4]）を実施し，気道の狭窄状態（閉塞性障害）の目安となる1秒量や1秒率を測定することでCOPDの病期の指標とする［表1］。

　COPDの症状は坂道歩行や階段昇降など身体を動かしたときに息切れを感じる"労作性呼吸困難"を特徴とし，これは気流閉塞と動的肺過膨張が原因である。またCOPDは肺だけの炎症に止まらず，全身の炎症，骨格筋機能障害，栄養障害，骨粗鬆症，心・血管疾患，骨粗鬆症，抑うつなどの併存症を伴う全身性の疾患であると認識されている。感冒などの気道感染が引き金となって急性増悪を引き起こし，重篤な増悪の場合には死亡することがある。

[表1] COPDの病期分類

病期		特徴
Ⅰ期	軽度の気流閉塞	$FEV_1/FVC<70\%$ $FEV_1≧80\%$予測値
Ⅱ期	中等度の気流閉塞	$FEV_1/FVC<70\%$ $50\%≦FEV_1<80\%$予測値
Ⅲ期	高度の気流閉塞	$FEV_1/FVC<70\%$ $30\%≦FEV_1<50\%$予測値
Ⅳ期	極めて高度の気流閉塞	$FEV_1/FVC<70\%$ $FEV_1<30\%$予測値, または$FEV_1<50\%$予測値でかつ慢性呼吸不全あるいは右心不全を合併

＊1秒量（FEV_1）：最大吸気位より最大限の努力で呼出したときの最初の1秒間で吐き出せる息の量
＊1秒率（$FEV_1\%$）：FEV_1値をFVC値で割った値
＊努力肺活量（FVC）：思い切り息を吸ってから強く吐き出したときの息の量

> **One Point**
>
> ★2 世界COPDデー
> COPD啓発に向けた活動を医学会，専門医，患者団体などが協力して行っていこうという主旨で，2002年世界的な組織GOLD（Global Initiative for Chronic Obstructive Lung Disease）はCOPDデーを定め，毎年11月中旬の水曜日の1日を「世界COPDデー」としている。

(2) ADL・APDLの障害像

　COPD患者の主症状は労作時の息切れである。呼吸困難感のため活動を制限することで運動機能や心循環系の効率低下といった二次的障害が引き起こされ，日常生活や社会生活に大きく影響を及ぼしQOLの低下を招く[3][図1]。このような息切れの悪循環を断ち切るためには，患者自身が自己管理能力を獲得できるような指導が必要となる。

　COPD患者がADL障害を生じる要因は動作自体の遂行ができないというよりは，動作に伴う息切れや疲労などの自覚症状による場合が多い。息切れを誘発するADL・APDL動作として，上肢挙上，体幹の屈み，腹圧をかける，

[図1] COPD患者の身体，精神状態への影響（息切れの悪循環）

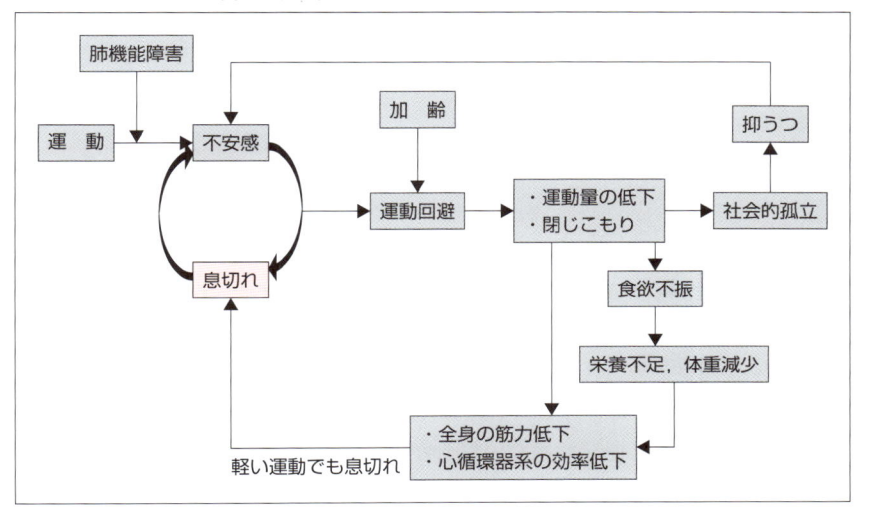

> **One Point**
>
> ★3 日本のCOPD患者
> 2011年，世界のCOPDによる死亡者数は死因の第9位を占め増加傾向にある。日本では1980年ごろまでタバコ消費量の増加が続き，約30年遅れでCOPDの死亡者数が増加している。大規模な疫学調査研究NICEスタディ（2001年）によると，日本人の40歳以上のCOPD有病率は8.6％で，患者数は530万人と推定されており，未診断，未治療の患者が多数潜在していると思われる。

Key Word

★4 スパイロメトリー
呼吸機能検査で最も基本的な検査法であり，肺気量中の容積−時間曲線を分析する。肺活量と息を吐くときの空気の通りやすさを調べる。COPDでは閉塞性障害のため息が吐き出しにくく，気管支拡張剤吸入後の1秒量（FEV_1）を努力肺活量（FVC）で割った1秒率（$FEV_1\%$）の値が70％未満のときCOPDと診断される。COPDの病期は1秒率と1秒量に基づいて分類される。

[表2] COPD患者が息切れを生じる特徴的な生活動作パターン

動作	具体例	理由
上肢帯の挙上，上肢の伸展	・洗髪 ・上衣の着脱 ・高い所に手を上げる	呼吸補助筋の働きを制限，胸郭の動きを制限することにより上肢帯が周囲筋に固定され，呼吸補助筋の作用が阻害される。
体幹を前屈する動作	・しゃがむ ・靴・靴下・ズボンをはく ・床から物を拾う ・足を洗う	横隔膜，腹筋群の働きを制限するため（腹部を圧迫することにより横隔膜，腹筋群の動きが制限される）。
息止めをする動作	・排便 ・洗顔 ・重い物を持ち上げる	呼吸のペースが乱れる。また，息止め後の呼吸調節には時間を要するため，十分な呼気の時間が得られない。上肢に力を入れるとき胸郭を固定するため，息こらえの状態になる。
上肢を使用した反復動作	・歯磨き ・窓拭き，拭き掃除 ・入浴時の洗体 ・掃除機をかける	リズムがつきやすいため，動作が速くなりやすい。上肢の粗大動作のため，呼吸しにくい。

上肢の反復使用など，横隔膜，腹筋群，呼吸補助筋の動きを制限する動作，息止め（息こらえ）動作などが知られている [表2]。

呼吸の際に健常者では横隔膜が優位に働くのに対し，COPD患者では補助呼吸筋と腹部呼気筋をより多く使用する[4]。また，上肢を挙上することにより横隔膜への負荷の増加，吸気時に胸腹部のdyssynchronous breathingを生じ，易疲労となる[5]。COPD患者は健常者に比べ上肢挙上ではより多い代謝・換気需要を生じ[6]，さらに基礎代謝量が高く[7]，日常での総エネルギー消費量も高いと報告されている[8]。

食事動作においてもCOPD患者では息切れを訴えるものが多くみられ，栄養状態も良好ではない。COPD患者の低体重は代謝量が高いことに加え，咀嚼・嚥下時は通常とは異なる呼吸パターンをとることによる息切れや[9]，低酸素血症のため胃の働きが悪くなり，さらに運動制限により食思不振が生じたり，摂食により拡張した胃が横隔膜の動きを妨げ，副交感神経緊張も加わり息切れが増強することなどが考えられる。

(3) 評価

Key Word

★5 パルスオキシメーター
プローブを指先や耳などに付けて，侵襲せずに脈拍数とSpO_2をモニターする医療機

患者の中には動作時の軽度の息切れでは動作に問題があると認識していないことがあり，実際の動作の中で問題点を明らかにし，問題意識を共有する必要がある。また，息切れを感じながらも何とか普段の生活は介助なしに行っている患者にとっては，自立度主体のADL評価表では天井効果を示し，ADL上の問題点を的確に把握できない場合がある。

それゆえ，COPD患者のADL評価では，自立度の評価に加え，動作の速度

やパターン，動作時の呼吸困難感，酸素吸入の有無と吸入酸素量も評価項目に含まれた疾患特異的ADL尺度[10]~[13]を使用する。

実際のADL動作の評価を行う際には，動作時の経皮的動脈血酸素飽和度（SpO_2），脈拍の安全な許容範囲（Safe Range），および酸素を使用している場合は，処方されている酸素流量を確認する。パルスオキシメーター★5を用いたSpO_2，脈拍の動作中の変動，安静時と同値に回復するまでに要する時間の測定や，Borgスケールによる自覚症状や呼吸数の変化，呼吸パターン，動作時の環境条件，使用酸素量などを記録する。さらに遂行動作については，動作方法，速度，姿勢，表情，呼吸との同調性などについて評価する。

> 器。酸素飽和度は体に輸送される酸素量の指標の1つであり，酸化ヘモグロビンと還元ヘモグロビンの存在比から酸素飽和度を求めている。健常者のSpO_2は概ね96～99％の範囲にある。

(4) 問題点

COPD患者はセルフケアなどの基本的ADLの低下が顕著であることから，応用動作となる家事動作，外出や余暇などのAPDLはさらに困難な状態となっている。

このようにADLやAPDLが制限されると身体面のみならず，意欲の低下，抑うつ傾向など精神・心理面にも深刻な影響を及ぼすため，社会的側面にまでわたる生活全般へのきめ細かな指導が求められる。

また，在宅酸素療法（HOT）を行っている患者のなかには重症度にかかわらず，処方どおりの酸素量を使用していない患者がいる。これは酸素ボンベ携帯での動作の煩雑さ，酸素使用への羞恥心，短時間だったら酸素を使用しなくても自覚症状が出現しないなどの理由が考えられ，生命予後への影響などを考えた場合に極めて重大な問題といえる。

このように呼吸リハビリテーションでは運動機能の向上とともにADL，さらに家事動作，買い物，外出，公共交通利用，趣味や余暇活動，就労などAPDLまでも考慮したプログラムに発展させていく必要がある。

(5) 治療計画

息切れを誘発しやすい特徴的な動作パターンがあることから，日常生活のなかではそのような動作パターンをできるだけ避けることを考えて以下の視点をプログラムに組み込む。

- 呼吸法を取り入れ，呼吸仕事量の軽減を図る（口すぼめ呼吸★6，息こらえを避ける，呼吸と動作を同調させる等）。
- エネルギー節約の行動パターンを指導する（息切れを生じにくい動作方法，動作の簡略化，計画的で無駄の少ない行動，疲れにくい姿勢等）。
- 動作スピードの調整や動作の途中で休憩を入れる（動作はゆっくりと同じスピードで行う，動作完了後は安静状態に戻ってから次の動作を行う等）。

> **Key Word**

★6 口すぼめ呼吸
息切れ軽減の呼吸法。閉塞性呼吸器疾患では末梢気管支の内径が細くなり気流閉塞を起こしやすくなっているため、呼気時には動的な狭窄により気流閉塞が増強し、肺胞内ガスが呼出されにくくなる。口もとを閉めて呼気努力をすることによって肺内の気管支内圧を高めることで、閉塞を起こしていた気管支部位がその圧で広がり、末端に閉じこめられていた肺胞のガスを出しやすくなる。

- 環境を整備する（居住環境，道具利用等）。
- 運動耐容能を上げる。　等

①食事動作

　体重減少，低栄養状態のある患者では，呼吸器感染症や呼吸不全を発症しやすくなる。効率的で栄養バランスの良い食事をできるだけ楽に摂取できる方法を考えることが必要である。摂食による胃の拡張によって横隔膜が押し上げられ息苦しさを感じる場合は，一度の食事量を調整し，少量を頻回に疲労感の少ないときにとるようにする。食欲のないときは，カロリーの高いものから食べるようにする。水分制限がない場合は，十分な水分摂取を心がけ，腹の中でガスを発生したり，消化に時間がかかる食物はなるべく避けるようにする。

②入浴・洗髪動作

　入浴は更衣・洗顔・洗体・洗髪などの複合動作であり，上肢の使用・前屈姿勢といった動作が含まれるため，これらの動作を極力回避するような工夫を考える。更衣は無理に脱衣所で行うことを考えず，入浴後もリラックスしてからゆっくり別室で着替える方法もある。

　浴室内では低すぎない椅子を用いることで，体幹を前屈させることによる横隔膜や腹部の圧迫を軽減させられる。浴槽に入る前には十分休憩をとり，ゆっくりと息を吐きながら立ち上がり，浴槽をまたぎ，湯につかる。肩まで湯につかって息苦しいときは，半身浴やシャワーで負担を軽くする。洗髪は体幹を前屈させ，両上肢を頭上まで挙上させながらの反復動作が一般的であるため，体幹を前屈させず上肢をできるだけ低い位置で動作することを考える。シャンプーハットを使用すると頸部・体幹の屈曲を最小限にした動作が可能となる。浴室の換気にも注意を払う。

③トイレ（排泄）動作

　排便時の「力み」は息止め動作となるため，酸素負債を起こし，終了後の酸素消費の増加は息切れを増強することがある。なるべく腹圧をかけないように洋式便器を使用するとともに，普段から便秘の防止に努め，「力む」ときは息を吐きながら，一度に力まず，ゆっくりと何回も繰り返すような方法を指導する。

④更衣動作

　更衣動作の原則は，椅子に座ってゆっくり行うことである。伸縮性のある着脱しやすい服を選ぶ。上衣の着脱はできるだけ上肢の挙上範囲を減少する方法をとる。下衣の場合は，椅子に座り，体幹が前屈しないように呼気に合わせて片足を通し，呼吸を整えてから他方の足を通す。

⑤歩行・階段

　負荷の大きな動作であるため，自分に合った呼吸リズムと歩行リズムを同

調させた感覚をつかみ，習慣化することが重要である。口すぼめ呼吸や横隔膜呼吸で楽に歩ける呼気と吸気のリズムを見つけ，最初のうちは呼気：吸気の割合を意識しながら（例えば，呼気：吸気＝2：1の割合）歩くとよい。階段昇降は呼吸と足の動きを同調させて行うが，呼気時だけ昇り，吸気時は立ち止まり休んでもよい。途中で休憩を入れながら，呼吸を調整させる習慣をつける。

最後に，ADL・APDL指導の具体例を表にまとめる［表3］。

[表3] 日常生活における動作の工夫

食　事	・テーブルの高さを調整する（テーブルが低すぎると前屈姿勢により腹部を圧迫し，高すぎると上肢帯の挙上が必要となる）。
整　容	・歯磨き・洗顔はできるだけ椅子に座って行う（洗面台の高さは上肢の動きに支障をきたさない位置にくるように椅子の高さなどで調整する）。
洗　体	・上肢を洗う：口すぼめ呼吸で呼気時に体幹から末梢（手先）に向かい力を入れ，戻すときはゆっくりと力を入れずに行う。 ・背中を洗う：上肢の動作範囲を最小限にできるようにタオルを長くリフォームしたり，入浴用福祉用具の長柄のブラシを利用する。 ・下肢を洗う：片足を対側大腿部に上げて，前屈姿勢による腹部の圧迫を防ぐ。また，柄付きブラシを用いるのも便利である。
更　衣	・上衣の着脱：丸首の服は，両上肢を先に袖に通してから頭を通して着るようにし，脱ぐ場合も先に上肢を袖から抜いてから頭を抜くと上肢の挙上範囲を減少できる。前開き上衣の場合も同様に，両上肢を袖に通してから上衣を肩まで引き上げる。 ・下衣（ズボン・スカート）をはく：椅子に座り，体幹が前屈しないように呼気に合わせて片足を通し，呼吸を整えてから他方の足を通す。両下肢を通した後，膝位置くらいまで引き上げてから，呼気でゆっくり椅子から立ち上がり，腰まで上げる。
棚から物を取る	・普段から使用頻度の高いものは低い位置に置くようにすると，出し入れするときに上肢を頭上に挙げた状態を続けずにすむので，エネルギーの節約となる。
靴・靴下を履く	・靴や靴下を履くときは，腹部の圧迫を防ぐため，椅子に座り，呼気に合わせて片足を対側大腿部に上げ，足を組んだ姿勢で履く。
炊　事	・酸素使用者はできるだけ電気調理器などを使用する。 ・調理で火気を使用しなければならない場合は，火傷や火災に十分注意しながらも酸素は吸いながら行う（カニューラがコンロなどの火器に触れないよう頭の後ろで調整する，エプロンの中を通すなどの工夫をする）。
掃　除	・床は手で拭かず簡易モップなど，立って軽く拭ける器具を使用する。 ・掃除機は上肢の動きでホースを前後に動かすより，体重移動を利用して身体全体を前後に動かすことで，スピードも速くならず負荷が軽減される。
洗　濯	・洗濯ネットに小分けにして洗濯物を入れ，楽に取り出せるような工夫をする。 ・洗った洗濯物の移動方法，物干しの高さや洗濯物を入れたカゴを置く位置の高さなどを調整する。

Column
公共交通機関の利用

　平成18年に交通バリアフリー法とハートビル法を合体し，ユニバーサルデザインの考え方を取り入れた「バリアフリー新法」が施行された。公益財団法人交通エコロジー・モビリティ財団では，高齢者，身体障害者が自由に外出ができるよう公共交通機関を円滑に利用する移動支援のためのインターネットによるバリアフリー情報「らくらくおでかけネット」を提供している。これによって駅構内のバリアフリー情報や身体的負担の少ない乗り継ぎ情報に加えて，自宅から駅まで，あるいは駅から先の目的地までの輸送サービスの情報提供，検索が可能となった。

　ここでは，①駅・ターミナル情報の提供，エレベーター等の設置による段差の解消状況，身障者対応型トイレの設置状況などを情報提供，②乗り換え案内情報の提供，③駅案内図の提供，④各交通事業者等のホームページと相互リンク，⑤パソコン版のほか，携帯版（簡略版）等が掲載されており，車いす単独での利用も可能にする支援となっている。

　HOT患者の場合，多くの公共交通機関は携帯ボンベが携行可能である。JR，私鉄，地下鉄，バス，タクシーは酸素ボンベ2本まで（禁煙席），フェリーや船は船長の許可が必要である。飛行機の場合は，酸素ボンベは航空手荷物では「危険品」に該当するので，医療を目的として用いる場合のみ航空輸送が認められる。日本の航空会社国内線であれば酸素ボンベの機内持込みが可能であるが，携行するには手続きが必要となるので，医師に相談のうえ航空会社もしくは旅行会社に問い合わせてみる。国内旅行に関しては，日本全国にネットワークがあり，旅先の宿へは酸素メーカーが機器を直送してくれるため，主治医の承諾を得て旅先に酸素ボンベを準備する。現地の医療機関や酸素業者との連携ができていれば海外旅行へ行くことも可能であるが，海外の航空会社のなかには，酸素ボンベの機内持込みができないところもあるので事前の確認が必要である。

（後藤葉子）

文献

1) Gulsvik A : The global burden and impact of chronic obstructive pulmonary disease worldwide. Monaldi archives for Chest Disease 56 : 261－264, 2001.
2) 日本呼吸器学会COPDガイドライン第4版作成委員会編：COPD（慢性閉塞性肺疾患）診断と治療のためのガイドライン，第4版．日本呼吸器学会，2013.
3) 後藤葉子・上月正博・渡辺美穂子他：慢性肺気腫患者の身体的因子とQOL．日呼管誌 8：258－264, 1999.
4) Epstein SK, Celli BR, Williams J, et al. : Ventilatory response to arm elevation. Am J Respir Crit Care Med 152 : 211－216, 1995.
5) Celli BR, Rassulo J, Make BJ : Dyssynchronous breathing during arm but not leg exercise in patients with chronic airflow obstruction. N Engl J Med 314 : 1485－1490, 1986.
6) Baarends EM, Schols AMWJ, Slebos D-J, et al.：Metabolic and ventilatory response pattern to arm elevation in patients with COPD and healthy age-matched subjects. Eur Respir J 8：1345－1351, 1995.
7) Goldstein SA, Thomashow BM, Kvetan V, et al. : Nitrogen and energy relationships in malnourished patients with emphysema. Am Rev Respir Dis 138 : 636－644, 1988.
8) Baarends EM, Schols AMWJ, Pannemans DLE, et al. : Total free living energy

expenditure in patients with severe chronic obstructive pulmonary disease. Am J Respir Crit Care Med 155 : 549−554, 1997.
9) Schenkel NS, Burdet L, Muralt B, et al. : Oxygen saturation during daily activities in chronic obstructive pulmonary disease. Eur Respir J 9 : 2584−2589, 1996.
10) 千住秀明:呼吸リハビリテーション入門―理学療法の立場から,第4版. p77, 神陵文庫, 2004.
11) 後藤葉子・上月正博・渡辺美穂子他:在宅肺気腫患者のADL障害を詳細に捉えるための新しい在宅ADL評価表の開発. 総合リハ28:863−868, 2000.
12) 児玉信夫・土田由佳・阿方裕他:在宅酸素療法患者に対するADL評価表の検討. 作業療法21:134−140, 2002.
13) 與座嘉康・北川知佳・田中貴子他:慢性呼吸器疾患患者における上肢の日常生活動作評価表の作成. 日呼管誌13:365−372, 2003.

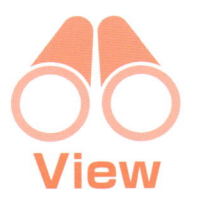

6. 統合失調症

View

- 統合失調症のADL・APDLの障害は，運動機能の障害ではなく，個人生活から就労を含む社会生活全般にわたる，生活の方法の障害を起因とする生活障害であることである。
- 評価の特徴は，基本動作を「しない・できない」というものではなく，活動を行う習慣や管理能力など生活技術の評価が中心となる。
- 問題点を整理するには，家族と生活する場合，施設で生活する場合，単身で生活する場合などの退院後の生活スタイル別に考える必要がある。
- トレーニングは，行動の習得が目的となり，それには，その重要性を理解させることである。

（1）疾患・障害の特徴

> **One Point**
>
> ★1 統合失調症の予後
> 多くの研究によれば，統合失調症の予後は，完全寛解，不完全寛解，軽快，未治に分類され，未治は約25％にとどまり，残りの約75％が社会で生活できる可能性を有している。

統合失調症は，主として思春期に発病し[★1]，特徴的な思考障害，自我障害，感情障害，人格障害などを主徴とし，多くは慢性に経過する原因不明の精神病である。国際疾病分類[1]（ICD-10）では，統合失調症，統合失調症型障害および妄想性障害というカテゴリーに分類され，精神疾患の診断・統計マニュアル[2]（DSM-5）では統合失調症およびほかの精神障害に分類されている。

統合失調症の基本的症状は，ICD-10による規定では，思考と知覚の根本的，特徴的な歪曲，および不適切で鈍麻した感情によって特徴づけられ，経過中にある種の認知障害を生じることがあるが，通常の意識の清明さと知的能力は保たれているとされている。また，周りの状況把握や学習障害の原因となる注意障害などの認知機能の障害が存在する。

統合失調症の主な病型としては，妄想型，破瓜型，緊張型，分類不能型がある。

- **妄想型**：認知機能や感情が比較的保たれているなかで，顕著な妄想や幻聴が存在する病型である。
- **破瓜型**：DSM-Ⅳ-TRの解体型に相当する病型で，20歳前後の青年期に発症し，能動性減退，感情鈍麻が徐々に進行し，慢性の経過をたどる予後不良の病型である。
- **緊張型**：20歳前後に急性に発症し，意欲・行動面の異常からなる緊張病症候群を呈し，寛解と再燃を繰り返す周期性の経過をたどる病型である。
- **分類不能型**：上記のどれにもあてはまらないもの。

(2) ADL・APDLの障害像

　統合失調症のADL・APDLの障害は，脳卒中に代表される身体障害と異なり，彼らの運動機能に障害はないということが特徴的である。言い換えれば，身体機能障害のADL・APDL障害は，運動機能障害に起因するのに対し，統合失調症のADL・APDL障害は，彼らの生活の仕方に起因するということである。このことについて臺[3]は，「生活障害」と表現した。

　生活障害とは，❶日常生活の仕方のまずさ，❷人付き合い，挨拶，他人に対する配慮や気配り等の対人関係のまずさ，❸きまじめさと要領の悪さの共存による仕事の飲み込みの悪さ，習得の遅さ，手順への無関心，能率・技術の低さによる仕事面での適応のまずさ，❹再発と軽快を繰り返すために生活面の安定性を欠くこと，❺生きがいの喪失，動機づけの乏しさを指している[3]。

　ここで述べられた生活障害は，統合失調症患者の個人生活から就労を含む社会生活全般にわたる障害であり，本書のテーマであるADL・APDLより大きな概念となっている。そこで，本稿では，前述の生活障害のなかの❶日常生活の仕方のまずさ，❷対人関係のまずさに焦点をあてる。

(3) 評価

　統合失調症は精神の疾患であり，運動機能に異常はなく，ADL・APDL遂行に必要な各動作遂行にも異常はない。統合失調症患者のADL・APDL障害は，食事，整容，更衣，入浴など，それぞれの活動遂行に必要な基本動作は可能であるにもかかわらず，「しない・できない」というのが特徴である。そして，ADL・APDLをしないことによって，対象者自身の生活が乱れ，社会のスケジュールに適応できず，生活破綻をきたす状態となっていることが多い。

　したがって，統合失調症患者の日常生活活動の評価は，食事，整容，更衣，入浴などの各動作ではなく，それらの活動を行う習慣や管理能力などの生活技術の評価が中心となる。

　統合失調症患者の生活技能を評価するツールとしてREHAB[4]があり，生活技術を，セルフケア，言葉のわかりやすさ，社会的活動，社会生活の技能に分類し，評価を行っている。別の生活技能を評価するツールであるLASMI[5]は，生活技術を，日常生活，対人関係，労働・課題の遂行，持続性・安定性，自己認識に分類して評価を行っている。

　これらの項目で，身体障害領域のADL・APDLに対応する項目は，セルフケア（REHAB），日常生活（LASMI）となり，具体的な評価項目として，食事の仕方，整容，身支度，所持品の整頓，日常生活に関する自発性がある。

これらは，われわれが日常無意識に行っていることが多く，観察するときには特に自分の生活を意識化する必要がある。

- a．**生活のリズム**
  起床時間と就寝時間は規則的か，食事は朝昼晩と規則正しくとれているか。
- b．**食事の仕方**
  栄養に配慮したバランスの良い食生活ができるかどうか，食べこぼしなく食べられているか。
- c．**整容**
  洗顔，洗髪，整髪，化粧などが適切にできるかどうか。
- d．**身支度**
  社会的に受け入れられる服装ができるか。
- e．**所持品の整頓**
  所持品の整理整頓ができているか，頻繁に紛失することはないか。
- f．**コミュニケーション**
  話し言葉は明瞭か，話の内容は適切か，場に即した挨拶ができるか。
- g．**服薬の管理**
  服薬を飲み忘れることなく実行できるか。
- h．**時間の管理**
  社会のスケジュールに合わせることができるか。
- i．**金銭の管理**
  金銭を計画的に使うことができるか。

(4)問題点

統合失調症の問題点を考えるときに，入院に至った理由を考えることが重要である。統合失調症患者が入院する原因として，❶患者本人が社会生活を続けられなくなった，❷家族や近所の人々が患者の社会生活を許さなかった場合の2つが考えられる。

❶の場合は，幻覚や妄想に自分自身が怯えたり不安が強くなったりすることによって社会生活を営めなくなるものであり，❷の場合は，幻覚や妄想などによって家族や近所の人とトラブルを起こして入院する場合である。どちらの場合も，社会生活が送れなくなったという点で共通している。

また，患者が退院する場合，一人暮らしの場合には前述のADL・APDLの自立が求められる。家族と生活する場合には，ADL・APDLについては必ずしも自立する必要はなくなる。さらに，高齢化が進行している現在の状況では，福祉ホームやグループホームなどの施設入所も選択肢の1つとなる。この場合は患者のADL・APDLのできない部分を施設がどこまで補完するのかということが問題となる。このように，問題点を整理するときには，退院後の生活スタイルを考慮する必要がある。

以下に，統合失調症患者の退院後の生活スタイル別のADL・APDLの問題点を簡単に列挙する。

①家族と生活する場合

　家族と生活する場合には，食事・金銭・服薬管理などの面については，家族による代行が期待できる。残りのADL・APDLについても必ずしも自立する必要はないが，自立することによって家族の負担が軽減される。ここで，最も注意するべきことは，家族との人間関係である。家族との人間関係を悪化させる問題としては，以下が考えられる。

- 生活リズムが不規則となり，家族のリズムと合わなくなることによって，コミュニケーションが減少し，関係が希薄となる。
- 身の回りの整理整頓ができないことによって家族がイライラしてくる。

②グループホームで生活する場合

　グループホーム★2では，相談その他の日常生活上の援助のほか，入浴，排泄または食事等の介護を受けることができる。しかしながら，投薬などの医療サービスは対象外となるので，服薬管理能力を有することが必要となる。服薬を怠ると，再発のリスクが高まり，施設での生活継続が困難となる可能性が高くなる。グループホームで生じる問題点としては以下が考えられる。

- 怠薬による精神症状の再燃
- コミュニケーション不足による利用者からの孤立

③単身で生活する場合

　単身で生活する場合には，食事から服薬管理，金銭管理に至るすべてのことを自分で行う必要がある。食事については，自分でつくれなくても，コンビニで弁当を買ったり，食事の宅配サービスを利用したりできれば問題はない。ここで最も重要となることは服薬管理能力である。それに加えて，電気代や水道代などの支払いについても自分で行う必要があるため，金銭管理能力も重要となる。単身生活で生じる問題点としては，以下が考えられる。

- 怠薬による精神症状の再燃
- 整理整頓ができないことによる私物の紛失などによる生活の支障
- コミュニケーション不足による近所や地域からの孤立

> **One Point**
>
> ★2　グループホーム
> 障害者自立支援法において居宅サービスとして，グループホーム（共同生活援助）とケアホーム（共同生活介護）があったが，同法が障害者の日常生活及び社会生活を総合的に支援するための法律（障害者総合支援法）として改正されるに伴い，平成26年4月1日より両サービスはグループホームに一元化され，グループホームにおいて入浴，排泄または食事の介護が実施されるようになった。

(5) 治療計画

　統合失調症は，脳卒中などの身体障害と異なり，各動作ができないわけではない。したがって，ADL・APDLトレーニングは，動作の習得ではなく，行動の習得が目的となる。行動の習得は，行動を反復するだけではなく，その重要性を理解させなければならない。そして，その行動習得のために作業療法士と対象者との信頼関係が必須となる。したがって，対象者と作業療法士との間の信頼関係の構築は最初に行われなければならない。

　統合失調症患者のリハビリテーションゴールとして，❶家族と生活する，

❷施設で生活する，❸単身で生活するという3つを提示した。ここではそれぞれのゴールに向けた治療計画について述べる。

①家族と生活する場合
- 生活のリズムを整える目的で作業療法についてスケジュールを患者とともに決めて，実行する。
- 食事や整容などの身辺管理に関する話題を通して，その重要性を意識させる。
- 調理トレーニングや洗濯など，身辺管理についてのトレーニングを実際に行う。

②グループホームで生活する場合
- 服薬の重要性について説明する。
- 生活のリズムを整える目的で作業療法についてスケジュールを患者とともに決めて，実行する。
- 食事や整容などの身辺管理に関する話題を通して，その重要性を意識させる。
- 調理トレーニングや洗濯など，身辺管理についてのトレーニングを実際に行う。

③単身で生活する場合
- 服薬の重要性について説明する。
- 金銭管理について，家計簿等を使って金銭に対する意識を高めるとともに，管理についての指導を行う。
- 生活のリズムを整える目的で作業療法についてスケジュールを患者とともに決めて，実行する。
- 食事や整容などの身辺管理に関する話題を通して，その重要性を意識させる。
- 調理トレーニングや洗濯など，身辺管理についてのトレーニングを実際に行う。

(小山内隆生)

文献
1) 融道男他監訳：ICD-10精神および行動の障害──臨床記述と診断ガイドライン，新訂版．医学書院，2005．
2) 日本精神神経学会監，高橋三郎他監訳：DSM-5精神疾患の診断・統計マニュアル．医学書院，2014．
3) 臺弘：慢性分裂病と障害概念．臨床精神医学14：737-742，1985．
4) Roger Baker・John N Hall著，田原明夫他訳：Rehab精神科リハビリテーション行動評価尺度．三輪書店，1994．
5) 岩崎晋也：精神障害者社会生活評価尺度の開発──信頼性の検討（第1報）．精神医学36：1139-1151，1994．

7. 認知症

- 認知症は脳の病気であり，原因疾患がある。
- 近時記憶，エピソード記憶の低下と物盗られ妄想が多い。受容的に接する。
- 比較的残存している遠隔記憶や手続き記憶をリハビリや生活に活かす。

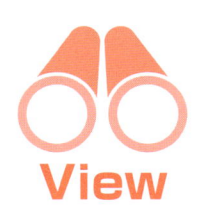

認知症[★1]とは，①脳に器質性の異常があって，②記憶や言語など複数の認知機能が，③後天的に障害された状態で，④それが慢性に持続し，⑤その結果，社会生活活動の水準の低下をきたした状態をいう[1]。

(1) 疾患・障害の特徴

■――アルツハイマー病[1)~3)]

アルツハイマー病（Alzheimer's disease）は，徐々に進行して悪化する原因不明の神経変性疾患である［図1］。認知症の原因として最も多い。脳卒中の合併がなければ麻痺などの身体症状は伴わず，また，初期にバランス障害は伴わない。物忘れは初期からみられ，近時記憶，特に昨日の出来事などのエピソード記憶が低下する。「財布が盗まれた」などの物盗られ妄想がみられ

> **One Point**
>
> ★1 認知症の有病率
> 65歳以上の認知症の有病率は，海外の報告では2.4～8.2％，日本の報告では3.8～11.0％である[4)]。MRIを用いた詳細な報告では，地域在住高齢者のうち，75歳以上の最近のデータでは12.4％であった（宮城県栗原市）[5)]。

[図1] アルツハイマー病の進行

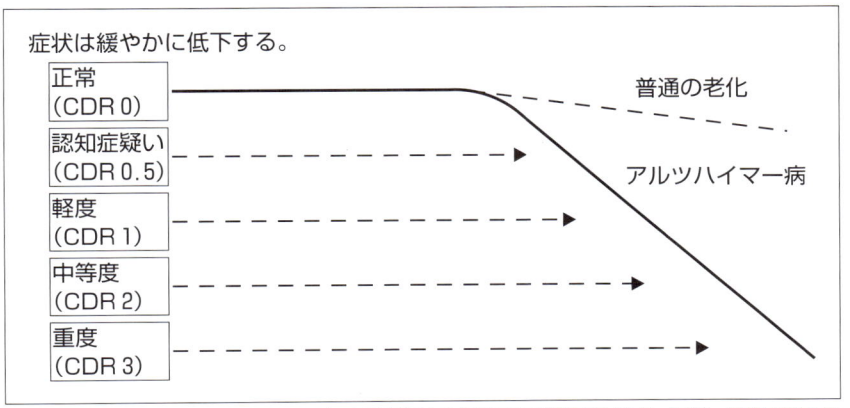

症状は緩やかに低下する。

| 正常（CDR 0） |
| 認知症疑い（CDR 0.5） |
| 軽度（CDR 1） |
| 中等度（CDR 2） |
| 重度（CDR 3） |

普通の老化
アルツハイマー病

＊CDR（Clinical Dementia Rating）とは認知症の重症度を評価する検査。正常～重度まで5段階ある。

> **One Point**
>
> ★2 若年性アルツハイマー病
> 映画「明日の記憶」は65歳未満の若年性アルツハイマー病患者とその家族の物語で、アルツハイマー病の症状が詳細に描かれている[6]。

ることがある。一見正常に見えるが、病気として対処する必要がある★2。グループ療法への適応は比較的良い。

■──血管性認知症[1)〜3)]

血管性認知症（vascular dementia）は、脳血管障害の後、認知症が発症する。麻痺や感覚障害など身体機能障害を伴いやすい。精神運動遅延や遂行機能障害がみられる。言葉の表出の低下があるが、内面の人格は保持されているので、接し方に注意する。治療やリハビリテーションによって改善が期待できる。再発の予防、危険因子のリスク管理が重要である。

血管性認知症の分類には、多発梗塞性脳梗塞、戦略的重要部位の梗塞（視床、尾状核頭など）、皮質下血管性認知症、ビンスワンガー病がある。

■──レビー小体型認知症[2)]

レビー小体型認知症（dementia with lewy body disease：DLB）は認知症に加えてパーキンソン症候群、幻視を伴う精神症状を特徴とする認知症であり、徐々に進行して悪化する。初期からバランス障害、転倒を伴いやすいなどパーキンソニズムを伴うことが多い。リアルで「夢を見ているような」幻視があり、「あそこに牛がいる」など動物などが見えることがある。また、症状に変動がみられる（○○モード（例　仕事モード）に入ったなど）。レム睡眠行動異常が現れることがある。

■──前頭側頭葉変性症[2)]

前頭側頭葉変性症（frontotemporal dementia：FTD）は、前頭葉や側頭葉の変性に伴って生じる認知症であり、徐々に進行して悪化する。代表的なものにピック病がある。初期に人格変化がみられ「人が変わった」といわれることがある。行動異常があり、反社会的行為、脱抑制、「わが道を行く行動」（本人は悪気がないが店のお菓子を取って勝手に食べてしまうなど）がみられる。ただし、初期の知的機能（記憶など）は正常なことがある。

意味性認知症（semantic dementia：SD）は、徐々に進行して悪化する。言葉の意味が障害され、「鉛筆って何ですか？」などと単語の意味を聞き返してくる。人格変化を伴うこともある。

(2) ADL・APDLの障害像

認知症のADL・APDLは、以下の認知機能の低下により、日常生活の管理や遂行の障害だけでなくコミュニケーションなど生活全体に障害がみられる。

■──認知症の認知機能障害の特徴[1)〜3)]

①見当識障害：今の季節、年、月、日、曜日、場所を誤る。

②記憶障害（健忘）：ついさっきのことを忘れる。近時記憶，エピソード記憶の低下がみられる。比較的，遠隔記憶や手続き記憶は残存している。
③注意の低下：複数の対象があると集中できない。
④言語障害：単語が出にくい（喚語困難）。理解力の低下がみられる。
⑤行為の障害：道具がうまく使えない（観念失行）。道具の使い方が想起できない（観念運動失行）。
⑥視空間性機能の低下：描画能力の低下がみられる。
⑦遂行機能障害：計画を立てる，順序立てるなどが障害される→家事や地域活動などが低下する。
⑧判断力が低下し，状況判断が困難になる。
これらの能力が低下すると，混乱や不穏の原因につながることがある。

■ 認知症の行動心理学的症候
(behavioral psychological symptoms of dementia：BPSD) [1)～3)]

妄想（もの盗られ妄想など），幻覚（幻視，幻聴など），行動障害（徘徊，無目的な行動など），攻撃性（暴言，暴力など），日内リズム障害（不眠など），感情障害（悲哀，抑うつなど），不安・恐怖（間近な約束や予定に対する不安など）がある。これらは環境によって改善できる場合がある。また，薬物療法が効く場合がある。

■ 評価 [7)～10)]

●認知症のスクリーニング検査（質問紙法）
簡易検査として，Mini-Mental State Examination（MMSE），長谷川式簡易知能評価スケール改訂版（HDS-R）がある。

●詳細な知的機能検査
Alzheimer's Disease Assessment Scale 日本語版（ADAS-J cog），ウェクスラー成人知能検査改訂版/Ⅲ（WAIS-R/Ⅲ）などがある。

●記憶検査
ウェクスラー記憶検査改訂版（WMS-R），日本語版リバーミード行動記憶検査（RBMT），聴覚性言語性学習検査（AVLT），ベントン視覚記銘検査（BVRT），自伝的記憶検査（AMI），三宅式記銘力検査，Rey複雑図形検査などがある。

●行動心理学的症候（BPSD）の検査
Neuropsychiatry Inventory（NPI），Behavioral Pathology in Alzheimer's Disease Rating Scale（BEHAVE-AD）などがある。

●ADLの検査
介護保険で用いられる障害高齢者の日常生活自立度（JABC），バーセルインデックス，機能的自立度評価表（FIM），手段的日常生活活動（IADL），N式老年者用日常生活動作能力評価尺度（N-ADL）などがある。

●全般的重症度の検査
臨床的認知症尺度（CDR）★3，Functional Assessment Staging（FAST），N式老年者用精神状態尺度（NMスケール）などがある。

Key Word

★3 Clinical Dementia Rating（CDR）
臨床的認知症尺度。観察・面接による認知症の重症度の評価尺度である。正常（CDR 0），認知症疑い（CDR 0.5），軽度認知症（CDR 1），中等度認知症（CDR 2），重度認知症（CDR 3）の5段階であり，評価項目は6項目（記憶，見当識，判断力と問題解決，地域社会活動，家庭生活および趣味関心，介護状況）である[2)]。

●QOL，うつ尺度

　Quality of Life-AD（QOL-AD），Geriatric Depression Scale（GDS）などがある。また，介護負担尺度としてZarit介護負担尺度日本語版がある。

(3)問題点

　認知症を疑う場合，なるべく早めに認知症スクリーニング検査（MMSEまたはHDS-R）を行い，理解力を確認する。高齢者は認知症の有無にかかわらず身体機能やそれに伴うADLが低下することが多いため，評価は，身体機能，認知機能，精神機能，ADL，環境，介護保険情報などからICFを利用して幅広く行い，認知機能を考慮した作業療法を行うことが望ましい。

■――評価項目[11]

- **プロフィール**：一般的情報（氏名，年齢，性別，教育年数，職業など），診断名（障害名，現病歴，既往歴，禁忌など），主訴など。
- **身体機能**：全身状態（バイタルサインなど），反射（腱反射，立ち直り反応など），感覚機能（表在感覚，深部感覚，痛み，視覚・聴覚など），運動機能（筋力，関節可動域，運動麻痺の程度など）
- **認知機能**：意識状態（意識レベル，表情など），認知症の有無（見当識，記憶など），その他の高次脳機能（失語，失行，失認，半側空間無視など）
- **精神機能**：行動心理学的症候（妄想，行動障害など），心理機能（意欲，感情失禁，抑うつなど）
- **活動状況・参加**：ADL（移動，食事，整容，更衣など），APDLまたはIADL（家事，金銭管理，交通機関の利用など），対人技能，社会生活
- **個人因子**：家族状況（同居家族や主介護者），生活歴（出生地，最終学歴，職歴，趣味），経済状況（収入，年金，要介護度）
- **環境因子**：住宅の種類，居室の広さ，玄関などの段差

■――目標の設定

　実現可能な目標の設定，役割・生きがい・QOLの視点が重要である。身体機能の改善・維持，認知機能の改善・維持，BPSDの改善，ADLの改善・維持，補装具・自助具の適切な使用の指導，余暇活動，作業，レクリエーション活動の援助，代償機能の獲得，物理的環境の調整・利用，外出・社会的交流機会の拡大など，優先順位を考えて設定する。

(4)治療計画

認知症，特にアルツハイマー病への非薬物療法として，リアリティーオリエンテーション（現実見当識トレーニング：RO），回想法，音楽療法，認知刺激療法，運動療法，バリデーション療法がある（グレードC1：科学的根拠がないが，行うよう勧められる）がある。家族介護者教育はグレードB（科学的根拠があり，行うよう勧められる）からC1である[7)][8)]。

脳卒中を合併している症例に対しては，運動療法，ADLトレーニング（グレードA：強い科学的根拠があり，行うよう強く勧められる），家族介護者教育（グレードB）もある[12)]。

回想法については，参考書がいくつかあり[13)～15)]，効果としては，情動機能の回復，行動障害の軽減，社会的交流の促進の可能性がある。また，スタッフの対象者に対する理解の向上の可能性がある。回想法のアイテム例を［図2］に示す。実物品を使用するのもよい。

［図2］ 回想法のアイテム例

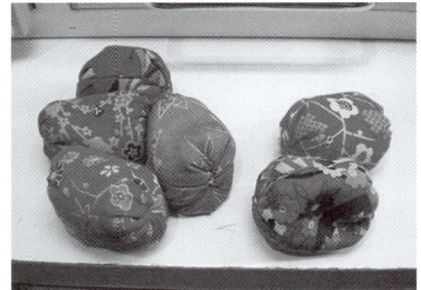

a．お手玉

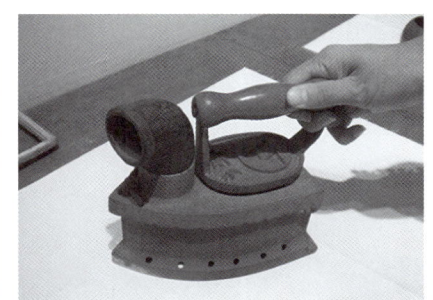

b．アイロン

Column
軽度認知障害（mild cognitive impairment）

認知症は，認知機能障害により社会生活の水準が低下した状態である。

軽度認知障害（mild cognitive impairment：MCI）は，健常と認知症の境界域（グレーゾーン）であり，ごく軽度の認知機能障害はあるが生活に支障はない状態である。

［表］ 健常，軽度認知障害，認知症の関係[1)][16)]

	認知機能障害	生活の支障
健常	なし	なし
軽度認知障害	あり	なし
認知症	あり	あり

（葛西真理）

文献

1) 目黒謙一:痴呆の臨床―CDR判定用ワークシート解説＜神経心理学コレクション＞. 医学書院, 2004.
2) 目黒謙一:CDR判定ハンドブック. 医学書院, 2008.
3) 目黒謙一:血管性認知症―遂行機能と社会適応能力の障害. ワードプランニング, 2008.
4) 葛西真理・中村馨・目黒謙一:アルツハイマー病の疫学　最近10年の傾向. BRAIN and NERVE 62:667-678, 2010.
5) Meguro K, Tanaka N, Kasai M, et al.: Prevalence of dementia and dementing diseases in the old-old population in Japan: the Kurihara Project. Implications for Long-Term Care Insurance data. Psychogeriatrics 12:226-234, 2012.
6) 堤幸彦監督（荻原浩原作）:映画「明日の記憶」. 東映, 2006.
7) 日本神経学会監,「認知症疾患治療ガイドライン」作成委員会:認知症疾患治療ガイドライン2010. 医学書院, 2010.
8) 日本神経学会監,「認知症疾患治療ガイドライン」作成委員会:認知症疾患治療ガイドライン2010 コンパクト版2012. 医学書院, 2012.
9)「認知症高齢者の日常生活自立度判定基準」の活用について（平成5年10月26日老健第135号厚生省老人保健福祉局長通知）.
10) 大内尉義:老年学, 第3版. 医学書院, 2009.
11) 松房利憲他:高齢期作業療法学, 第2版. 医学書院, 2010.
12) 篠原幸人他編, 脳卒中合同ガイドライン委員会:脳卒中治療ガイドライン2009. 協和企画, 2009.
13) 野村孝子:回想法とライフレビュー. 中央法規出版, 1998.
14) 野村豊子監:回想法（ビデオ）. 中央法規出版, 1997.
15) 志村ゆず:写真でみせる回想法―付・生活写真集 回想の泉. 弘文堂, 2004.
16) Petersen RC, Smith GE, Waring SC, et al.: Mild cognitive impairment: clinical characterization and outcome. Arch Neurol 56:303-308, 1999.

8. 躁うつ病

- 気分が高揚する躁状態と，反対に抑制されるうつ状態の2つの病相がある。
- 主として思春期以後に発病し，加齢とともに発症の割合が増加する。
- 遺伝的素質と環境要因の複合により発症すると考えられている。
- 原因遺伝子の発見には至っていない。
- 躁状態のみを反復する型は極めて少ない。
- 進行性の病像は生じず，パーソナリティ変化や欠陥状態に進むこともない。

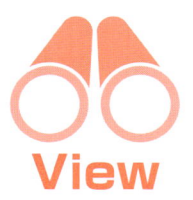

（1）疾患・障害の特徴

　躁うつ病には，感情，気分が高揚する躁状態と，反対に抑制されるうつ状態の2つの病相がある。主として思春期以後に発病し，加齢とともに発症の割合が増加する。遺伝的素質と環境要因の複合により発症すると考えられているが，まだ原因遺伝子の発見には至っていない。国際疾病分類[1]（ICD-10）では，気分（感情）障害というカテゴリーに分類されている。最近では，躁うつ病と並んで，気分障害という病名がよく使われる。

　躁状態とうつ状態の両方を繰り返すものを双極型（双極性障害）といい，うつ状態だけを繰り返すものを単極型という。躁状態のみを反復する型は極めて少ない。双極型の中間期は正常な状態であり，進行性の病像は生じず，パーソナリティ変化や欠陥状態に進むこともない。

　感情，思考，意欲など精神活動の全般において躁状態とうつ状態では相反する異常を示す。

■──躁状態

　気分は爽快となり，態度はしばしば傍若無人的様相を呈する。思考は素早く，多弁になるが，話の筋道が脱線する観念奔逸という症状が現れる。注意力は持続しない。また，誇大的，楽天的思考内容が昂じて，二次的な誇大妄想に至る場合がある。さらに，活動性が亢進し浪費が多くなったり，さまざまなことにとびつき，やり散らかしてすぐ別の行動に移ったりする，これを行為心迫という。

　一方，身体的には睡眠時間の短縮や性的脱線行動を起こすことがある。行動多過であっても疲労を感じない。病識は一般に欠如しているが，意識障害

や知的能力の低下はない。

■──うつ状態

抑うつ気分，悲哀感，絶望感が生じる。「考えが浮かばない，集中できない」等といった思考制止という症状が出て口数が少なくなり，話す速度も遅くなる。さらに，悲観的思考が昂じて，自己の能力を過小評価する微小観念をきたす。また，抑うつ気分を基礎とする二次妄想を生じる場合があり，「自分は罪深い人間だ」等と述べる罪業妄想や「財産をすべて失った」等と述べる貧困妄想および「がんを患っているに違いない」等と述べる心気妄想等が代表例である。また，活動性が低下し，動作が緩慢となり，仕事に行きたくない，朝新聞が読めない等の精神運動制止という症状が出現する。強度の制止では抑うつ性昏迷に陥ることがあり，このような状態が長期化すると食事もとらなくなるので，放置すれば生命の危機に至る場合がある。多くの重症者は「死にたい」という自殺念慮を生じ，実際に自殺を企てる点が最も深刻な問題である。

他方，身体症状としては，睡眠障害，易疲労感，食欲減退，性欲の減退，便秘，動悸および各種疼痛等が現れる[★1]。

> **One Point**
>
> ★1　症状の日内変動
> 必ずしもすべての対象者に生じるわけではないが，「朝方には最も悪く，夕方には良くなる」というような症状の日内変動も特徴の1つである。軽症例では病識が保たれるが，重症で妄想が出現するようになると病識は失われる。

(2) ADL・APDLの障害像

躁うつ病のADL・APDL上の障害は，気分が，躁状態では爽快方向に，うつ状態では抑うつ的な方向に過度に変移したために起きるものである。

具体的には，躁状態の場合には気分の高揚に伴い，睡眠が不足したり，食事の時間が減ったりすることによる栄養障害や衰弱，他者に高圧的に関わることによる対人関係上のトラブル，万能感に触発され自分の経済力を超えた買物による社会生活上のトラブルなどがみられる。

うつ状態の場合には，強い抑うつ気分に伴うひきこもりや，不安による睡眠障害などのための身体の衰弱，自信喪失による社会活動の回避，自殺などが認められる。

(3) 評価

●評価の要点

躁うつ病に対するADLに関連した評価の要点は次のように，段階的に整理することができる。

① 重症例，すなわち，抑うつ性昏迷や自殺念慮が出現し，生命の危機を意識せざるをえない状態である場合，作業療法としてADLを指導する段階ではない。

②軽症例または回復例のうち，病識の欠如している状態である場合，作業療法に期待されることは，主に安心して過ごせる時間と場所の提供にある。
③軽症例または回復例のうち，諸症状が残るものの，病識をもつに至った症例については，回復に応じて段階的に無理なくできる作業を提供し，日常生活の再構築を目指す。

● **重症度のテストバッテリー**

躁うつ病の重症度を把握するために，面接および行動観察の補完として作業療法士が利用するテストバッテリーとして次があげられる。

①気分調査票（The Mood Inventory）：気分の変化を短時間で客観的，多面的に測定でき，心理状態も把握できる。
②SDS（うつ病自己評価尺度）：うつ病とうつ状態に対する治療効果を測定できる。
③精神科リハビリテーション行動評価尺度（Rehabilitation Evaluation Hall And Baker：REHAB）：精神障害者の行動を評定するために標準化された尺度であり，「逸脱行為（7項目）」「全般的行動（16項目）」で構成されている。ADLの評価は，「全般的行動」を用いることができる。

(4) 問題点

ICFに基づいて，問題点となりうる項目を列記する。

● **心身機能**

- 躁状態に伴うもの：①気分高揚・観念奔逸・注意転導，②誇大妄想，③行為心迫，④睡眠時間の短縮，⑤性的脱線行動
- うつ状態に伴うもの：①抑うつ気分，②悲哀感，③絶望感，④思考制止，⑤微小観念，⑥罪業妄想，⑦貧困妄想，⑧心気妄想，⑨精神運動制止，⑩抑うつ性昏迷，⑪自殺念慮，⑫睡眠障害，⑬易疲労感，⑭食欲減退，⑮性欲の減退，⑯便秘，⑰動悸，⑱各種疼痛，⑲日内変動

● **活動および参加（うつ状態への過程で）**

①同一性の発達が役割同一性優位の方向にずれる。
②社会的役割と過剰に同一化するため，役割からの距離がとれない。
③役割関係において極めて同調的であり，義務感が強い。
④対人関係においては，自由を拠り所にできないまま，規範にしがみつく「過規範性」が現れる。
⑤役割同一性から独立した自我同一性の確立は困難である。
⑥感情的両価性に耐えることができない。
⑦役割変化や役割喪失に際して，深刻な危険が生じる。
⑧いくつかの規範的な役割期待が相互にぶつかりあうことによって役割葛藤の危機に陥る。

(5) 治療計画

躁うつ病の治療は，躁状態やうつ状態などの生活に支障を及ぼすほど変移した感情を正常の範囲に戻すことを目的とし，薬物療法と精神療法が主体となる。そして，作業療法は気分の障害によって破綻した社会生活や個人生活の再建を目的として対象者と関わることとなる。

躁状態，うつ状態ともに急性期には休息と日常生活リズムの適正化を図り，回復期には社会生活の準備のための作業療法が主体となる。以下に，躁状態とうつ状態それぞれについての作業療法の目的とトレーニングについて述べる。

■──躁状態

躁状態に対する作業療法は，急性期の場合には過剰なエネルギーの発散と適度な休息をとれるようになることを目的とし，用いる作業活動は，発散的なものや枠組みのしっかりした構成的な作業活動となる。また回復期の社会生活の準備のための作業活動は，不安定さの残る対象者に対し，枠組みを逸脱しないように，支持的・受容的な関わりをもって接することが重要となる。

具体的には散歩のように気分転換になるものや，レザークラフトのスタンピングなどのように単純である程度見栄えのするものなどが用いられる。また，集団活動を通し，他人の視線への気づきや集団での自己のふるまい方の学習も重要となる。

■──うつ状態

うつ状態に対する作業療法は，対象者が抱える生活上の問題に対する決断の先送りなど，うつ的な思考の原因からの隔離を図り，安心安全の保障をすることで十分な休息をとれるようにすることが重要となる。

また，回復期の社会生活の準備のための作業活動は，社会復帰に対して無理をしがちな対象者に対し，作業療法士は支持的・受容的に接し，対象者自身が自分自身を振り返り正しく自己評価が行えるように関わることが必要である。そして徐々に援助を減らしつつ自立を促すことが重要である。

（土澤健一）

引用文献

1) 融道男他訳：ICD-10 精神および行動の障害──臨床記述と診断ガイドライン，新訂版．医学書院，2005．

参考文献

○渡辺雅幸：はじめての精神医学．中山書店，2008．
○小林夏子編：精神機能作業療法学．医学書院，2008．
○佐竹勝編：作業療法評価学．メジカルビュー社，2012．

9. 神経症

- 強迫症/強迫性障害は，主に排泄，外出をきっかけとしてさまざまなADL・APDLの問題が生じる。
- パニック症/パニック障害は不安発作が生じることと，再び起こるかもしれないという予期不安に支配されることで，行動が制限される。
- 神経症の治療のポイントは，「不安」の身体化および体験化による日常生活への影響を把握し，自己愛の充足を図りながら症状の安定を図ることである。

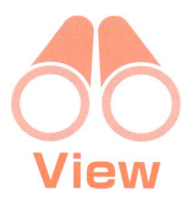

（1）疾患・障害の特徴

　人間が環境に適応しながら生活していく際に，外的環境条件が極度に偏っている場合や，個人要因としての人格が柔軟性に欠く場合「不安」が生じ，さまざまな不適応状態が生じる。このように神経症とは，環境要因と個体要因の双方の兼ね合いで生じた「不安」を解消するために，直接何らかの行動を行って発散する行動化，不安を身体症状に転換する身体化，主観的精神症状に転換する体験化などを用いて，精神的あるいは身体的症状が引き起こされた状態をいう。

　環境要因としてあげられる主なものは，家庭，職場，近隣などにおける対人関係の葛藤である。個体要因として最も大きく影響しているのが性格要因で，自己中心的，演技的，情動不安定，衝動的，几帳面，完璧主義などの強迫性性格，過敏，易疲労性，内向性などがあげられる。

　以下にICD-10の分類をもとに，比較的作業療法の対象となりやすい解離症/解離性（転換性）障害，強迫症/強迫性障害，パニック症/パニック障害を中心に解説する。

●解離症/解離性（転換性）障害★1

　❶過去の記憶，❷自己の同一性意識，❸直接的感覚の意識，❹身体運動のコントロールなどの間の統合が部分的にあるいは完全に失われる。解離性運動障害では四肢の全体あるいは一部を動かす能力が喪失し，協調運動の障害，誇張された振戦や動揺，チック様，アテトーゼ様運動などもみられる。

　解離性けいれんはてんかん発作に似ているが，強直・間代けいれんではなく，不規則・多彩なけいれんであり，心理的誘因で起こり，睡眠中や目撃者のいないところでは起こらない場合が多い。

　解離性知覚麻痺は，手袋型，靴下型など解剖学的な分布と剥離した知覚脱

> **One Point**
>
> ★1　解離症/解離性（転換性）障害の不安回避パターンは「抑圧」
>
> 人間の心にある不安や葛藤を避けるためのさまざまな働きを防衛機制という。防衛機制には反動形成，昇華などさまざまな種類があるが，神経症に深く関わっている防衛機制は「抑圧」である。特に解離性（転換性）障害は抑圧が強く働くといわれている。解離性（転換性）障害は不安をほとんど感じない代わりに身体が機能不全になってしまう。身体的な苦痛はあるが，その代わりに不安は完全に抑圧される。

失がみられる。症状の発生や悪化には，ストレスや葛藤といった心理的要因が必ず潜んでおり，症状は意図的につくり出されていないということが特徴である。

●強迫症/強迫性障害

　反復する強迫思考，強迫観念あるいは強迫行為が主な症状であり，本人自身無意味，非合理とわかっていても，やめると不安になり繰り返してしまう特徴をもっている。

　時に強迫行為が儀式化して強迫儀式となる場合もある。手の汚れが気になり，何度も手や体などを洗わないと気が済まない不潔恐怖，外出や就寝の際に家の鍵やガスの元栓，窓を閉めたかなどが気になり，何度も戻ってきては執拗に確認する確認行為，自分の不注意などによって他人に危害を加える事態を異常に恐れる加害恐怖，不吉な数やこだわりの数があり，その数を避けたり，その回数を繰り返したりしてしまう数唱強迫などがある。

●パニック症/パニック障害

　特別な状況や環境的背景に限定されず，予期せず起こる反復性の重篤な不安発作（パニック発作）を主な症状とする障害である。

　窒息感，めまい感，脱力感，冷感などの全身症状，動悸，胸痛，呼吸促拍，悪心，発汗，頻尿など自律神経症状のほか，ふるえ，こわばりなど筋緊張症状，非現実感（離人感あるいは現実感喪失）などが突然に起こる。

　不安感は身体症状の出現によっていっそう強められ，死，自制心の喪失，発狂などの二次的な恐怖が起こる。そして，発作は反復して生じる特徴があることから，このような発作がまた起こるのではないかという恐れ（予期不安）も生じるようになる。

(2) ADL・APDLの障害像

Key Word

★2 予期不安
予期不安とは，実際に体験していないのに不安を覚えてしまうことであり，過去に経験した発作や恐怖，不安が基盤となっている場合が多い。予期不安の主な症状は，発作が発生した場面を恐れ，発作を起こすこと自体に不安を感じることと，発作によって起こる二次的な事象（事故，病気，他人への迷惑など）への不安があげられる。予期不安は考えれば考えるほど増大する傾向がある。

　解離性（転換性）障害は身体化を伴うものが多いため，これらの症状により，起居動作，歩行，コミュニケーションを伴うADL・APDL障害が生じる。また，長期化すれば廃用による筋力の低下や筋拘縮などが出現する場合があり，それに伴いADL・APDL障害も重度化する。

　強迫性障害のADL・APDL障害の主なものは，強迫的な洗浄行為により繰り返し手洗いを行ったり，執拗に確認行為や儀式的行為を行うことで生じる生活リズムの乱れである。また，洗浄行為によって手の皮膚の損傷がみられることもある。よって，外出や排泄動作をきっかけに症状が出現する場合が多い。そして強迫行為に疲れ果て，ADL・APDL全般が遂行困難になる場合もある。

　パニック障害のADL・APDL障害の主なものは，特定の場所や場面で生じる不安発作と**予期不安**[★2]により生じるひきこもりの生活や，症状が長期化することで生じる不眠，食欲減退などがあげられる。

(3) 評価

　神経症のADL・APDL評価は，困難な動作やできない動作に対して直接アプローチすることを主目的としたものではない。あくまでその背景にある「不安」の身体化および体験化が，どのように日常生活の問題となって現れているかを把握し，不安軽減の手がかりを模索することが評価の中心になる。

　a．**基本動作**
- 解離性（転換性）障害：基本動作である寝返りや起き上がり，座位や立位保持などの起居動作，歩行状態，転倒の危険性などを評価する。特定の運動をさせても，不必要な筋に力が入り，滑らかに運動を遂行することが困難な場合もあるので，その際は詳細な評価を行う。症状が長期化すると，廃用性筋萎縮や関節拘縮など器質的合併症を引き起こす場合もあるため，その鑑別は重要である。

　b．**食事の仕方，生活のリズム**
- パニック障害：不安や恐怖に関する破滅的な認知症状が増強すると，不眠や食欲減退などが観察される場合がある。よって，睡眠時間や日中の覚醒状況，食事中の表情，食後の食べ残しの有無などを確認する。

　c．**整容・更衣・入浴動作**
- 強迫性障害：不潔恐怖がある患者は食後や排泄後，外出先からの帰院後などに症状が出現する場合が多い。よって，その後の不必要な手の洗浄，更衣，入浴動作の有無を観察する。また，その際に執拗な洗浄行為による手指の損傷がみられないかを確認する。

　d．**コミュニケーション**
- 解離性（転換性）障害：聴力低下，失声がある場合，コミュニケーションに支障をきたす。しかし症状は安定しておらず，患者に聞こえないもの，しゃべれないことが，患者にとって都合の悪いものであったりする場合がある。よって，どのような情報が聞こえないのか，話せないのかを面接や観察などによって確認する。

　e．**外出**
- 強迫性障害：外出時の様子は，散歩や買い物などの作業療法プログラムを利用して観察する。外出を拒否し，自室に閉じこもり気味な患者に対しては，面接などで理由を聴取する。
- パニック障害：面接を行い不安発作の対象となりやすい場面，場所などの確認を行う。外出時の様子などは実際の外出時の様子を観察するのが望ましいが，精神的負担を考慮し治療の経過を見ながら慎重に行う。

(4) 問題点

　疾患の特徴でも述べたように，神経症により起こるさまざまな症状は，「不安」を解消するための精神的，あるいは身体的症状が引き起こされた状態で

ある。それによりさまざまなADL・APDLの問題が生じる。

●解離症/解離性（転換性）障害

　表在感覚の麻痺，視野狭窄や聞き取り困難などの知覚や感覚の異常，立ち上がりや歩行が困難になるなどの運動障害などに伴い日常生活に困難をきたす。感覚は手足の痺れが中心である。

　視覚や聴覚の障害では，見えないと訴えても，ぶつからないで歩けたり，聞こえないと身振りで表現しても，なぜか悪口は聞こえるなどの特徴をもっている場合もある。聴力低下の多くは片側性である。失声がある場合，他者との意思疎通に困難を要すが，必要なことは話せるなど症状の変動が激しい。全く話せなくなることはまれで，多くはしゃがれ声やかすかな発声は可能である。

　運動障害では，立位困難（失立），歩行困難（失歩）などがあるが，転倒しても，ぶつかったり，けがをしたりしないように倒れる場合が多い。

●強迫症/強迫性障害

　不潔恐怖のある患者は，食後に口の中の汚れが気になって，何時間にもわたって歯磨きを反復的に続ける。また，排泄後に手の汚れが気になって，執拗な洗浄行為をする。外出先からの帰宅後も，そのような行為が観察される場合がある。外出先から戻ってきたときなどに，汗をかくとその汗がとても汚いものに思えて何度も不必要な更衣や入浴を繰り返したりする。トイレのドアノブが触れずトイレに入ることができない。排泄後も便が衣類や身体に付いているのではないかという強迫観念が生じ，何度も肛門周辺を拭き続ける。あるいは，衣類に便が付着しているのではないかという強迫観念が生じ，衣類や下着を脱いで確認する。ほかには，外出時に鍵やガスの元栓の閉め忘れなどの執拗な確認行為がみられる。

　外出先においても，縁起恐怖や数唱恐怖などがある患者は，ある特定の行為を行わないと病気や不幸などの悪い事柄が起きるという強迫観念に苛まれ，道を曲がるたびに神仏への礼拝を唱えたり，不吉な数やこだわりの数を避けたりするようになり，行動が制限される。

　加害恐怖，被害恐怖などがある者は，自分が外出することで誰かに危害を加えたり，被害をこうむってしまうのではないかという恐怖におびえ，外出さえ困難になってしまう。

●パニック症/パニック障害

　旅行や家の外に出ること，群衆，不安発作時に避難できない場所などが，恐怖の対象になる。一度パニック発作を体験すると，予期不安によりその場所はその後も避けるようになり，ますます外出が制限され閉じこもりの生活に陥りやすくなる。不安や恐怖に関する破滅的な認知症状が増強すると，不眠や食欲減退などが観察されることがある。

(5) 治療計画

　神経症のADL・APDLに対する治療は，困難な動作に対して直接アプローチすることを主目的としたものではない。あくまでその背景にある「不安」の身体化および体験化が，どのように日常生活の問題となって現れているかを把握し，自己愛を充足する機会を提供し，症状の安定を図るとともに健康的な方法で不安を軽減することが治療の中心になる。

● 解離症/解離性（転換性）障害★3

　身体化された症状やADL・APDL動作改善に向けて熱心に関わりすぎると，かえって自分の症状に対する意識を強める結果になるので注意が必要である。ADL・APDLトレーニングは必要最低限に止め，作業療法場面で軽い身体運動や感情表出を促し，健康的な機能を強化する。

● 強迫症/強迫性障害

　強迫行為を助長させないための環境設定と強迫観念からの注意の転換が治療計画の中心となる。ADL・APDL場面において，たとえ強迫観念が侵入してきても強迫行為に及ばない状況をつくるには，洗浄強迫の患者に最初から小さな石鹸を渡す，汚れたものは使用させないようにするなど，強迫観念が強く連想されるものが除去されている必要がある。そして作業に没頭し，強迫観念や行為の世界にとらわれる時間が短くなるようにしていく。

● パニック症/パニック障害

　ADL・APDLトレーニングの中心となるのは，不安発作を起こさせない保護的な環境設定から，徐々に曝露的な環境へ移行していくことである。作業に集中し，不安に支配されない時間を過ごし，回避している具体的な状況への耐性を高める。そして生活リズムを整え，徐々にリラクセーションの練習，身体運動を取り入れ，外出が困難なケースには散歩や簡単な買い物など外出の練習を取り入れるようにしていく。

（田中　真）

One Point

★3　なぜ解離症/解離性（転換性）障害によって生じたADL・APDL問題に熱心に関わりすぎてはいけないのか？

解離性（転換性）障害により生じるさまざまな身体症状の目的は，身体症状に悩むことで精神的ストレスを回避することである（一時疾病利得）。そして身体症状に対して医療従事者が熱心にケアすると，患者は「大切にされた，労ってもらえた」という安心感を得る（二次疾病利得）。よってわれわれ作業療法士が身体症状に熱心に関わりすぎると，二次疾病利得を強化してしまい，かえって回復が遅れてしまうことになる。

文献

○大熊輝雄：現代臨床精神医学．金原出版，2002．
○朝田隆・中島直・堀田英樹：精神疾患の理解と精神科作業療法．中央法規出版，2005．
○山根寛：精神障害と作業療法．三輪書店，2003．
○山縣博：神経症の臨床．金剛出版，1984．

10. 薬物・アルコール依存症

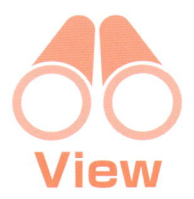

View

- 薬物・アルコール依存症は，精神作用物質の使用のため，あらゆる日常生活活動，社会生活活動をおろそかにするようになる。
- 治療は本人の意志のもとに行われ，第1段階で離脱および解毒，第2段階でリハビリテーションを行う。
- 第2段階における作業療法は，生活リズムの再構築，体力の改善，精神作用物質再使用予防への支援を行う。

（1）疾患・障害の特徴

依存症とは，精神に作用する化学物質の摂取や，ある種の快感や高揚感を伴う特定の行為を繰り返し行った結果，それらの刺激を求める抑えがたい欲求が生じ，その刺激を追い求める行為が優位となり，その刺激がないと不快な精神的・身体的症状を生じる精神的・身体的・行動的状態をいう。

●分類と診断

ICD-10[1]では「精神作用物質使用による精神及び行動の障害」に，DSM-5[2]では「物質関連障害および嗜癖性障害群」に分類される。

依存症候群の診断にあたりICD-10では，6つの依存症候のうち3つ以上の項目を満たすことを診断基準としている [表1]。精神作用物質としては，アルコールのほか，あへん，大麻，鎮静薬・催眠薬，コカイン，カフェイン，幻覚薬，タバコ，揮発性溶剤，多剤使用およびその他の精神作用物質がある [表2]。これらの精神作用物質の常用者は，精神作用物質の精神効果を体験するため，あるいは退薬による苦痛から逃れるために，あらゆる方法でその物質を入手しようとする。

●症状・社会的問題

以下のような身体症状，精神症状および社会的問題を抱えることがある。アルコール依存症が引き起こす身体症状には，神経症状として振戦，倦怠感，神経炎，運動失調など，循環器障害として心肥大，心筋症，動脈硬化，浮腫など，消化器障害として胃炎，肝炎，マロリーワイス症候群など，肝障害，膵障害，その他の症状として性欲低下や貧血などが認められるようになり，著しい体力の低下を引き起こす。

同様に精神症状としては，注意集中力低下，感情鈍麻，意思の持続力低下，衝動的暴行，社会的逸脱などの症状が認められるようになり，さらに重篤なものでは振戦せん妄，アルコール性幻覚症，アルコール認知症となる。

[表1] ICD-10における依存症候群の診断ガイドライン

> 依存の確定診断は，通常過去1年間のある期間，次の項目のうち3つ以上がともに存在した場合にのみくだすべきである。
> （a）物質を摂取したいという強い欲望あるいは強迫感。
> （b）物質使用の開始，終了，あるいは使用量に関して，その物質摂取行動を統制することが困難。
> （c）物質使用を中止もしくは減量したときの生理学的離脱状態。その物質に特徴的な離脱症候群の出現や，離脱症状を軽減するか避ける意図で同じ物質（もしくは近縁の物質）を使用することが証拠となる。
> （d）はじめはより少量で得られたその精神作用物質の効果を得るために，使用量を増やさなければならないような耐性の証拠。（この顕著な例は，アルコールとアヘンの依存者に認められる。彼らは，耐性のない使用者には耐えられないか，あるいは致死的な量を毎日摂取することがある）。
> （e）精神作用物質使用のためにそれに代わる楽しみや興味を次第に無視するようになり，その物質を摂取せざるをえない時間や，その効果からの回復に要する時間が延長する。
> （f）明らかに有害な結果が起きているにもかかわらず，依然として物質を使用する。たとえば，過度の飲酒による肝臓障害，ある期間物質を大量使用した結果としての抑うつ気分状態，薬物に関連した認知機能の障害などの害。使用者がその害の性質と大きさに実際に気づいていることを（予測にしろ）確定するよう努力しなければならない。

（融道男他監訳：ICD-10 精神および行動の障害―臨床記述と診断ガイドライン，新訂版，p87，医学書院，2005．より）

[表2] ICD-10における精神および行動の障害

F10～F19	精神作用物質使用による精神および行動の障害
F10	アルコール使用＜飲酒＞による精神および行動の障害
F11	アヘン類使用による精神および行動の障害
F12	大麻類使用による精神および行動の障害
F13	鎮静薬あるいは催眠薬使用による精神および行動の障害
F14	コカイン使用による精神および行動の障害
F15	カフェインを含むその他の精神刺激薬使用による精神および行動の障害
F16	幻覚薬使用による精神および行動の障害
F17	タバコ使用＜喫煙＞による精神および行動の障害
F18	揮発性溶剤使用による精神および行動の障害
F19	多剤使用およびその他の精神作用物質使用による精神および行動の障害

（融道男他監訳：ICD-10 精神および行動の障害―臨床記述と診断ガイドライン，新訂版，p81，医学書院，2005．より）

　また，社会的問題としては，アルコール中心の生活となり，家庭では家族に対して暴力を振るうなどの問題，職場では作業能力の低下や欠勤の問題などを抱えることが多い。

●特徴

　再発を繰り返す者が多い。治療を開始するにあたり，本人の治療への意志確認は不可欠である。治療の実際は，自己洞察，身体症状の改善，精神症状の改善，社会的問題の対処，家族の協力，病気に関する教育など多岐にわたり，これらを総合的に実践できる治療環境の設定が必要である。

(2) ADL・APDLの障害像

　薬物・アルコール依存症は，その心理的特徴として依存対象物質への異常な執着が認められ，その物質使用がほかの行動よりはるかに優先するようになる。よって，物質使用時には，一切のADL・APDLはおろそかになる。

　アルコール依存症におけるADL・APDLの障害としては，日常的な飲酒により社会に適合した生活リズムを保てなくなる，食事をとらずに飲酒を継続し内臓障害や栄養障害となる，配偶者・子ども，職場の同僚への暴力などの対人関係の問題を引き起こす，酩酊状態での自動車運転や勤務など社会的責任を無視した行動が認められる，などをあげることができる。

　薬物依存症のADL・APDLの障害も，基本的にはアルコール依存症と同様である。

　入院中のアルコール依存症の状態像は，入院治療による1週間程度の離脱の時期を過ぎると，一見何も問題なさそうに見えてしまう。しかし，飲酒により低下した体力が回復した状態にはあらず，また，依存や否認などの心理的特徴は改善されておらず，一見普通に見える状態のなかに潜む体力や心理的特徴などの問題を明らかにしていく必要がある。

(3) 評価

　薬物・アルコール依存症の評価には，社会適応状況に関する情報収集（職場や家庭での役割，性格傾向，離脱経過，依存物質に関連した事件等），筋力，体力，知的機能，ADL・APDL，作業能力などの評価を実施する。

　［表3］に薬物・アルコール依存症のADL・APDLに関する評価を示した。ADL・APDLに関する評価は，依存対象物質中心のADL・APDL課題を遂行

［表3］　薬物・アルコール依存症のADL・APDLに関する評価

評価項目	評価方法・内容
ADL・APDL	精神科リハビリテーション行動評価尺度（REHAB）[3]や精神障害者社会生活評価者尺度（LASMI）[4]などを用い，遂行状況を調査。
生活リズム	起床・就眠時間，食事時間，活動時間などを調査。社会生活を送るために要求される規則正しい生活リズムとなっているかを判断。
体力	新体力テストによる体力評価，エアロバイクによる持久力評価，体組成計による筋肉量評価，作業活動時の作業耐久性を評価。
対人関係特性	集団活動の参加状況の観察により他者との協調性や情緒不安定，依存，否認，試し行為，責任転嫁，不安などの心理的特徴が対人関係に現れることについて評価。

しないことにより結果的に生活破綻をきたすことの多い対象者に対し，将来の社会適応に向けた治療による現在の改善状況を把握するために実施する。また，ADL・APDLを遂行しないことには，体力の低下，家族関係を含む対人関係特性が影響していることがあり，これらについての評価を要する。

(4) 問題点

　心身機能の障害として，身体症状では神経症状，代謝異常，内臓障害，栄養障害，運動障害，感覚障害などにより全身にわたる障害が認められ，体力低下は顕著である。

　また，精神症状では，注意集中力低下，感情鈍麻，意思の持続力低下，衝動的暴行，社会的逸脱，振戦せん妄，アルコール性幻覚症，アルコール認知症などが認められる。

　体力低下や性格変化，知能低下といった心身機能の低下は，飲酒時には飲酒関連行動以外のADL・APDLを含むあらゆる活動をおろそかにするという著しい活動制限および参加制約を引き起こし，離脱後も活動および参加に影響を及ぼす。

　また，環境要因としては，社会的逸脱行為や家族に対する暴力等に起因する社会あるいは家族からの孤立がある。家族の共依存[★1]がある場合には，入院治療により回復しても，退院後に再燃しやすいという問題を抱える。

　考えられるADL・APDLの具体的な問題を以下に示す。

- 昼から飲む，職場で飲むなど，職務遂行に影響を及ぼす飲み方をする。
- 目を覚ますとともに飲み始め，酔っ払って寝てしまう。飲むこと，酒を買いに行くこと以外は何もしない。
- 離婚や解雇，死の危険など告知されても酒を優先して断酒できず，家庭内役割や社会的役割をおろそかにする。

> **Key Word**
>
> ★1　共依存
> 共依存とは，自分以外の人が抱える問題を自分自身のこととして一生懸命に解決しようとしている状態である。アルコール依存症では，家族が対象者の飲酒問題を解決しようとして頑張るが，対象者本人は自分のことに責任をもたなくなり，家族に責任転嫁し，依存症状が悪化し，家族はますます悩み混乱するという悪循環となる。

(5) 治療計画

　アルコール依存症の治療は，2段階に分けられる。第1段階は離脱および解毒の段階で，中毒症状や離脱症状に対する治療であり，薬物療法が中心となる。第2段階は解毒後の依存に対するリハビリテーションの段階であり，身体合併症の治療および心理・社会的アプローチを包括的に治療提供する。

　第2段階に行われる作業療法の目的としては，生活リズムの改善，体力の改善，精神的安定，仲間づくりをあげることができる。アルコール依存症では，昼夜関係なく飲酒した結果，生活リズムが不規則となっている者が多く，また，代謝異常や内臓障害，栄養障害等により体力低下をきたしている者が多い。生活リズムが不規則な者に対しては，病院内生活に必要なADL・APDL

を社会における生活リズムに適応したスケジュールで実行していくことを促していく。体力低下をきたしている者に対しては，トレーニングプログラムのなかにスポーツやレクリエーションを取り入れ，徐々に運動負荷量を増加し，社会生活に必要な体力を獲得するための支援を行う。

依存症の心理的特徴として，依存，否認，試し行為，責任転嫁，見捨てられ不安，情緒不安定などが認められる。このような特徴から，他者に過度に近づいたり，あるいは離れたりと，適度な対人的距離を保てないことがトラブルにつながる。治療者の態度としては，患者の言動に振り回されることなく毅然とした冷静な対応が必要である。また，このような対応により，自分自身の能力を自覚し，自分の行動を振り返る機会とし，過大でも過小でもない等身大の自己評価を促し，今ある自分に自信をもたせ，精神的に安定し社会に適応した行動を促す。

退院後の断酒の継続は，周囲に援助を求めることが肝要である。家族機能の回復を促し家族の協力を得ることや，自助グループであるAAや断酒会[★2]への参加を促すことを要する。

（加藤拓彦）

Key Word

★2　AAと断酒会
Alcoholics Anonymous（AA，匿名禁酒会）は，断酒を目指す人が匿名で参加する自助グループである。断酒会は，AAの影響を受けて日本で作られた自助グループであり，匿名ではなく，家族の参加も推進してきた。

引用文献

1) 世界保健機関，融道男他訳：ICD-10精神および行動の障害　臨床技術と診断ガイドライン，新訂版．pp81-94，医学書院，2005．
2) 日本精神神経学会監，高橋三郎他監訳：DSM-5　精神疾患の診断・統計マニュアル．医学書院，2014．
3) Roger Baker・John N Hall，田原明夫他訳：Rehab精神科リハビリテーション行動評価尺度．三輪書店，1994．
4) 岩崎晋也他：精神障害者社会生活評価者尺度の開発．精神医学36（11）：1139-1151，1994．

参考文献

○朝田隆他：精神疾患の理解と精神科作業療法．pp220-233，中央法規出版，2005．
○山根寛：精神障害と作業療法　治る・治すから生きるへ，第3版．pp255-258，三輪書店，2010．
○香山明美他：生活を支援する精神障害作業療法──急性期から地域実践まで．pp244-245，医歯薬出版，2007．
○小林夏子：精神機能障害作業療法学．pp103-108，医学書院，2008．
○上島国利他：NEW精神医学，第2版．pp197-204，南江堂，2008．

11. 高次脳機能障害

- 1日の出来事を覚えていられない。調理の時に火の消し忘れがある（記憶障害）。
- テレビのリモコンなどを左側に置くと気がつかない（左半側空間無視）。
- 言いたい言葉が出てこない。指示理解の低下がある（失語症）。
- 歯ブラシなど道具の使い方を間違ってしまう（失行）。

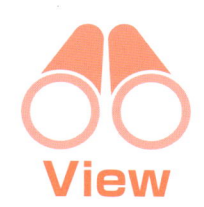

(1) 疾患・障害の特徴

本項では，脳卒中，頭部外傷，脳腫瘍などに伴って生じる高次脳機能障害[★1]のうち，記憶障害，半側空間無視，失語症，失行について述べる。

- 記憶障害：①3過程：記銘―保持―再生の障害。②分類：陳述記憶（エピソード記憶，意味記憶），非陳述記憶（手続き記憶など）の障害。③把持時間：即時記憶，近時記憶，遠隔記憶の障害[1) 2)]。
- 半側空間無視：大脳半球病巣の反対側に与えられた刺激に気づかず，反応しない病態である。右半球損傷後に生じる左無視がほとんどである。半側空間無視と半盲は症状が異なる（合併する場合はある）。半側空間無視の種類には，体幹の正中の左右の無視と，物体中心の無視がある[1) 3)]。
- 失語症：発話，理解，呼称，復唱に障害を生じるもので，その症状によって，全失語，ブローカ失語，ウェルニッケ失語，健忘失語，伝導失語などに分類される[1) 4)〜6)]［表1］。
- 失行：運動執行器官に異常がないのに，目的に沿って運動を遂行できない状態を指す。麻痺，不随意運動，失調などがなく，対象についても理解し

Key Word

★1 高次脳機能障害の定義

・医学用語の場合：本項ではこの意味で用いる。記憶障害，失語症，失行，失認，半側空間無視，遂行機能障害など範囲は広い。

・行政用語の場合：厚生労働省「高次脳機能障害支援モデル事業」では，主に頭部外傷等による記憶障害，注意障害，遂行機能障害，社会的行動障害と限定している[1) 2)]。

［表1］ 失語症の分類

①全失語	発語，呼称，理解，復唱，文字言語のすべての機能にわたって重篤な障害をきたす。
②ブローカ失語	非流暢な発話を特徴とし復唱も障害されているが，聴覚的理解は比較的保たれている。
③ウェルニッケ失語	流暢で錯語が目立つ発話，理解障害，復唱障害を特徴とする。
④健忘失語	流暢で構音，構文も良好であるが喚語困難が目立つ。
⑤伝導失語	流暢で，理解や自発語の能力は比較的良好であるが，復唱が極端に低下している。

[表2] 主な失行について

①観念運動失行	象徴的行為（さよならと手を振る），道具使用のパントマイム（櫛で髪をとかす真似）に障害がみられる。
②観念失行	日常慣用の道具（物品）の使用障害。単一物品の使用または複雑物品の系列的操作の障害。単一物品は上記観念運動失行に含める場合もある。
③着衣失行	衣服を着られない，あるいは間違った着方をしてしまう。
④肢節運動失行	慣れているはずの手や指の行為が拙劣な状態。紙をめくる行為がうまくできないなど。

ているのに，病前にできた習慣的行為や物品操作ができない。右利き者では左半球損傷，失語症と合併することがある。失行の種類には，観念運動失行，観念失行，着衣失行，肢節運動失行などがある[1) 4)][表2]。

(2) ADL・APDLの障害像

　記憶障害，半側空間無視，失語症，失行などの高次脳機能障害は，その症状によって，ADL・APDLの障害像が異なる。

- **記憶障害**：例として，病棟スタッフの名前や顔を覚えていない，一日の出来事を覚えていられない，当日の予定を忘れている，物の置き場所をいつも忘れる，同じことを何度も話したり聞いたりする，買い物のとき店に何を買いに来たか忘れる，何度も同じ物を買ってしまう，調理のとき火の消し忘れがある，調味料を何杯入れたか忘れてしまうなど，日常生活の管理に支障をきたす[1) 3) 6)]。
- **半側空間無視**：例として，テレビのリモコンや眼鏡などを左側に置くと気がつかない，車いすでは，左側のブレーキをかけ忘れることがあり，左足をフットレストから降ろし忘れて転倒しやすい，左側にあるドアや置物にぶつかりやすい，食事の際に左側に置いたお皿に入った料理を食べ残すことがある，トイレでは便器にうまく座れないことや左側にあるボタンが押せないことがある，整容では，髭剃りで左頬部分をそり残すことがあるなどの障害像を示す[1) 3) 6) 7)]。
- **失語症**：発話の障害（プロソディー障害，喚語困難，錯語，語性錯語，文法構造の誤り，流暢性の障害），理解の障害によるコミュニケーション障害や，書字・読字の障害，計算力の障害を呈する[1) 3)〜5)]。
- **失行**：今まで習慣的に使っていた物の使い方がわからなくなる，間違った使い方をしてしまう（歯ブラシ，櫛，調理器具，蛇口，トイレの使い方など），指示された動作を想起できない，衣服をうまく着ることができないなどのADL動作の行為に障害を生じる[1) 3) 6) 8)]。

(3) 評価

　高次脳機能障害の評価の基本は，その重症度よりもその有無を判断することが重要である。さらに，記憶障害，半側空間無視，失語症，失行と障害が多彩であり，それぞれ症状や問題点が異なることから，障害ごとに評価は異なる［表3］。

- **記憶障害の評価**：数唱（順唱，逆唱），単語リストの直後の復唱，日本版リバーミード行動記憶検査，日常生活記憶チェックリスト，三宅式記銘力検査などが用いられる。
- **半側空間無視の評価**：線分二等分検査，抹消検査，模写検査，描画検査などを用いる場合や，眼前に5本の指を呈示して何本かたずねる方法や，対象者の周りにスタッフや家族に立ってもらい，人数を数えさせる方法などがある。BIT行動性無視検査日本版（BIT）などがある。
- **失語症の評価**：標準失語症検査（SLTA），WAB失語症検査などがある。
- **失行の評価**：観念運動失行，観念失行，着衣失行，肢節運動失行それぞれについて評価法が異なる（Column参照）。WAB失語症検査の行為の下位検査，標準高次動作性検査（SPTA）などがある。

［表3］　高次脳機能障害の評価

- **記憶障害の検査法**
  ① 即時記憶の検査：数唱（順唱，逆唱），単語リストの復唱
  ② 近時記憶の検査
  　a．言語性記憶検査：日本版リバーミード行動記憶検査，日常生活記憶チェックリスト，三宅式記銘力検査，Rey聴覚言語性学習検査（AVLT），WMS-Rの言語性記憶項目（論理的記憶Ⅰ，Ⅱなど）
  　b．視覚性・視空間性記憶検査：Rey複雑図形検査，ベントン視覚記銘検査，WMS-Rの視覚性記憶項目（視覚性再生Ⅰ，Ⅱなど）
  ③ 遠隔記憶の検査：自伝的記憶検査
  ④ 手続き記憶の検査：鏡像読みの検査，ハノイの塔
- **半側空間失認の検査法**
  ① 線分二等分検査
  ② 抹消検査
  ③ 模写検査
  ④ 描画検査
  ＊BIT行動性無視検査日本版（BIT）（上記①〜④を含む）
- **失語症の検査法**
  標準失語症検査（SLTA），WAB失語症検査など。

> **Column**
> 遂行機能障害
>
> 言語，行為，認知，記憶などを統合する「より高次の」機能の障害，いわゆる前頭葉機能障害である。計画を立てる，組織化する，順序立てる，系列化する，抽象化，判断力，セットの転換，習慣的行為・認知の適切な抑制などが障害される。APDLでは，洗濯や調理などの家事動作，地域・社会活動の低下などがみられる。検査では，Wisconsin Card Sorting Test（WCST），Trail Making Test A/B（TMT-A/B），Stroop課題，語流暢性（語頭音のあ・た，カテゴリーの動物など），日本版BADS遂行機能障害症候群の行動評価（BADS），Decision making検査（将来的な展望の課題，ギャンブル課題）などがある[9)][10)]。

(4) 問題点

Key Word

★2 高次脳機能
英語ではcognitive function（直訳：認知機能）またはhigher brain function。高次脳機能障害学と神経心理学（neuropsychology）はほぼ同じ意味で用いられている。

高次脳機能★2は，コミュニケーションや場面・状況に適した行動を行うのに必須の機能であるので，高次脳機能の障害によって，日常生活の動作そのものや，安全性の確保に深刻な問題を生じる。

具体的には，記憶障害では，物の置き場所を忘れることや調理の時の火の消し忘れ，半側空間無視では，食事における左（右）半側の食べ残し，移動における無視側の障害物にぶつかるなどの問題，失語症ではコミュニケーションの問題，失行では，道具の操作や基本動作そのものが行えないことによる問題などが生じる。

(5) 治療計画

高次脳機能障害の治療の基本は，低下した機能に直接働きかける方法，障害されていない機能で障害された機能を補う方法，環境を整える方法などがあるが，効果が確立されているものは少ない。ここでは，記憶障害，半側空間無視，失語症，失行それぞれの障害に対応した治療計画を述べる。

- **記憶障害の場合**：文字の音読や計算など記憶を使う課題の繰り返しによる，記憶障害の進行の防止，記憶の補助具（タイマーやアラームなどの外的補助具，服薬管理補助具，メモリーノート，電子機器など）の利用法の習得と活用などの代償的方法がある[3)][6)]。
- **半側空間無視の場合**：無視側に注意を促す働きかけが中心となる。具体的には，トレーニング場面や日常では注意を促すために無視側から話しかけることや，ペグボード，お手玉，おはじきなどを用いた探索トレーニング，

プリズム眼鏡を用いて無視側の情報を強制的に入力するなどがある[1)7)]。
- **失語症の場合**：対象者の言語機能面や実用的コミュニケーション能力の改善，心理社会的側面や環境への援助がある。対応のコツとして，雑音が少ない落ち着いた雰囲気の中で話すなど環境を調整する。発話障害の対象者には，絵やわかる範囲で書字を利用し，言いたいことを推測し確認して行う。理解障害の対象者には，短い文や単語に区切り，文字や実物，身振り，表情などを利用し途中できちんと理解しているか確認して行う[6)]。
- **失行の場合**：観念失行（道具の使用失行）のリハビリテーションの原則としては，具体的なADL場面を設定して行う，ADLの観察，動作分析，随伴症状（失語，うつ症状などの心理面）の評価とその対応，難易度が低く認識しやすい物品からの訓練開始，誤りを生じないように目的動作を行う援助などがある。環境や場面が変わると般化が難しいことがある[3)6)]。

（葛西真理）

文献

1) 石合純夫：高次脳機能障害学，第2版．医歯薬出版，2011．
2) 山鳥重：記憶の神経心理学．医学書院，2002．
3) 原寛美監，相澤病院リハビリテーション科：高次脳機能障害ポケットマニュアル．医歯薬出版，2005．
4) 山鳥重：神経心理学入門．医学書院，1985．
5) 綿森淑子・原寛美監：やさしい神経学③ 失語症—ブローカ失語とウェルニッケ失語（DVD）．三輪書店，1997．
6) 椿原彰夫他監：リハビリナース，PT，OT，STのための患者さんの行動から理解する高次脳機能障害．メディカ出版，2010．
7) 澤田雄二編：考える作業療法—活動能力障害に対して．文光堂，2008．
8) 河村満・山鳥重・田邉敬貴：失行 DVD付〈神経心理学コレクション〉．医学書院，2008．
9) 江藤文夫・武田克彦・原寛美他編：高次脳機能障害のリハビリテーション Ver.2．医歯薬出版，2004．
10) 橋本圭司：生活を支える高次脳機能リハビリテーション．三輪書店，2008．

12. 脳性麻痺

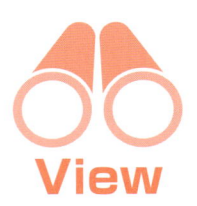

View

- 作業療法士の役割は，単に姿勢運動発達の促進に止まらず，乳幼児期から自立生活を目指すという視点でのプログラムが望まれる。
- ADL・APDLの獲得は，その技能の獲得だけではなく，自分の意思と責任で生きるという自覚，生活を管理する力，社会に参加していく力を獲得させることである。
- ADL・APDLの獲得は，青年期以降の職業生活の基盤となる生活習慣の確立のために必要となる。
- ADL・APDLの獲得は，自分の生活を自己管理できるようにするための援助として必要であり，その実現のための環境調整，自助具の作製・工夫，福祉用機器の適用は作業療法士が必要とされている領域である。

(1) 疾患・障害の特徴

脳性麻痺（cerebral palsy：CP）は，中枢神経系の障害により主として運動機能に異常を示す疾患である。日本におけるCPの定義として，1968年の厚生省脳性麻痺研究班による定義がある[★1]。脳の非進行性病変であるという点は世界的に共通の理解であり，その症状は成長につれて変化し得るものである。

CPの主な症状は運動および姿勢の異常であり，その基本として四肢体幹の筋トーヌス（緊張）の異常がみられる。また，CPは運動の異常と障害の分布をもとにタイプ別分類されることが多い。運動の異常として，原始・姿勢反射の消失・出現の異常，運動発達段階の遅れがあげられる[1]。

その異常を生理学的特徴である筋緊張からみた分類として，痙直型，アテトーゼ型，ディストニック型，低緊張型，失調型，混合型がある。現在では痙直型が70〜85％，アテトーゼ型が5〜10％，ディストニック型が2〜3％，混合型が5〜10％，低緊張・失調型は稀である[2]。

また，障害の分布として，四肢麻痺（四肢の麻痺），両麻痺（上・下肢の麻痺で下肢のほうが重い麻痺），片麻痺（片側上下肢の麻痺）など，四肢の麻痺部位と状態像で分類される。

CPは，上記のとおり，中枢神経系の障害による運動障害を主な特徴としているが，発達期の運動障害により認知面や社会面，情緒面の発達にも影響を受ける。また，知的機能の遅れがない場合でも視知覚等の視覚情報処理の障

> **One Point**
>
> ★1 CPの定義
> CPとは「受胎から新生児（生後4週以内）までの間に生じた，脳の非進行性病変にもとづく永続的な，しかし変化しうる運動および姿勢の異常である。その症状は満2歳までに発現する。進行性疾患や一過性運動障害，また将来正常化するであろうと思われる運動発達異常は除外する」と定義されている。

> **Column**
> **早産児脳性麻痺像の変化**
>
> 　1980年代は低出生体重児の死亡率は極めて高く，早産児の臨床的特徴は知的障害を伴わない痙性両麻痺が主体であった。最近では，周産期医療の発展に伴い，CPの臨床的特徴は変化をみせ，低出生体重児の新生児死亡率の減少と重度CP事例（重度の肢体不自由と重度の知的障害を併せもつ重症心身障害児）の関係について多くの報告がなされている。
>
> 　また，CPの発症原因として，核黄疸によるアテトーゼ型CPの減少，低出生体重児における脳室周囲白質軟化症（Periventricular Leukomalacia：PVL）と痙性麻痺（重症心身障害児を含む）の関係が報告されている[3）〜5）]。

害を伴い，就学前の学習基礎能力の遅れを認めることが多い。成人期以降は，頸椎症や腰背部，股関節痛などの二次的合併症により立位・歩行能力の機能低下が引き起こされ，それまで獲得したADL・APDLが低下し，社会における自立能力が低下することもある。

（2）ADL・APDLの障害像

　前述したとおり，CPは永続的な中枢運動障害をもたらした状態を総称しており，運動および姿勢の異常を呈している点はCPの特徴の1つである。しかし，運動および姿勢の質は一人ひとり異なるためADL・APDLの状態像はさまざまである。

　そのなかで，痙直型麻痺（軽度・重度）・アテトーゼ型麻痺（軽度・重度）について，障害特性とライフステージに応じたADL・APDLの障害像を述べる。

①痙直型麻痺（軽度・重度）

　痙直型麻痺は，錐体路障害[★2]，変形・拘縮[★3]等により，基本動作（寝返り，起き上がり，座位，立ち上がり，立位，歩行など）の獲得に影響を及ぼし，そのことがライフステージに応じたADL・APDL獲得に影響を及ぼす。

●軽度事例の場合

　基本動作の獲得は遅れるものの，ライフステージに応じて補装具（車いす，下肢装具，歩行器，クラッチなど）や自助具などの代償手段を用いることで獲得することは可能であり，将来的にADL・APDLは自立に向かっていく。

●重度事例の場合

　原始反射の残存や異常な姿勢筋緊張の影響を受け，四肢の協調運動が制限されるため，基本動作の獲得が軽度事例に比べさらに遅れる。ライフステー

> **Key Word**
> ★2　錐体路障害
> 運動神経線維の遠心性経路で延髄の錐体を通る経路（錐体路）の障害症状として，軽度から重度の伸張反射の亢進（腱反射の亢進，足クローヌスの出現，折りたたみナイフ現象陽性，バビンスキー反射陽性など），姿勢・運動パターンの異常を示す。

> **Key Word**
> ★3　変形・拘縮
> 抗重力筋（伸筋）の痙性，屈筋のスパズム，動作筋－拮抗筋の相反抑制障害により特徴的な姿勢をとるなど。

②アテトーゼ型麻痺（軽度・重度）

アテトーゼ型麻痺は，錐体外路障害[★4]など筋緊張の動揺による姿勢・運動コントロールの不安定性等により，基本動作（寝返り，起き上がり，座位，立ち上がり，立位，歩行など）の獲得に影響を及ぼし，さらに成長に伴う二次的合併症も加え，ライフステージに応じたADL・APDL獲得に影響を及ぼす。

●軽度事例の場合

筋緊張の動揺により，姿勢・運動コントロールに影響を及ぼすため基本動作の獲得は遅れるものの，ライフステージに応じて補装具（車いす，電動車いす，短下肢装具など）や必要に応じて自助具などの代償手段（スプーン，皿，パソコンなど）を用いて獲得していき，将来的にADL・APDLは自立に向かっていく。しかし，自立が可能となったとしてもそれを維持するには二次的合併症の影響を極力減らす調整が常に求められ，一度獲得したADL・APDLにおいて成人期以降に介助を要することも多い。

●重度事例の場合

姿勢・運動コントロールの不安定性，筋緊張の変動の幅が大きく，基本動作の獲得が軽度事例に比べさらに遅れる。ライフステージに応じて補装具（車いす，座位保持装置）や自助具などの代償手段（コミュニケーションエイドなど）とともに，積極的な環境調整を通してADL・APDLは経験される。しかし，これらの経験を通しても将来的にADL・APDLは介助を要することとなる。

ジに応じて補装具や自助具などの代償手段とともに，積極的な環境調整を通してADL・APDLは経験される。しかし，これらの経験を通しても将来的にADL・APDLは介助を要することとなる。

(3) 評価

CPに対するADL・APDLを中心とした作業療法評価は，運動および姿勢の異常の評価を起点とし，定型発達児の各ライフステージに応じた発達・生活課題を頭に入れ，ADL・APDLとほかの発達・生活課題のつながり，生活の質（quality of life：QOL）を含めた多面的な評価が必要となる。

評価に際し，必ず家族等の支援者・本人と丁寧な面接を行い，本人のADL・APDLに対する意思や意欲，本人の生活環境や生活スタイル，支援者の主訴や要望等を十分に把握し，本人や支援者に合わせた柔軟なADL・APDL評価を行うことが大切である。このとき，本人の現状把握（潜在能力を含めた評価）と同時に限界を明らかにし，限界に対する介助方法の提示も頭に入れて評価を行う。その上で，「障害の軽減・回復」「代償手段」「環境調整」をどの時期にどのように提供していくかを見極めていく[★5]。

Key Word

★4 錐体外路障害
運動神経線維の遠心性経路（錐体路以外）の障害。大脳基底核を主とした神経学的症状として，障害部位により，筋緊張亢進（淡蒼球，黒質），筋緊張低下（尾状核，被殻）を示す。

One Point

★5 CPのADL・APDL評価
臨床現場においてADL・APDLは評価から治療まで同時進行で具体的な支援に向けて実施されることが多いため，ADL・APDLの各項目の評価・問題点・治療計画については，「(5)治療計画」で写真や図を用いて詳しく述べることとする。

①ADL・APDL獲得に必要な運動および姿勢に関する評価

運動および姿勢に関する評価としてMilani-Comparettiの運動発達評価表[6]を用いた評価を紹介する。本評価は，機能的な運動能力と潜在する反射構造との相関関係に基づいて作成されている。

この評価は，生後2年間にわたる継続的な判定のために，起居・移動・歩行の諸機能（起立機能—重力に抗しての体軸のコントロール）を変数として選んで運動機能の発達を検査するものである。姿勢運動発達の遅れを粗大運動発達で確認し，原始反射および自律姿勢反応と関連づけて発達段階を把握することが可能であり，粗大運動発達を予測しながら治療計画を立案するために重要である。

また，粗大運動発達の評価としては，粗大運動能力分類システム（Gross Motor Function Classification System：GMFCS）[7]がある。

②ADL・APDL獲得に必要な視機能と視覚情報処理に関する評価

運動および姿勢に関する評価とともに，視機能（視力や視野，追視等の運動機能）と視覚情報処理（感覚入力，視知覚，視覚認知等）の発達の遅れがADL・APDLにどのような影響を及ぼしているかを評価することが必要となる★6。

標準化されている視知覚の検査としてフロスティッグ視知覚発達検査[8]があるが，筆記用具を用いた課題であり上肢活動に制限がある場合には実施困難である。しかし，正確な発達指数の算定はできなくても，下位項目検査の部分的な利用や下位項目に即した課題を独自に作成することで対象児（者）の視知覚機能を把握することはできるので，遊びを通した概念化形成の発達状況の把握とともに実施する。

③発達の輪郭を把握する評価

遊びや活動場面の観察を通して，運動能力とともに言語理解や言語表出の様子から知的能力を把握し，母子関係や他者との関係性から社会性の発達段階を把握する。それらの結果から，対象児（者）の発達の輪郭を把握する。

発達の輪郭を把握するための標準的検査として，遠城寺式乳幼児分析的発達検査法[9]，津守・稲毛式乳幼児精神発達診断[10]，新版S-M社会生活能力検査[11]などがあり，運動面の遅れに対して知的面，社会面，ADL・APDLの発達が暦年齢に比べてどのような様相を示すかを把握する。

その他，子どもの能力低下評価法（Pediatric Evaluation of Disability Inventory：PEDI）[12]，子どものための機能的自立度評価法（Functional Independence Measure for Children：WeeFIM）[13]，JASPER・ADL Ver3.2[14]などADL・APDLに関する評価法があるが万全ではない。上述した視点でADL・APDLの躓きの背景を把握した上で，1つの指標として使用し，分析・統合・解釈に向かうように勧めたい。

> **One Point**
>
> ★6　CPの合併症
> CPの定義には知的発達の遅れなどは含まれていないが，合併症として知的障害，てんかん，感覚機能障害などをもつ対象児（者）も多い。視知覚の発達の遅れを伴うことは多く，知的発達の明確な遅れがない場合でも学習基礎能力の遅れに結びつき，ADL・APDLの獲得にも影響を及ぼす。

> **Column**
> **標準的な発達検査の使い方**
>
> 定型発達を指標とした標準的な発達検査をCP児（者）に使用する場合，正確な発達段階を把握することは難しい。しかし，手引書どおりの検査ができない場合でも，運動面に比べてADL・APDL面，知的面，社会面，情緒面などの相対的な発達段階を理解することは可能である。また，個々の発達段階の時間的変化の把握に役立つ。まず，今回あげた標準化された各検査（文献6）〜14））の特徴を把握することから始めてみよう。

(4)問題点

発達期からの中枢性運動障害であるCPの問題点[1]は，①姿勢・運動発達の遅れ，②感覚運動知覚経験の乏しさ，③ADL・APDL獲得の遅れ，④社会的生活体験の乏しさなどがあげられ，発達段階に応じて具体的な内容は変化していく。以下にADL・APDL獲得の遅れに関連する問題点[15]を列挙する。

◎痙直型麻痺
①基本動作
　（1）寝返りや起き上がりなどの起居移動動作困難
　（2）座位・立位における骨盤・下肢の運動性・支持性・バランス能力の低下
②摂食・嚥下，食事動作
　（1）口腔機能不全に伴う摂食・嚥下障害
　（2）座位におけるバランス機能の低下（食事動作全般）
　（3）上肢・頭部・体幹の代償的使用（食事動作全般）
　（4）協調運動・巧緻動作の未熟性（スプーン，フォーク，箸など）
③更衣動作
　（1）座位・立位における骨盤・下肢の運動性・支持性・バランス能力の低下（更衣動作全般）
　（2）上肢・頭部・体幹の代償的使用（更衣動作全般）
　（3）協調運動・巧緻動作の未熟性（ボタン，ファスナー，ベルトなど）
④排泄動作
　（1）座位・立位における骨盤・下肢の運動性・支持性・バランス能力の低下（排泄動作全般）
　（2）上肢・頭部・体幹の代償的使用（排泄動作全般）
　（3）協調運動・巧緻動作の未熟性（ペーパー操作，後始末，レバー操作など）
⑤入浴動作
　（1）座位・立位における骨盤・下肢の運動性・支持性・バランス能力

　　　　の低下（入浴動作全般）
　　（2）上肢・頭部・体幹の代償的使用（入浴動作全般）
　　（3）協調運動・巧緻動作の未熟性（洗体・洗髪動作，ボトル操作など）
　⑥整容動作
　　（1）座位・立位における骨盤・下肢の運動性・支持性・バランス能力の低下（整容動作全般）
　　（2）上肢・頭部・体幹の代償的使用（整容動作全般）
　　（3）協調運動・巧緻動作の未熟性（歯磨き，洗顔，ひげ剃りなど）
　⑦コミュニケーション
　　（1）口腔機能不全に伴う構音障害
　⑧教育関連活動
　　（1）口腔機能不全に伴う構音障害（音読，発表など）
　　（2）座位・立位における骨盤・下肢の運動性・支持性・バランス能力の低下（教育関連活動全般）
　　（3）上肢・頭部・体幹の代償的使用（教育関連活動全般）
　　（4）協調運動・巧緻動作の未熟性（鉛筆，定規，リコーダー，彫刻刀など）

◎アテトーゼ型麻痺
　①基本動作
　　（1）寝返りや起き上がりなどの起居移動動作困難
　　（2）座位・立位バランスの低下
　　（3）姿勢・動作の非対称性
　②摂食・嚥下，食事動作
　　（1）口腔機能不全に伴う摂食・嚥下障害
　　（2）座位バランスの低下（食事動作全般）
　　（3）姿勢・動作の非対称性（食事動作全般）
　　（4）姿勢筋緊張の変動と動作コントロールの低下（食事動作全般）
　③更衣動作
　　（1）座位・立位バランスの低下（更衣動作全般）
　　（2）姿勢・動作の非対称性（更衣動作全般）
　　（3）姿勢筋緊張の変動と動作コントロールの低下（ボタン，ファスナー，ベルトなど）
　④排泄動作
　　（1）座位・立位バランスの低下（排泄動作全般）
　　（2）姿勢・動作の非対称性（排泄動作全般）
　　（3）姿勢筋緊張の変動と動作コントロールの低下（ペーパー操作，後始末，レバー操作など）
　⑤入浴動作
　　（1）座位・立位バランスの低下（入浴動作全般）
　　（2）姿勢・動作の非対称性（入浴動作全般）
　　（3）姿勢筋緊張の変動と動作コントロールの低下（洗体・洗髪動作，ボトル操作など）
　⑥整容動作
　　（1）座位・立位バランスの低下（整容動作全般）
　　（2）姿勢・動作の非対称性（整容動作全般）

　　　　（3）姿勢筋緊張の変動と動作コントロールの低下（歯磨き，洗顔，ひげ剃りなど）
　⑦コミュニケーション
　　　（1）口腔機能不全に伴う構音障害
　⑧教育関連活動
　　　（1）口腔機能不全に伴う構音障害（音読，発表など）
　　　（2）座位・立位バランスの低下（教育関連活動全般）
　　　（3）姿勢・動作の非対称性（教育関連活動全般）
　　　（4）姿勢筋緊張の変動と動作コントロールの低下（鉛筆，定規，リコーダー，彫刻刀など）

(5)治療計画

　CPのADL・APDL獲得に向けた援助は，乳幼児期からの姿勢運動発達や随意運動の向上と密接に関係している。ここでは，2つのタイプのCPの治療原則とADL・APDL獲得に必要な考え方を関連づけて説明する。その上でADL・APDL各項目および具体的な治療について述べる。[16]

(a)総論

①痙直型麻痺（軽度・重度）の治療原則

●乳児期・幼児期前半
　原始反射・不良肢位の抑制に努め，姿勢コントロールおよび感覚運動経験を促し，体性感覚入力および目と手の協応に向けた視覚機能を意識した関わりを通し，幼児期以降のADL・APDL経験に向けた準備を行う。

●幼児期
　基本動作の獲得状況，生活環境に合わせてADL・APDL経験を，遊びを通して取り入れていく。例えば，この時期，見立て（ごっこ）遊びを通して食事動作や入浴動作を経験し，その経験を実際場面につなげることが求められる。この際，原始反射や不良姿勢については乳児期同様に抑制し，対象児（者）の成功体験につながるように動作の丁寧な段階づけが求められる。

●学童期
　学校生活に関するさまざまな生活課題において，同年齢の子どもに比べ時間をかけて動作が行われる。学校生活においては，活動遂行のための過剰な努力による筋緊張の亢進や持続的な不良姿勢などにより，二次的な痛みを示す子どもが多い。これに対して活動を制限することは困難であることから，家族・担任等の支援者との連携が必要となる。

②アテトーゼ型麻痺（軽度・重度）の治療原則

　痙直型麻痺との治療計画の違いは，運動面において本人の意思に反して不随意に身体運動が引き起こされることに加え，筋緊張の動揺性に幅があることで対象児（者）の目的動作の遂行が阻害されることに対する配慮である。基本的な治療計画の考え方は痙直型麻痺と同様である。以下にADL・APDLを獲得するために必要なアテトーゼ型麻痺の特徴的な考え方を示す。

●固定

　上肢活動を行う際には，中枢部の固定が必要であり，座位保持装置において骨盤ベルト，体幹ベルトによる固定は有効な手段となる。

　頸部の不随意運動はネックレストなどを用いて安定性を高めることもあるが，固定は二次的合併症に結びつきやすく無理はできない。

●随意運動の活用

　上肢の筋緊張の動揺の幅と各関節の状況を把握し，随意運動を活かす治療計画を立案する。また，対象児（者）自ら動作を獲得していくことが多く，不随意運動に支配されていても随意運動は可能である★7。

　治療計画を立案する際には，対象児（者）が自ら考えだした不随意運動を抑える手段を評価し，関節の痛みなどの二次的合併症につながらないようにROMトレーニングやリラクセーションなどを含める。また，抗重力方向の動きについては，過剰な努力が必要となり筋緊張の動揺性は高まるため，従重力方向の動きのなかで動作が遂行できるように環境を整える。

(b)各論

①摂食・嚥下，食事動作
●評価

　摂食・嚥下機能の評価は誤嚥等，生命に関わる危険性があるため，医師や言語聴覚士と連携し，食物摂取場面を通して下顎・舌・口唇の動き，未熟・異常な反射の有無などを観察し，食事姿勢・食物形態・食器の選定・介助方法等を検討していく。

　例えば，アテトーゼ型では，頭部・体幹の動揺や舌突出が著明で，口唇閉鎖を自らコントロールすることが難しく，食物の取り込み・食塊形成・食物の送り込みに影響を及ぼす。このため介助者はそれらの特徴を踏まえ，座位保持機能を備えた椅子を用いて食事姿勢の安定を図り，下顎を閉じる徒手的な介助や適切な形状のスプーンを用いた適切なタイミングでの食物の送り込み介助が必要となる。

　必要に応じて検査機器を用いた嚥下造影検査（VF），嚥下内視鏡検査（VE）等を実施し，より安全で具体的な摂食支援につなげる。特に青年期以降，二次的合併症として摂食・嚥下機能の低下に関する多くの報告[17)~19)]があり，定期的な評価と調整が求められる。

One Point
★7　随意運動の可能性
例えば，肘関節を伸展位で固定した状態で肩甲帯の動揺性を利用して上肢活動を行ったり，体幹を回旋させ，肩関節を過剰に内旋，肘関節を屈曲，前腕を回内といったパターンで身を固くして動揺を抑えて手指を使用したり，机上に手掌面を強く押しつけ手指を使用するなどさまざまである。

●支援

　食事動作の獲得では，上述した摂食・嚥下機能と姿勢運動機能の発達に加え，上肢機能，視機能，知的機能の発達が影響を及ぼす。上肢機能では，上肢コントロール，目と手の協応，把持機能等が必要とされるが，CPの特徴である筋緊張の亢進や動揺，視機能不全がそれらの妨げとなる。また，知的機能の発達に遅れがある場合，食事動作への意欲，動作遂行，注意の持続等に影響を与える。食事動作は知的機能の発達に遅れがある場合でも，食事に対

[図1]　さまざまな上肢機能と自助具利用の様子

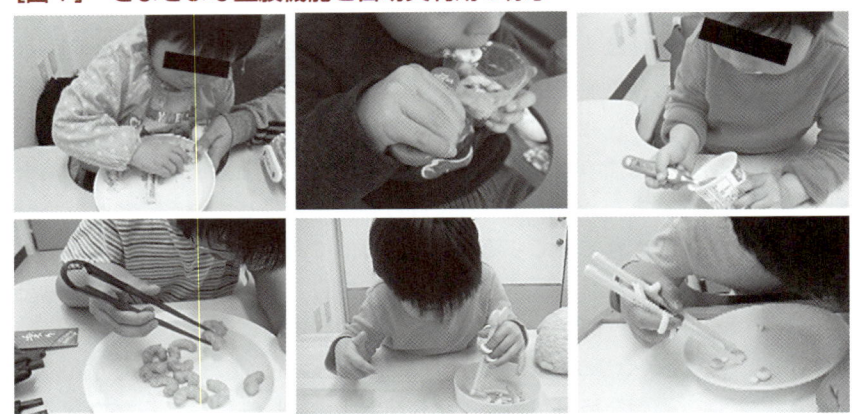

[図2]　さまざまな自助具（対象者の上肢機能に合わせて作成したもの）

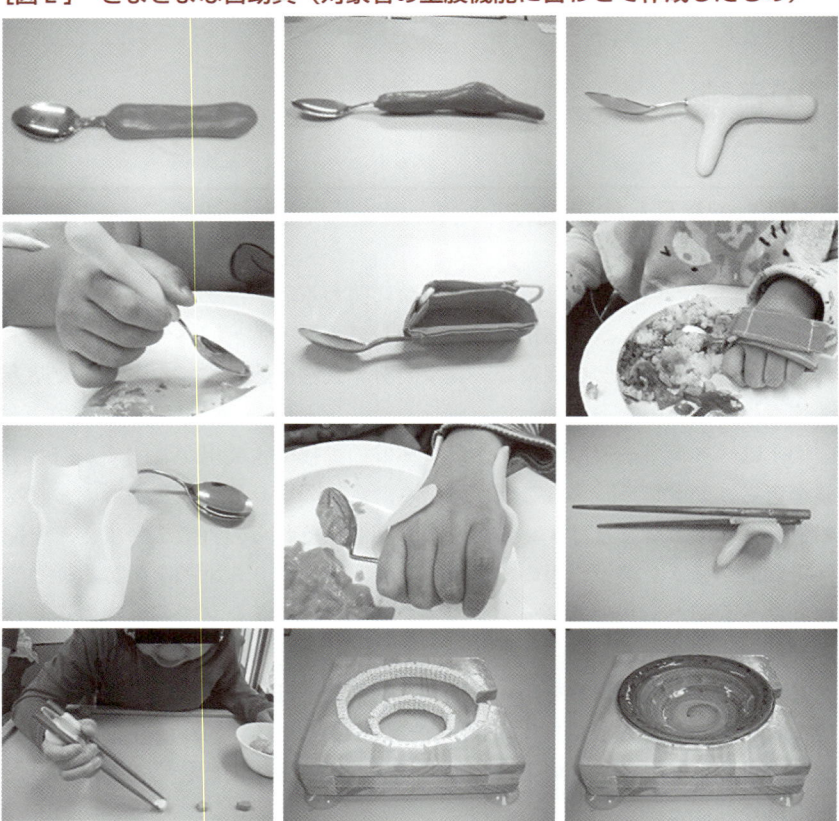

[図3] 遊びを通した目と手の協応・上肢コントロールの促し場面

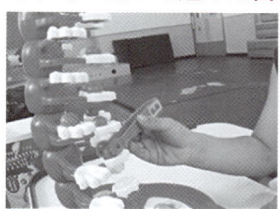

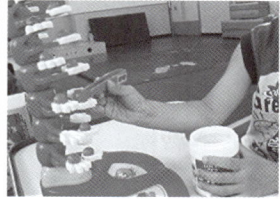

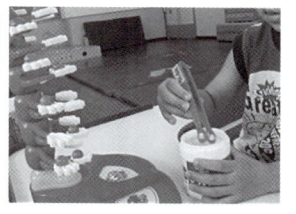

[図4] 遊びを通した目と手の協応動作の促しと食事動作場面

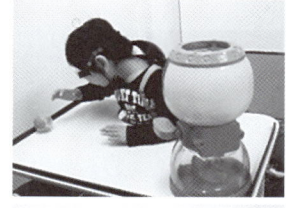

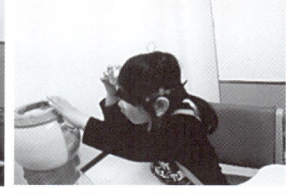

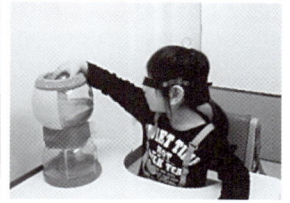

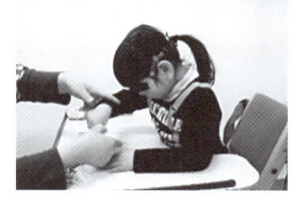

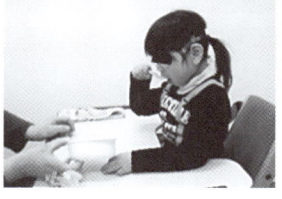

[図5] 遊びを通した把持動作の促しと食事動作場面

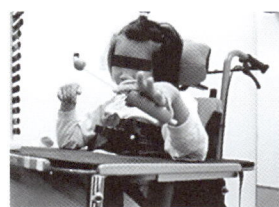

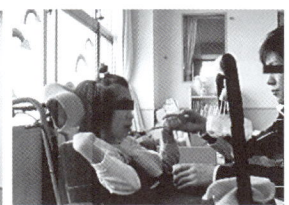

する意欲があれば獲得する可能性が高い．

　このため，食事動作を通して，動作分析を行い，上肢機能や知的機能に応じた自助具（スプーン，フォーク，箸，皿，コップ等）[図1][図2]や介助方法（介入場所：静かな場所，他者のいる場所／介助位置：前面，側面／上肢の支える部位：肘，前腕，手部／声掛け：言語，音，なし／実施時間：5分，半分量，全量／デザート等），遊びを通した促し方法 [図3] ～ [図5] を検討・実施する．

②更衣動作

　衣服を身体に身につける・衣服を身体から取り外す動作であるため，身体像（ボディイメージ）の発達が影響を及ぼす．

　座位で姿勢保持が可能であっても，姿勢変換や重心移動により上肢機能が十分に使用できない，手指巧緻動作が可能であっても，視覚情報処理（視空間認知）に問題をもち，ベルトやひもが思い通り操作できない等，更衣動作を実際に行い，複合的な機能の評価および支援が求められる．

　更衣動作には，動作（着衣，脱衣），種類（上衣，下衣，ボタン，ファス

[図6] ひも結び

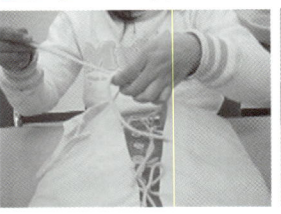

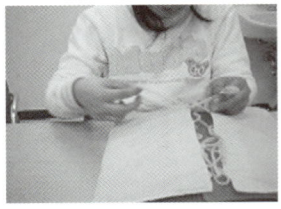

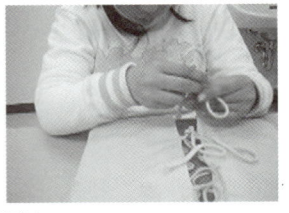

視覚情報処理の未熟さは、ひも結び等の巧緻動作に影響を及ぼす。

[図7] 姿勢による動作の違いの把握

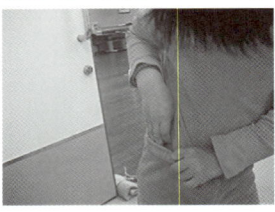

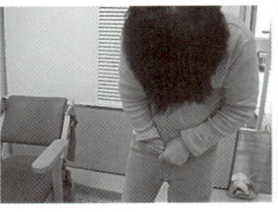

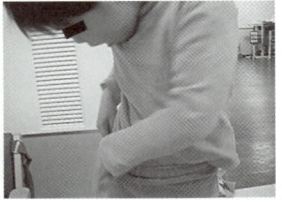

この対象児の場合、立位での更衣動作が安定

[図8] 衣服の改良

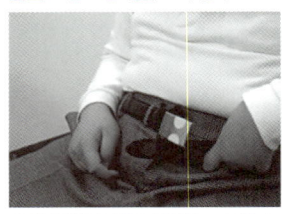

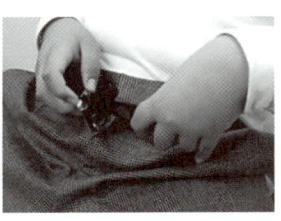

上肢機能と知的機能の未熟さを補うため、シールを用いてわかりやすく練習

[図9] 自助具の使用

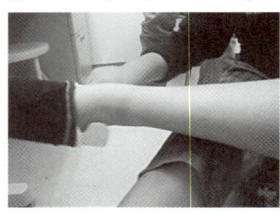

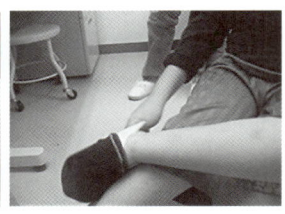

両手動作が難しい場合、自助具を用いた代償（ソックスエイド導入）を行う

ナー，ベルト，ひも，靴，靴下，帽子等）[図6]，順序（頭⇒袖，袖⇒頭等），向き（表，裏）等，さまざまな難易度の動作・操作が存在する。CPの障害度合や知的発達に応じて，動作・操作の定着に向けた効率的な姿勢（臥位，座位，立位）[図7]，衣服の改良（マジックテープ，ゴム，マーク等）[図8]，自助具（ソックスエイド，ボタンエイド等）の活用[図9]，環境調整（椅子，コーナー等），介助方法（着脱の順序，介助位置等），遊びを通した促し方法を検討・実施する。

③トイレ（排泄）動作

　排泄動作を独力で行うことは，社会生活を送る上で自立に向かう重要な行為である。特に差恥心の芽生えた対象児（者）にとって，1日に複数回も排

[図10] さまざまな排泄（入浴）用の姿勢保持補助具

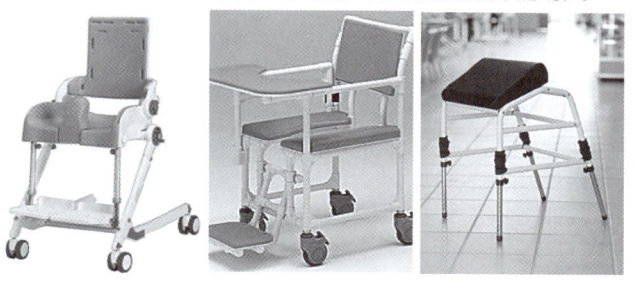

[図11] 能力を引き出す工夫（ズボンにループ）とリスク管理（手すりに安全ベルト）

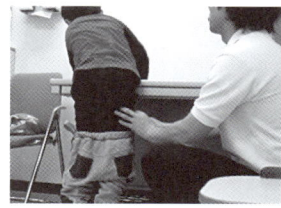

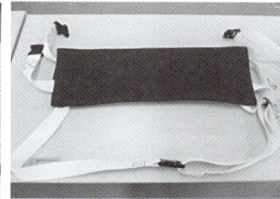

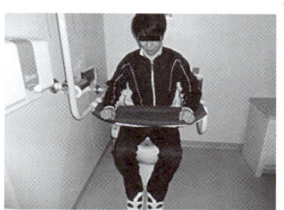

泄動作介助を受けることは，たとえ介助者が家族であっても心理的影響は大きい。このため，対象児（者）の心理的側面の配慮が必要となる。

排泄動作には，トイレへの移動，衣服の着脱，便器への移動，排泄，後始末，水洗・手洗い等，多くの動作および姿勢変換が含まれており，更衣動作同様にCPの障害度合や知的発達に応じて，動作・操作の定着に向けた効率的な移動（独歩，車いす，ポータブルトイレ活用），姿勢変換・姿勢保持（台，手すり，簡易便座，座位保持装置，テーブル等）[図10][図11]，衣服の改良（ゴム，ループ等）[図11]，環境調整（温水洗浄便座，ペーパーホルダー・水洗ボタン位置等），介助方法（ズボンの着脱姿勢，介助位置等），を検討・実施する。

特に介助が必要な場合，前述した心理的な負担を配慮し，介助を要する場面と一人で行う場面を対象児（者）と相談し，転倒等のリスクを減らす環境調整が必要となる。

④入浴動作

入浴動作には，脱衣場への移動，衣服の着脱，洗い場の移動，洗体・洗髪，浴槽への出入り等，排泄動作同様に多くの動作および姿勢変換が含まれている。また，水回りであるため転倒のリスクが高いこと，浴槽への出入りにおける姿勢変換時に大きな段差を乗り越える能力が求められることがあげられる。

排泄動作同様にCPの障害程度や知的発達に応じて，動作・操作の定着に向けた効率的な移動（独歩，車いす，リフター活用），姿勢変換・姿勢保持（椅子，手すり，バスボード，バスチェア等），衣服の改良（マジックテープ，ゴム，ループ等），環境調整（洗い場・浴槽内の滑り止めマット，シャンプーポンプの固定，ループ付き洗体ブラシ，コーナー利用，浴槽の深さ調整等）[図

[図12] 能力を引き出す工夫

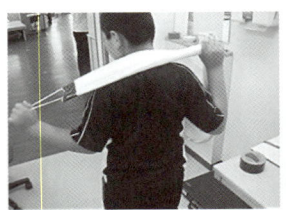

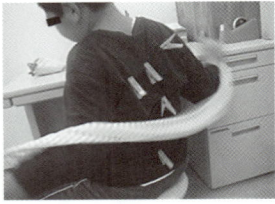

ループ付き洗体ブラシを用いると自分で背部を洗える。

[図13] 整容動作の獲得

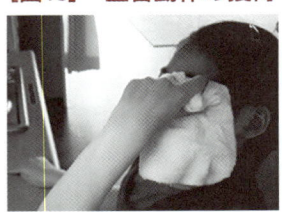

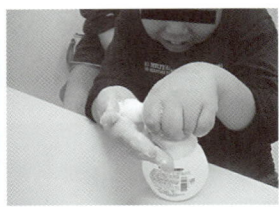

身だしなみを整えるには代償手段を積極的に活用し、毎日の習慣としていく。

12]，介助方法（衣服の着脱姿勢，介助位置等），を検討・実施する。

⑤整容動作

整容動作の多くは上肢機能（巧緻動作・両手動作を用いた協調運動）を必要とした反復動作が多く，そのなかには刃物を扱う動作もあるため，上肢機能の障害が重度の対象児（者）については代償手段・環境調整を積極的にとり入れ［図13］，けがのリスクを避けるように心がける。

CPの障害程度や知的発達に応じて，動作・操作の定着に向けた効率的な方法への転換や自助具の活用（洗顔：濡れタオル，洗顔シート，手洗い：ポンプ式，歯磨き：電動歯ブラシ，髭剃り：電動髭剃り，整髪：長柄ブラシ，爪切り：片手用等），介助方法（筋緊張に合わせた介助位置等）を検討・実施する[8]。

⑥コミュニケーション

CPの場合，運動および姿勢の障害により，言語性・非言語性コミュニケーションのどちらも重複して影響を及ぼしていることが多い。

特にアテトーゼ型では構音障害が著明で身振りや表情が筋緊張の動揺性により十分に表現できず，言語性・非言語性コミュニケーションの両側面で不全感を感じやすく，そのことで情緒面の不安定さが強まり，身体に不随意運動として現れる悪循環に陥る危険性が高い。

これらの状況に陥らないために，拡大・代替コミュニケーション（augmentative and alternative communication：AAC）の活用を含め，CPの障害度合や知的機能の発達に応じて，コミュニケーション手段の確保（身振り，音声記号，視覚的記号，AAC（パソコン，VOCA，iPad等の携帯情報端末，コミュニケーションボード・カード等））［図14］を検討・実施する。

> **One Point**
>
> ★8 感覚過敏に対する注意点
>
> アテトーゼ型を中心に，電子音等の聴覚刺激や口周辺の触覚刺激に対する感覚過敏が疑われる対象者の場合は，電動歯ブラシや電動髭剃り等，電子機器の導入を慎重に進めていく。

[図14] AACの導入例

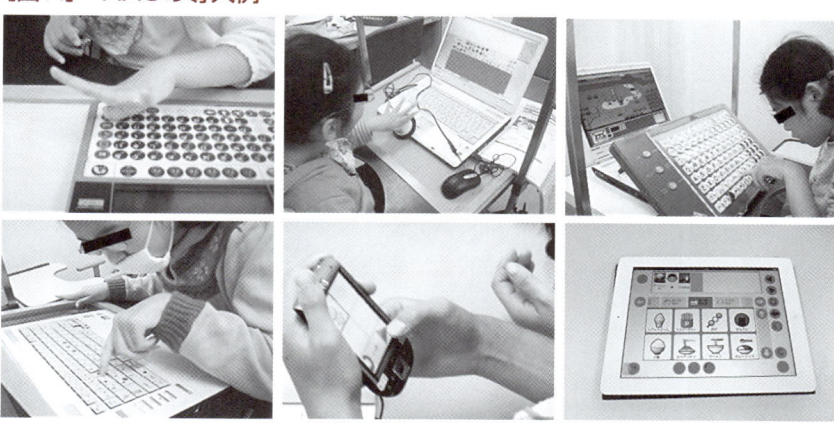

上肢機能や知的機能発達に合わせ、さまざまなAACが検討・導入される。

　ただし，AACの導入においては，障害者向けのアプリケーションソフトウェアの開発が現在進んできているものの高額であり，補助金や現物支給等の対応を行っている自治体は限られている。家族の経済的な側面も把握し，デモ機や試供版アプリケーションソフトウェア等も活用し慎重に進めていく必要がある。

⑦教育関連活動

　CPの場合，運動および姿勢の障害により，動作の粗雑さや緩慢さは著明に確認でき，定型発達児と同じことを同じように行うことは難しい。ただし，適切な姿勢調整［図15］や自助具の工夫［図16］〜［図21］により，定型発達児に比べて時間はかかるが通常学級で学校生活を送っている子どももいる。
　教科学習におけるつまずきの原因について，運動および姿勢に留まらず，評価時に述べたようにCPにおける視機能・視覚情報処理機能の障害（特に早

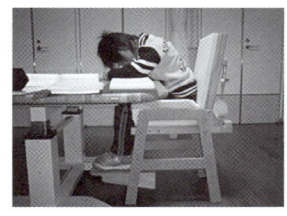

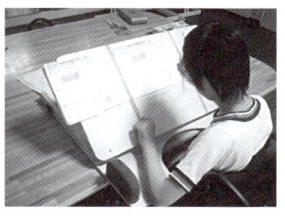

[図15] 学習姿勢の調整

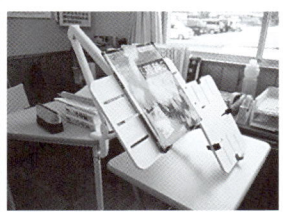

学習姿勢の調整は学校に留まらず、家庭においても検討したい。

[図16] 筆記用具の調整

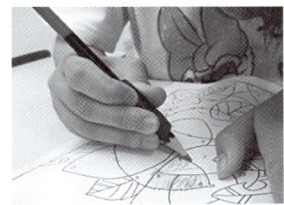

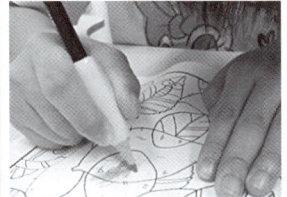

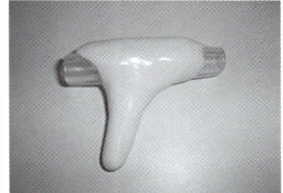

筆記用具の調整は就学前より進めることで書字につなげていく。

12 脳性麻痺

241

産・低出生体重児におけるPVL所見を認める対象者）を念頭におき，学習指導要綱より想定される各種単元の課題について本人・家族・担任等と情報共有し，パソコンやiPad等の機器・アプリケーションソフトウェアの導入も含めた具体的な支援を目指していく［図23］。また，家庭科については，上述し

[図17]　はさみの工夫

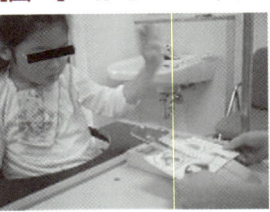

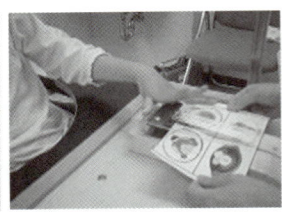

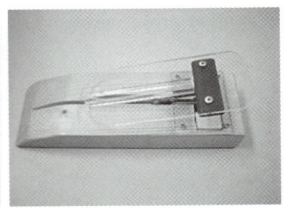

はさみ（図工）は大きな課題となるため安全な自助具で対応も行う。

[図18]　定規の工夫

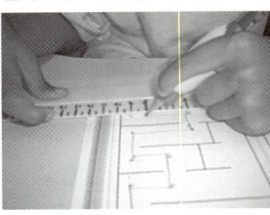

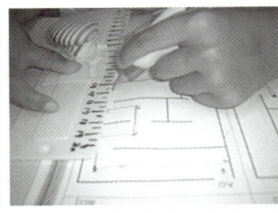

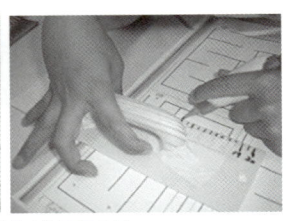

定規は持ち手や背部に滑り止めテープを貼る対応で押さえ動作が安定する。

[図19]　リコーダーの工夫

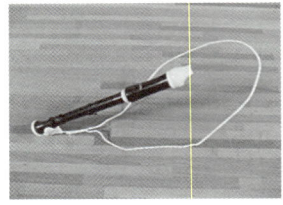

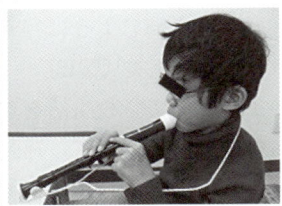

リコーダー（音楽）はホルダーを用意することで手指の操作性が高まる

[図20]　さまざまなリコーダー

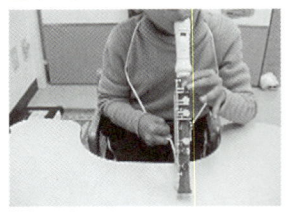

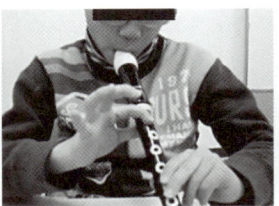

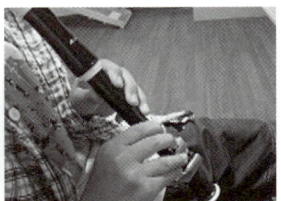

片手用（YAMAHA）、音孔調整機構付き（AULOS）、改造リコーダー。

[図21]　版画の道具の調整

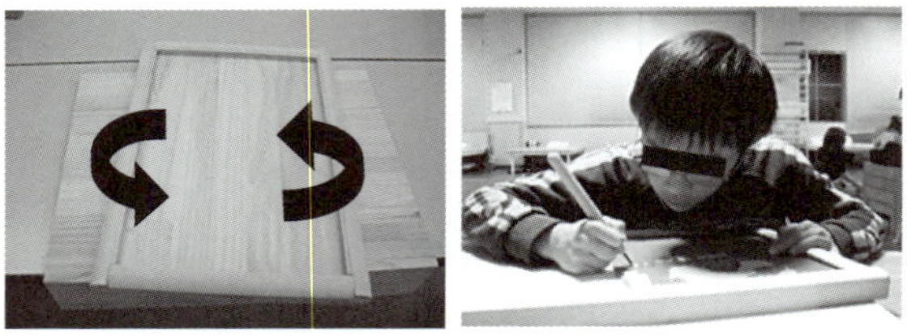

版画（図工）は板の固定と彫刻刀の調整方法が整えば安全に実施可能。

た適切な姿勢調整や自助具の工夫をもとに，将来の自立活動に向けて家庭と連携をとり，できる活動を意図的に経験する機会をつくることで，将来の自立生活につながる貴重な機会となり得る［図22］。

[図22] 料理の場面

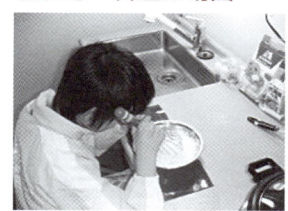

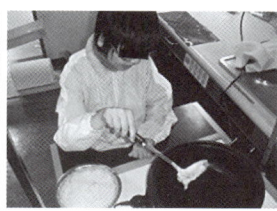

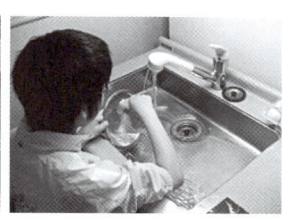

料理（家庭科）は段階づけが可能で，将来の自立生活につながる大切な機会。

[図23] アプリケーションソフトウェアの導入

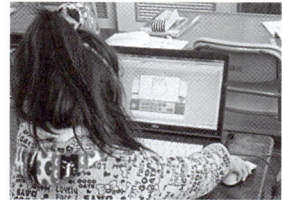

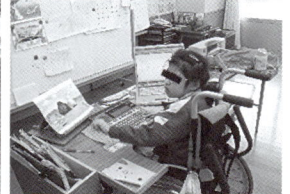

担任と情報共有し，教科学習を補う具体的な支援を検討していく。

Column
学童期以降のCPのリハビリテーションの信念

　鈴木恒彦氏は，次の小池文英氏の遺稿[20]を引用しながら，学童期以降のCPのリハビリテーションを実践する私たちの信念を紹介している[1]。文中の「ポテンシャル」の意味をかみしめて日々の臨床を実践したいと思う。

　「CPにとって『独立自活』，『就職』（一般雇用）ははなはだ困難な課題である。これを達成しうるのはCPの中の一握りの少数にしかすぎない。…中略…，それではCPにとってリハビリテーションとは何を意味し，何を目標にするべきか？　ということになるが，端的にいうと，CP児それぞれがもっとポテンシャルを最高度に伸ばしてやるよう指導，訓練することであると考えたい。そしてこの場合，ポテンシャルとよんだのは，単に運動機能の面の潜在能力のみでなく，精神的・社会的なあらゆる面を総合した能力を意味する」

（谷口敬道・関森英伸）

文献

1）五味重春編，浅田美江・児玉和夫他：リハビリテーション医学全書15　脳性麻痺，第2版．医歯薬出版，1989．
2）厚生省特別研究：脳性小児麻痺の成因と治療に関する研究．昭和43年度第2回班会議，1969．
3）北原佶・落合靖男：リハビリテーション医学における疫学——脳性麻痺．総合リハ32（1）：19

－28，2004．
4）小沢浩：低出生体重児の将来を支えるリハビリテーション 低出生体重児の脳性麻痺におけるリハビリテーション．臨床リハ20（12）：1171－1177，2011．
5）横地健治：低出生体重児の将来を支えるリハビリテーション 低出生体重児の増加と今後の療育．臨床リハ21（4）：388－391，2012．
6）城戸正明：Milani-Comparettiの運動発達評価表．理・作・療法11（3）：161－169，1977．
7）藪中良彦他：粗大運動能力分類システム（GMFCS）レビュー──信頼性，妥当性，有効性．総合リハ38（8）：779－783，2010．
8）飯鉢和子他：フロスティッグ視知覚発達検査（DTVP）．日本文化科学社，1977．
9）遠城寺宗徳他：遠城寺式乳幼児分析的発達検査法〔九大小児科改訂版〕．慶應義塾大学出版会，1977．
10）津守真・稲毛教子：増補 乳幼児精神発達診断法．大日本図書，1995．
11）旭出学園教育研究所他：新版S-M社会生活能力検査．日本文化科学社，1980．
12）PEDI Research Group，里宇明元他監訳：PEDIリハビリテーションのための子どもの能力低下．医歯薬出版，2003．
13）里宇明元他：こどものための機能的自立度評価法（WeeFIM）．総合リハ21：963－966，1993．
14）全国肢体不自由児施設運営協議会編：障害児の包括的評価法マニュアルJASPERの実践的活用法．メジカルビュー社，2006．
15）岩崎清隆・岸本光夫：発達障害の作業療法［実践編］．三輪書店，2001．
16）鈴木恒彦他：脳性まひ児の家庭療育．医歯薬出版，1999．
17）北住映二他：子どもの摂食・嚥下障害──その理解と援助の実際．永井書店，2007．
18）佐久間和子：脳性麻痺の二次障害としての機能予後．リハ医学40（2）：98－102，2003．
19）山口和正他：ライフサイクルからみた脳性麻痺──青年期（思春期以降）のみかた．臨床リハ11（8）：706－712，2002．
20）小池文英：脳性麻痺のリハビリテーション．pp130－143，金原出版，1979．

13. 重症心身障害

- 重症心身障害児（者）の病態は多様であり，原因疾患・合併症および随伴症状の関連性を理解することがADL評価の大前提である。
- コミュニケーション，感覚情報処理過程，姿勢制御などの問題が，養育者との相互作用を難しくさせており，ADL・APDLの阻害要因となっていることが多い。
- 個々の潜在能力に焦点をあて，他職種と連携を図りながら人的・物的環境を整備することが重要である。

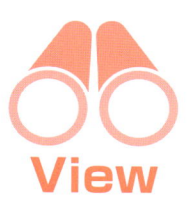

(1) 疾患・障害の特徴

■──重症心身障害児（者）の概念・定義・分類

　重症心身障害児（者）（以下，重症児（者））とは，社会政策上の必要性から法制化された日本特有の法律のもしくは行政的な概念であり，医学的な診断名，障害名とは本質的に異なる。重症児（者）の児童福祉法における定義は，「重度の知的障害及び重度の肢体不自由が重複している児童」であり，大

[図1]　大島の分類

					IQ
21	22	23	24	25	80
20	13	14	15	16	70
19	12	7	8	9	50
18	11	6	3	4	35
17	10	5	2	1	20
走れる	歩ける	歩行障害	すわれる	寝たきり	0

島の分類区分[★1]では1〜4に該当するものとされている[図1]。

また，満18歳以上の場合でも福祉的措置がなされる「児者一貫」が特徴的であり，欧米，欧州に例をみない療育システムといえる[★2]。

近年では，新生児医療や救命救急医療の進歩に伴い障害の重症化が顕著となり，1996年に濃厚な医療的ケアと介護を必要とする「超重症児」の概念が提起され増加傾向を示している[★3]。一方で，施設入所児（者）の平均寿命が延び，高齢化に伴う精神運動機能および摂食・嚥下機能の退行，骨折，易感染性，生活習慣病などが問題となってきている。

■──重症児（者）の原因疾患・合併症

重症児（者）の原因疾患は，胎生期では遺伝子異常，染色体異常，脳分化異常などがあり，周生期では，早産未熟児に起因した低酸素性脳症，脳血管障害などが原因となる場合と満期産での新生児仮死が原因となる場合とに分かれる。

周生期以降は，中枢神経系感染症（髄膜炎，脳炎など），もしくは疾病以外の原因として，不慮の事故（交通事故，溺水等），虐待などがある。これら中枢神経系の疾患が病態の主軸をなすことから合併症は，てんかん，骨・関節障害，呼吸障害，摂食・嚥下障害，消化管機能障害など多彩であり，これら

Key Word

★1 大島の分類

重症心身障害児（者）の定義とその障害の程度を表す指標として用いられている。縦軸に知能指数（IQ），横軸に運動機能をおき，区分1〜4に該当するものを重症児と定義し，区分5〜9を周辺児として表している。なお，縦軸のIQ把握が困難な場合は，発達指数（DQ）にて代用することが多い。

One Point

★2 児童福祉法の改正

2012年4月，児童福祉法の法制度改革に伴い従来の障害種別による施設体系から，障害児入所施設（福祉型，医療型）に一元化が図られた。これにより現在では重症心身障害児（者）施設は医療型障害児入所施設と名称を変え，18歳未満の障害児は児童福祉法で，18歳以上の障害者は障害者総合支援法にて対応することとなった。

Key Word

★3 超重症児

運動機能が座位までで，かつ，呼吸管理，栄養法，胃食道逆流の有無，補定項目（体位交換，定期導入，人工肛門など）の医療ケアの必要性を点数化し，25点以上の児を超重症児，10点以上を準重症児として扱っている。

Key Word

★4 呼吸障害

重症児（者）の呼吸障害の要因として，さまざまな気道狭窄（機能的狭窄，構造的狭窄）が原因である閉塞性換気障害と，胸郭・脊柱変形，胸郭

[図2] 随伴症状の相互関係

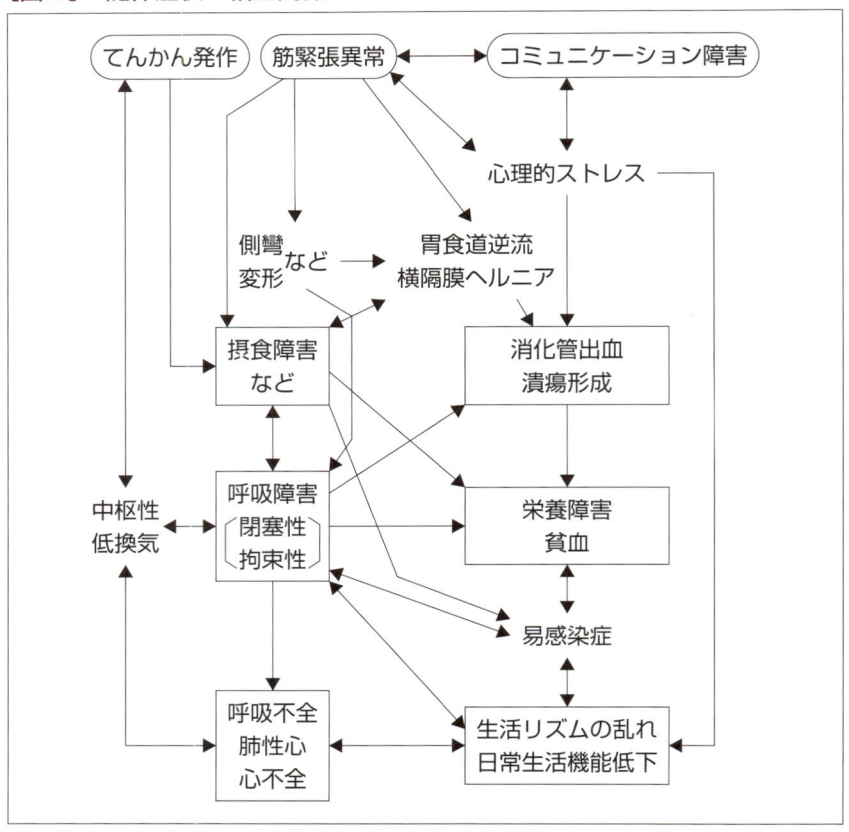

（舟橋満壽子：随伴障害をもつ脳性麻痺児への対応．小児看護12：82-89，1989．より）

の症状が複雑に関連しさまざまな二次障害を引き起こしている★4。そのなかでも呼吸障害，摂食・嚥下障害は生命機能を左右することから，随伴症状相互の関連性を理解することが極めて重要である［図2］1)。

例えば，筋緊張が亢進（低下）することで下顎後退，舌根沈下が生じ，咽頭・喉頭狭窄などをきたしやすく，また，胸郭運動が制限され呼吸障害を招きやすい。さらに，筋緊張亢進，呼吸障害は胃食道逆流とそれに続く逆流性食道炎を引き起こす。そして，この食道炎が筋緊張をさらに悪化させ，摂食障害を招く要因となり悪循環に陥るのである2)。

本項では，主に大島の分類区分1〜4に該当する重症児（者）のADL・APDLについて解説する。

呼吸運動の障害による拘束性換気障害，さらに呼吸中枢の機能低下による中枢性低換気の3つに大きく分けられる。これらの病態は，複合的であることが多い。

(2) ADL・APDLの障害像

重症児（者）のADL・APDLの障害像は原因疾患によって異なり，その病態によっても多様性を示す。超重症児のようにADL・APDLすべての項目で全介助を要するものから，食事動作，排泄動作において部分介助もしくは自立を示す例もあるため障害像を一概にまとめることは難しい。

平成24年度全国重症心身障害児（者）施設実態調査（124施設，11627名）によるADL項目の調査結果を以下に示す3)。姿勢の項目では，「寝たきり」を示すものが45.1％を占め，食事動作では全介助67.1％，部分介助28.1％，介助不要は4.7％であった。排泄動作では，排尿の全介助83.9％，部分介助13.5％，介助不要2.7％であり，排便は全介助85.3％，部分介助13.5％，介助不要1.1％であった。また，排尿・排便のサインについては約75％が未確立であり，事前に知らせることができる者は10％以下であった。更衣，入浴，整容動作については調査項目に含まれてないため介助比率は不明であるが，全介助・部分介助の比率が高いと思われる。

このようにADL・APDLの多くに全介助もしくは部分介助を必要とするため社会的自立が困難であり，養育者に対して多大な協力を求められるのが現状である。なお，ADL・APDL障害像については，具体的な治療計画と併せて後述する。

(3) 評価

■──ADL・APDL評価の前提として

重症児（者）は生活リズム，呼吸，循環，体温調節，食事，排泄，睡眠など，人が生活する上での基本的な生命維持機能を確立・維持することが難しく，呼吸器感染症などから急変をきたし死亡に至る例も多い。したがって，

日頃からの重症児（者）の体調をよく観察し，全身状態（心拍数，呼吸数，覚醒状態，筋緊張の変化など）を把握することが評価の大前提である。

また，重症児（者）におけるADL・APDL評価は，主要な原因疾患に中枢神経系の疾患が多いことから，「12．脳性麻痺」「14．知的障害」に対するADL・APDL特性，評価視点をもつことが基本となる。

さらに，ADLの基盤となる作業遂行要素の運動機能，感覚・知覚・認知機能，心理・社会機能などの評価に加え，全般的発達検査（新版K式発達検査，KIDS乳幼児発達スケール，新版S-M社会生活能力検査など）から発達段階を把握することも重要である。ADL能力の向上が期待できる場合はWeeFIM，PEDIなどの客観的なADL評価尺度から効果を検証することも有用である。

ADL・APDL評価の視点・とらえ方

重症児（者）は原因疾患および合併症が多様であることから，評価項目も多岐にわたっており，種々の側面で発達の停滞が著しいため，機能障害や異常発達の側面に注意が向き，それにとらわれて評価することも少なくない。重症児（者）のADL評価で大切な視点は，個々のもっている潜在能力に着目することである。重症児（者）への環境設定や動機づけ，そして，治療者の介入次第で良好な反応が得られる場合も少なくない[4]。

評価を実施する際に，ADL・APDLを阻害している要因を分析することも大切であるが，個々の能力は何か，どのように援助すると潜在能力が効率良く発揮され，日常生活，社会参加へとつなげていけるのかを考えることが重要である。

また，個々の非言語的なサイン（適応反応，ストレス反応）を把握し，いかに反応を読み取れるかが重要なポイントとなる。重症児（者）の声なきメッセージを読み取ることは容易ではなく，作業療法士自身が十分そのことに気づけないことも少なくない。よって，作業療法士自身が観察眼を高め，重症児（者）に応答しうる能力を養うことが最も重要である。

また，著しい機能障害を目の当たりにして，部分的にもADL能力を遂行できる能力があっても過小評価されてしまい，養育者が必要以上の介助を行い，ADLを経験する機会が失われている可能性もある。したがって，重症児（者）を取り巻く人的環境や物理的環境要因を丁寧に評価することも大切な視点といえよう。

重症児（者）のADL・APDL評価の考え方として治療的アプローチの視点とも共通するが，残存機能を適正に評価した上でいかに快適で安楽な日常生活を送れるようにするか，そのための評価であることを心に留めておく必要がある。以下にADL・APDL評価のポイントを列挙する。

a．基本動作

日常的に多い姿勢・運動パターン，粗大運動（姿勢保持，姿勢変換，GMFCS），筋緊張，姿勢反射，移動（車いす，電動車いすなど），前庭覚（重力不安，姿勢不安など），所要時間など。

b．摂食機能・食事動作
　ヘッドコントロール，姿勢保持能力，筋緊張，基本的上肢機能，口唇・舌・下顎機能および協調運動，呼吸機能（呼吸パターン，喘鳴の有無など），摂食・嚥下に関連する反射の有無，食物形態，食事環境（座位保持装置，食具など），食事姿勢（頭・頸部の角度，体幹のコントロール），ビデオ嚥下造影法（VF），嚥下内視鏡検査（VE）による誤嚥の評価，所要時間など

c．整容動作
　ヘッドコントロール，姿勢保持能力，筋緊張，基本的上肢機能（道具の操作），目と手の協調，身体知覚（身体図式），洗面台までの移動，感覚過敏（歯磨き，洗髪，洗顔など）の有無，所要時間など

d．更衣動作
　ヘッドコントロール，姿勢保持能力，筋緊張，基本的上肢機能，身体知覚（身体図式），身体と衣服との位置関係，認知（上下，左右，前後，表裏の概念），更衣手順の理解，感覚過敏（顔面，四肢・体幹）の有無，変形・拘縮の部位と介助時の骨折リスクの検討，所要時間など

e．トイレ（排泄）動作
　ヘッドコントロール，姿勢保持能力，筋緊張，更衣・後始末時の上肢機能，トイレまでの移動，排泄の間隔，尿意・便意のサインの有無，排尿・排便コントロール，便秘の有無，所要時間など

f．入浴動作
　更衣と整容の複合能力であるための前述の評価に加えて，養育者・介助者の視点から入浴時の抱き方，脱衣・清拭時の触覚過敏の有無，シャワーの水量や温度などによるストレス反応（過緊張）の有無など

g．コミュニケーション
　言語的コミュニケーション（発話，声かけ，応答など），非言語的コミュニケーション（表情，視線，アイコンタクト，身振り，声のトーンなど），相互作用時のストレス反応・適応反応評価（筋緊張，呼吸リズム，心拍数，覚醒状態の変動），環境整備（スイッチの適応，ソフトの選択）など

（4）問題点

　重症児（者）におけるADL・APDL問題点を作業遂行要素から列挙すると膨大となるため，本項ではADLに影響を与える要因として把握しておくべき事項について示す。なお，ADL各動作における諸機能の問題点については「12．脳性麻痺」および「14．知的障害」と関連するため，そちらを参考されたい。

■──重症児（者）と養育者の相互作用の難しさ
　重症児（者）が快適で安楽な日常生活を送るためには養育者とのコミュニケーションが重要であるが，音声言語の表出や意思を表現できないことが多いため養育者はどのように接してよいかわからず，不安にさいなまれていることが多い。したがって，母親と児の相互作用から児の非言語的なサイン

（適応反応，ストレス反応）や母親の対応（抱き方，腕や手の使い方，顔の表情や視線の送り方，言葉のかけ方や声の調子など）を観察することは治療上極めて重要である。

これらの相互作用の反応様式から，コミュニケーションに困難さや不安を感じている養育者や療育スタッフに対しては相互作用の問題点を明らかにし，適切な対応方法を伝えることが大切である。良好な相互作用は両者のストレスを軽減させることから，早期からの介入が重要である。

■──感覚情報処理過程と姿勢制御の障害

重症児（者）は環境からの膨大な感覚刺激に適切に対処しきれず，日常生活においては姿勢を急に変えられることを嫌がる姿勢不安や，空間で大きく動かされることを嫌がる重力不安を示すことが多い。これらはトイレや浴室への移動時，おむつ交換時の前庭刺激に対する過反応としても観察され，感覚情報処理過程の問題であるととらえることができる。さらに更衣・整容介助では，顔面や体幹の触覚防衛などからADL介助時に問題が顕著となりやすい。

姿勢制御においては，筋緊張の亢進，原始反射の影響により接触支持面からの触覚・固有受容覚に対する不快や姿勢の不安定さからくる過剰な前庭刺激に対して不快を示す[5]。さらに，ポジショニングやシーティングに影響を与える要因として，環境からの視覚刺激や聴覚刺激に対し過剰に反応し，注意転導から姿勢が崩れやすいことも理解しておく必要がある。

(5)治療計画

重症児（者）に対するADL・APDLアプローチの基本的な考え方についてまず解説し，次に各ADL動作における治療計画を簡潔に述べる。

■──重症児（者）に対するADL目標の設定とアプローチの考え方

ADL・APDLのほとんどが全介助もしくは多くの介助を要する現実を踏まえると，治療目標に「自立」を目指すことは諸機能との乖離が大きく雲をつかむようなものである。したがって，獲得されてきた諸機能と潜在能力を十分見極め，現実的かつ具体的で達成可能な治療目標を設定することが重要である。

また，さまざまな姿勢保持装置，各種外部スイッチを用いて環境調整を図ることで移動[図3]，コミュニケーションなどのADL能力向上が期待できる。環境調整に対するアプローチは即効性があり治療効果が明確となりやすい。

一方で，養育者・介護者側の理由や過剰介助により能力を見誤られて介助されている場合もある。重症児（者）に対して，5年に及ぶ食事動作への介入により自食に至り，10年以上機能が維持されている報告もあることから，

[図3] 電動車いすのスイッチ利用

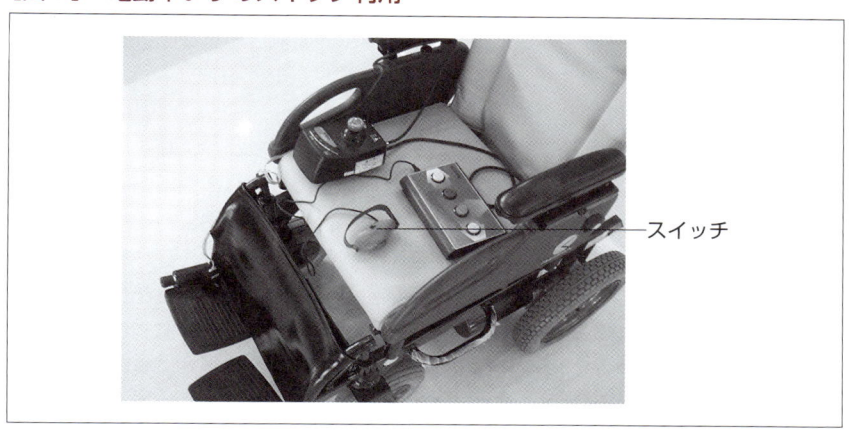

スイッチ

ADL諸機能の獲得が期待できる場合には根気よくアプローチすることも重要である[6]。

ADL・APDL機能の維持・向上のために運動機能・精神機能の退行を阻止し，現状のADL諸機能を維持することも重要なテーマである。

■ 重症児（者）の生活を支える連携について

いかに優れた治療技術をもち合わせたとしても，週1～2回程度の個別作業療法のなかでADL・APDLの治療効果を高めることは至難の技である。

例えば，ポジショニングを例にあげると，作業療法を実施している時間帯にリラクセーションが一時的に図られたとしても，短時間しか効果が持続しなければ変形・拘縮は進行する。では，どうしたら良いのか？　作業療法士が介入できない時間帯，すなわち24時間の姿勢援助を療育スタッフと連携して行うことが姿勢・運動機能を維持させるための重要なポイントとなる。

治療方略として成し遂げたいADL課題があれば，まず，療育スタッフ，特別支援学校教諭らと密に連携を図り，人的環境を有効活用することは極めて有効である。その際，口頭指示のみによってポジショニングや摂食指導が継続され成功する例は極めて少ないことから，より簡単で手順が複雑とならない写真などの視覚的提示でわかりやすく説明することが課題継続の鍵となる。

以下に，ADL各動作における治療計画を障害像と関連させて解説する。

a．基本動作

重症児（者）は重度の運動障害，胸郭・脊柱変形，股関節脱臼など高度の変形・拘縮により独力での姿勢変換，移動が困難であることが多い。また，随意性が乏しくwindblown deformityなどの定型的な姿勢・運動パターンを示すことも多い。さらに，異常筋緊張，呼吸障害，胃食道逆流などから全身状態が不安定であることが多い。

よって，呼吸が楽でリラックスできるポジショニングの導入や姿勢保持装置を活用しながらの24時間の姿勢ケアが重要なアプローチとなる。例えば，腹臥位保持具などの活用は，過緊張を抑制し，上気道閉塞軽減に伴う気道確保，排痰，換気改善が得られやすい。また，胃食道逆流の軽減，排泄機能の

改善，休息，睡眠に効果的である．個々の病態に応じた姿勢管理は日常生活を快適で安楽に過ごすために必須であり，重点的に取り組まなければならないテーマである．

b．移動動作

重症児（者）は独力での移動手段をもたないことが多いが，わずかな随意性とそれに見合うスイッチ，コントローラーの改良により電動車いす操作につながることも多い．自らの意思で移動したいときに，自由に行きたいところを選択して移動することは，日常生活で受身的な重症児（者）の自己選択・自己決定につながる．したがって，移動獲得に対する可能性を作業療法士は追求すべきである．数回のトライアイルで移動の可能性をあきらめてはいけない．仮に実用的な移動手段に至らなくても，電動車いすに乗ることで笑顔が多くみられ，情緒的に落ち着く事例も多く経験する（Column参照）．

c．摂食・食事動作

重症児（者）の多くが摂食・嚥下機能障害が重度であり，経管，胃瘻，中心静脈栄養などが施行され経口で捕食できないことも多い．摂食・嚥下機能の各発達過程における特徴，機能不全の症状，指導・トレーニング方法を［表1］に示す．

食事動作トレーニングでは姿勢コントロール，上肢機能，認知機能などの諸問題を整理して根気よくアプローチすることが重要であり，行動分析的アプローチ，トークンエコノミー法などが有用である．また，口腔周囲の感覚過敏の軽減，摂食姿勢や食具（スプーン，フォークの柄の改良，角度など）の環境調整，養育者への食物形態のアドバイス，誤嚥防止など，アプローチすべき課題は山積されている．

このため，医師，言語聴覚士（ST），病棟スタッフ，家族の共通認識の上で課題に対するアプローチをすすめることが重要である．

d．トイレ（排泄）動作

重症児（者）は膀胱容量の未発達，排尿中枢障害などから蓄尿障害（尿失禁，遺尿），排尿困難をきたすことが多い．排泄サイン（尿意，便意）の獲得が期待できる場合はその確立を目指すことが重要である．また，排泄間隔，排泄リズムを把握しトイレへ誘導し排泄場所の認知を促す．

排泄環境としては，重症児（者）は座位保持が困難であることから洋式トイレに背もたれや体幹を支えるテーブル，手すりなどを取り付けることが重要である．

Column
移動

人として最も基本的な活動である「移動」を保障することは，人の尊厳につながるものと筆者はとらえている．欧米では幼児期から電動車いすが処方されることが多い．なぜなら，早期からの移動手段の獲得は認知，社会性，コミュニケーション発達を促進するためである．

早期から個々の病態に応じた車いす，電動車いす，SRCウォーカー（木馬型歩行器）などの移動補助具を作製することで生活空間が飛躍的に拡大しQOL向上も期待できる．

排泄活動が成功した際にはタイミング良く褒めることが重要であり，成功体験を少しずつ積み上げることで学習効果が期待できる。排泄活動は心理的なストレスに影響を受けるため視線を遮断するための衝立，カーテンなどを設置し，プライバシー保護に努め，安心して排泄できるよう配慮することも大切である。
　また，重症児（者）に多い便秘に対するアプローチとしては食物繊維および水分摂取を増やすこと，運動量を増やすこと，腹圧が弱い場合は腹部マッサージなどが効果的である。また，腹圧が弱く排便時に息むことが難しい場合は前傾姿勢による介助で排便を促すとよい。

e．更衣・入浴・整容動作

　更衣動作の実用的な獲得は定型発達の子どもでも4歳以降であり，高度な運動機能，感覚・認知機能が必要であるため，重症児（者）の多くで全介助を要することが多い。また，入浴・整容動作も同様の理由で全介助であることが多い。
　重症児（者）の多くが感覚刺激に対する感受性に過反応もしくは低反応を示す障害があるため，たとえば，入浴の移動時に背臥位からの急な抱き起こしやおむつ交換などの姿勢変換時に急激な前庭刺激に対してストレス徴候（過緊張など）を示すことが観察される。
　また，触覚の過敏性が顕著であると，歯磨き，散髪，清拭などに不快を示すことが多い。さらに，衣類の素材や介助者の触れ方，抱き方，声がけ（声のトーンや音量）に注意や配慮が必要なことも多い。
　これらからも重症児（者）が適応できる感覚情報処理の許容範囲の分析が

[表1]　摂食・嚥下機能の発達過程と機能不全への対応・トレーニング

	動きの特徴	機能不全の主な症状	指導・トレーニング
経口摂取準備期	哺乳反射，指しゃぶり，玩具なめ，舌突出など	拒食，過食，摂食拒否（過敏），誤嚥，原始反射の残存など	脱感作療法，呼吸トレーニング，姿勢トレーニング，嚥下促通トレーニングなど
嚥下機能獲得期	下唇の内転，舌尖の固定，食塊移送，舌の蠕動様運動など	むせ，乳児嚥下，逆嚥下（舌突出），流涎など	嚥下促通トレーニング，摂食姿勢トレーニング，舌トレーニング（口外法），顎運動トレーニングなど
捕食機能獲得期	顎口唇の随意的閉鎖，上唇での取り込みなど	こぼす，過開口，舌突出，食具（スプーン）噛みなど	捕食（顎・口唇）トレーニング，口唇（口輪筋）トレーニングなど
押しつぶし機能獲得期	口角の水平の動き（左右対称），扁平な赤唇など	丸飲み（軟性食品），舌突出，食塊形成不全など	捕食（顎・口唇）トレーニング，舌（舌筋）トレーニング，頬（頬筋）トレーニングなど
すりつぶし機能獲得期	頬と口唇の協調，口角の引き，顎の偏位など	丸飲み（硬性食品）など	咀嚼トレーニング，咬断トレーニング，舌（舌筋）トレーニング，側方運動トレーニングなど
自食準備期	歯固め遊び，手づかみ遊びなど	犬食い，押し込み，流し込みなど	摂食姿勢（自食）トレーニング，手と口の協調トレーニングなど
手づかみ食べ機能獲得期	頸部の回旋と手掌での押し込みの消失，前歯咬断など	手掌で押し込む，引きちぎる，こぼす，咀嚼不全など	手指からの捕食，咬断トレーニング，種々の作業療法など
食器（食具）食べ機能獲得期	頸部の回旋・食器の口角からの挿入とその消失など	食器で押し込む，流し込む，こぼす，咀嚼不全など	食器からの捕食トレーニング，種々の作業療法など

（向井美惠：摂食・嚥下機能の発達と減退．日摂食嚥下リハ会誌3（2）：3-9，1999．より一部改変）

重要であり，個々の感覚特性（各感覚過敏・鈍麻）から刺激の種類や量を配慮する必要がある．例えば，前庭覚，触覚などの過敏さを調整するハンドリングやポジショニング，環境音の調整などが必要である．

f．コミュニケーション

重症児（者）はコミュニケーション手段に乏しいが，表情の変化やわずかな上肢・下肢の動きなどでこちらに非言語的なサインを発していることも多い．したがって，個々のコミュニケーション特性に応じて，環境調整を図り支援を行う．

具体的には，視覚障害の有無，運動・知的障害の程度を考慮してさまざまな補助手段を選択する．音声言語によるコミュニケーションが困難である場合は，発声，身振り，視線，手話などの音声・ボディランゲージを用いる方法がある．また，視覚的補助手段を用いる方法としては，絵やシンボル，文字が書かれたカード，それらを一覧できるようにしたボードを用いて指差しや視線によるYes-Noサインでコミュニケーションを図る方法がある．さらに，機器を用いる方法では，携帯用会話補助装置に各種スイッチ，センサー，ソフトウェア，最新のIT機器などを組み合わせ簡単に文字選択や入力ができるよう検討する［図4］．

ただし，機器導入にあたっては，本人の意思を尊重することが大切である．高度な機器を介すことに興味を示さず嫌がる場合も多い．コミュニケーション手段の選択肢を多く提示しても，最終的には本人が最も好む意思伝達手法に落ち着くことが多い．

［図4］ iPadを用いたコミュニケーション

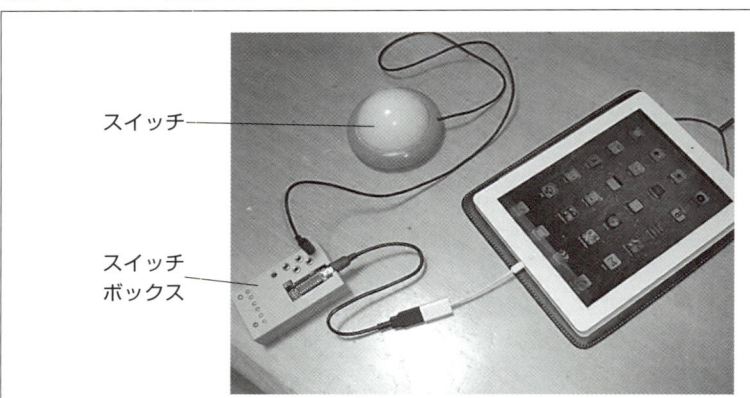

コミュニケーション支援に活用できるツールとして注目され，一部のアプリを各種スイッチを用いて利用することができる．

（森　直樹）

引用文献

1）舟橋満壽子：随伴障害をもつ脳性麻痺児への対応．小児看護12：82－89，1989．
2）栗原まな：小児リハビリテーション医学．pp217－230，医歯薬出版，2006．
3）日本重症児福祉協会：平成24年度全国重症心身障害児（者）施設実態調査．
4）森直樹：重症心身障害児の通園における回復・維持期における作業療法．矢谷令子他編：作業療法実践の仕組み（事例編）．pp287－296，協同医書出版，2004．
5）日本作業療法士協会監，田村良子編：発達障害，作業療法全書，改訂第3版．pp97－98，協同医書出版，2010．
6）吉田雅紀：重症心身障害の食事動作に向けた支援─成人・壮年期からの自食の可能性．臨床作業療法11（1）：36－40，青海社，2014．

参考文献

○江草安彦監：重症心身障害療育マニュアル，第2版．医歯薬出版，2005．
○今川忠男：重症心身障害児・者の療育基本理念─作業療法士の役割に焦点をあてて．OTジャーナル32（3）：203－207，1998．
○竹中佳子他：重症心身障害児・者の生活を支える連携．OTジャーナル42（5）：374－481，2008．

14. 知的障害

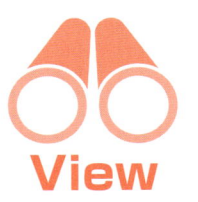

- 知的障害は軽度から最重度まで個人差が大きい障害である。
- 全般的な発達の遅れを示すため，ADLの障害もさまざまな機能障害が影響している。
- ADL評価は，量的な評価だけでなく質的な評価が不可欠である。
- 治療計画では動機づけを高め，能動的に関われるよう計画する。

(1) 疾患・障害の特徴[★1]

> **One Point**
>
> **★1 分類と診断基準**
> 2013年に『精神疾患の診断と統計のためのマニュアル第5版 DSM-5』が出版され，そこでは診断名は「精神遅滞」から「知的障害」と変更になった。さらに診断基準では，重症度評価の指標として生活適応能力が重視され，知能指数での分類ではなくなった[1]。

知的障害は精神遅滞（医学的診断名）とほぼ同義語として使用されており，その疾患特徴は精神遅滞の診断基準[2]から示すと，❶明らかに平均以下の知的機能（IQ70以下）であること，❷同時に適応技能不全が2つ以上の領域で存在すること（適応技能：コミュニケーション，自己管理，家庭生活，社会的／対人的技能，地域社会資源の利用，自律性，発揮される学習能力，仕事，余暇，健康，安全），❸18歳以前に発症することである。

知的障害は全般的な遅れがあるが，発達のスピードや到達度の個人差が大きく，各機能の発達的特徴も多岐にわたる。感覚運動機能では，乳幼児期には筋緊張の低下，姿勢運動発達の遅れ（特に抗重力活動の未発達），バランスや姿勢保持機能の障害，協調運動の障害，感覚刺激に対する反応の偏りなどを示すことがあり，原因疾患によっては，明らかな運動障害を示す場合もある。

認知機能では，幼児期には言葉の理解や表出の遅れを示し，学童期には高次で抽象的な概念の理解や推測，操作などが困難となることが多い。

心理社会的機能では，動機づけの未発達，社会性（社会参加の制限），コミュニケーション能力の遅れなどがみられる。

合併症状は原因疾患により異なるが，発育障害（巨人症・小人症・肥満など），形態異常（小頭症・大頭症など），特異的な顔貌（耳介変形・小顎症・口蓋裂など），内臓奇形，視覚障害，聴覚障害，てんかん，行動障害（異食・常同行動・自傷など）などを示すことがある。

知的障害の原因は，原因が特定されない生理的要因の場合が30～40％で，病理的要因は，遺伝的要因，胎生早期や周産期の異常，後天的要因などである。症状に知的障害を示す疾患は，ダウン症候群，Williams症候群，脆弱性X症候群，Prader-Will症候群，フェニルケトン尿症（代謝異常），先天性甲状腺機能低下症などがある。

[表1] 知的障害の臨床像

	特徴	機能	能力	その他	IQおよび到達精神年齢
軽度	日常生活に差し支えない程度に身辺処理ができるが，抽象的な思考が困難であることが多い。	社会性，感覚運動能力の障害は少ない。	ADLは良好だが，学業の遅れがみられる。	就労につながるような能力をもつ場合がある。	IQ：50～70 9～12歳未満
中等度	環境の変化に適応する能力が乏しく，器質的な病因をもっていることが比較的多い。	感覚運動能力の遅れはみられるが，対人関係機能の遅れは少ない。	ADLは部分的に介助が必要，学業の遅れがある。	自立した生活が困難な可能性が高い。	IQ：35～50 6～9歳未満
重度	意思交換や環境への適応が困難で，ほとんどは器質的な病因をもっており，その他の障害を合併していることが多い。	運動障害をもつ場合が多い。	ADLには部分的な介助が必要な場合がほとんどである。	著しい行動上の問題を示す場合がある。	IQ：20～35 3～6歳未満
最重度	てんかんや運動障害，神経症状などを合併していることがほとんどで，ADL全介助であることが多く，コミュニケーションが困難な場合が多い。	運動障害をもつ。	ADLのほぼ常時介助が必要である。		IQ：20未満 3歳未満

[表2] 支援の程度による分類（アメリカ精神遅滞学会）

- 一時的支援：必要に応じて支援する（何らかの出来事が生じたときに対応する）
- 限定的支援：一定の期間限定で継続的に支援する
- 長期的支援：一定の条件下での継続的な支援（ある環境下で定期的に支援する）
- 全面的支援：常時継続した支援（いろいろな環境で全面的に支援する）

以上のように知的障害はさまざまな特徴を示すことから，その特徴や到達度，支援の程度などの視点でいくつかに分類され，その臨床像は軽度から最重度までさまざまである[表1][表2]。

そのため，ここでは明らかな運動障害を伴わない知的障害（軽度から中等度の知的障害）のADL・APDLの特徴について述べることとする。

(2) ADL・APDLの障害像

ADL・APDLは感覚運動機能や認知機能，心理社会的機能などと密接に関連しているため，それぞれの機能の状態に大きく影響を受け，知的障害の場合ADL・APDLの獲得の遅れが生じやすい。しかし，十分に日常生活体験を積み重ねることで，一定の生活技能を身につけることが可能となることもある。

中等度の知的障害者（成人）を対象とした井上[3]や矢口ら[4]の報告では，自立度が高い動作は食事動作と排泄動作で，次いで更衣動作であり，入浴・整容動作の自立度は比較的自立度が低いとしている。これは定型発達のADL

獲得時期の発達段階とほぼ同様であるが，自立度が低いとされる動作は動作が複雑であり一定の動機づけが必要であるため，知的障害の場合は自立度が低くなったと考えられる．

以下に各動作における知的障害の特徴を示す．

■──基本動作

特定の基礎疾患がない知的障害の場合，運動発達が遅れるものの基本的な移動，移乗動作は獲得することがほとんどである．だが，筋緊張の低下を示すことが多く，抗重力姿勢の保持の持続やバランス能力に問題を示すことがある．また，感覚刺激に対する反応の偏りがある場合は姿勢変換や移乗動作に不安を示すことがあり，その習得に影響を与える．

■──食事動作

知的障害の場合，食事動作に必要となる姿勢保持やバランス，上肢操作は大きく障害されないことが多い．また，食事動作は動機づけの未発達が影響しにくい動作であることから，食べることへの意欲がある場合は比較的獲得しやすい．だが箸の使用や食事のマナーの獲得などは，巧緻動作やより高い動機づけが必要となるため障害されることが多い．

■──更衣動作

更衣動作の獲得には，両側の協調動作や姿勢バランスといった機能だけでなく，動作手順の理解，身体イメージ，空間の理解などが必要である．食事動作と比較するとリーチ範囲が広くなり，ボタンを留めるなどの留め具の使用ではより巧緻動作が必要となるため，姿勢バランスや協調動作の未熟性がみられる知的障害の場合は習得するのに時間を要することが多い．また，感覚刺激に対する反応の偏りも影響することがある．さらに更衣動作の獲得には一定の動機づけが必要であるため，知的障害の程度によっては定着しにくい動作でもある．

衣服を身につけるという動作だけでなく，シャツをズボンに入れる，最後までボタンを留めるなどの質的な能力も求められる身だしなみ，清潔を保つためや体温調節としての更衣動作，TPOに即した更衣動作などは，より高い動機づけや適切な判断が必要なため，知的障害の場合困難なことが多い．

■──トイレ（排泄）動作

排泄動作の獲得には，生理的機能の成熟と排泄動作手順の学習が必要である．知的障害の原因疾患によっては，生理的機能の成熟が遅れることがあり，排泄動作の獲得に大きく影響を与える．

知的障害の場合，生理的機能の成熟が得られると段階づけたトイレットトレーニングを丁寧に重ねることで排泄動作を獲得することはあるが，排泄動作の学習には，便器の使用や後始末動作に伴った姿勢バランス，上肢操作に加え，更衣動作や整容動作などに関連する多様な機能が必要となるため，排泄動作の獲得は遅れやすい．さらに，動機づけの未発達があるため，自己有

能感との関連が強いとされる排泄動作の獲得はさらに遅れが生じやすい。

■──入浴・整容動作

入浴動作・整容動作は，社会的な欲求との関連が強く，そのため動機づけの未発達を示す知的障害では獲得に時間を要することが多く，獲得が困難となる場合もある。さらに各動作が可能かどうかだけでなく，質的な達成度（例えば，手洗いや歯磨きなど）を判断することが難しく，なかなか自立に至らない場合が多い。

また，入浴動作では浴室・浴槽内での姿勢バランスや道具の使用，整容動作では，巧緻動作や身体イメージなどの機能が必要となり，知的障害の特徴でもある姿勢バランスや協調動作の問題が各動作の獲得に影響を与えることが多い。

■──コミュニケーション

軽度から中等度の知的障害の場合，意思疎通を図ることや対人関係は比較的良好な場合があるが，認知機能の発達の遅れが中核症状であるため，乳児期では動作の模倣や場面，事物との関連で用いられる喃語の獲得に遅れがみられる。幼児期以降では言葉の理解や表出の遅れが生じ，また，発音の不明瞭さがみられる場合もあり，言語的コミュニケーションの獲得がさらに遅れる場合がある。

(3)評価

知的障害は全般的な発達の遅れがみられるため，さまざまな視点でADL・APDLの問題の背景を分析し，原因疾患がある場合は，その症状（合併症の有無や禁忌事項の確認）を把握して評価を行う必要がある。また，ADL・APDLは発達段階に応じて習得するため，発達検査などを利用して発達段階を評価することが具体的な目標設定を可能にする。

知的障害のADL・APDLに特化した標準化検査はほとんどみられないため，発達段階の把握をするためには，新版S-M社会生活能力検査やKIDS乳幼児発達スケールなどが利用される。これらの検査では何ができて何が困難なのかを把握することができる。

だが，作業療法支援を行う場合は，どのように行っているのかを分析し，なぜ困難となるのかを考察しなければならないため，ADL・APDLの遂行状態を観察・分析することが不可欠となる。さらに各動作に必要となる機能や環境や場面の評価（使用する椅子や食具などの道具も含む）も重要となる。

以下に各動作の遂行状態の観察（評価）ポイントを示す。

■──基本動作

運動発達や姿勢反応の評価を行い，各動作での姿勢保持能力やバランスを

評価する。また，感覚刺激に対する反応の偏りについても評価することが必要となる場合もある。

■──食事動作

　姿勢運動機能ではどのような姿勢で行っているのか，また，食事動作時の姿勢の安定性について評価する。上肢機能では，食具の使用状況と両側協調運動，運動の方向とスピードの調節，目と手の協調について評価する。口腔機能では，舌，顎，口唇の協調運動，口腔内・周囲の過敏性や味覚，嗅覚に対する反応について評価する。その他，身体イメージや場面の理解，食事に対する意欲，行動特徴などについても評価を行う。

　また，学校での食事動作においては，使用する椅子や食具，食事を行う環境，食事にかける時間などの情報収集が重要である。

■──更衣動作

　姿勢運動機能では，四肢を動かしても崩れない姿勢保持能力，姿勢変換について評価する。上肢機能では，両上肢の協調性（体幹との協調），手指の巧緻性，目と手の協調，上下肢の協調について評価する。感覚機能では，感覚刺激に対する反応について評価し，認知機能では，空間の位置，身体イメージ，視覚的注意，手順の流れを想定して動作を組み立てるなど評価する。その他，食事動作と同様に場面の理解，行動特徴などについても評価を行う。

　また，学校などでの更衣動作が必要となる場合は，更衣動作を行う環境や時間について情報収集する必要がある。

■──トイレ（排泄）動作

　排泄動作では，まず，排泄のリズムや尿意の有無など生理的機能の状態について情報収集を行う。姿勢運動機能では，更衣動作と同様に姿勢保持能力と限られた空間での姿勢変換や身体操作機能を評価する。上肢機能では，更衣動作で必要となる機能の評価に加えて，視覚で確認できない位置での上肢操作も評価する。さらに，身体イメージや感覚刺激に対する反応，便器の使用を含む場面の理解，行動特徴などについても評価を行う。

■──入浴・整容動作

　姿勢運動機能では，各姿勢の保持能力を評価し，特に入浴動作では浴槽への出入りや浴室・浴槽内での姿勢保持や姿勢変換に必要な機能の評価を行う。上肢機能では更衣動作に必要な機能に加え，リーチ範囲や視覚で確認できない位置での上肢操作についても評価する。また，感覚刺激に対する反応についても評価し，特に整容動作では口腔内・口腔周囲の過敏性などについて評価が必要となる。その他，身体イメージや道具の理解や場面の理解，行動特徴などについても評価を行う。

■──コミュニケーション

　言語的コミュニケーションでは，言語発達検査（発音，語彙，言語知覚，

言語の短期記憶など）や一般発達検査，行動観察により，言語理解や言語表出能力について評価を行うことが多い。さらに，認知処理過程の特徴を把握する評価を行うことで，理解の過程を把握できるため，支援方法を検討するのに役立つ場合がある。

また，非言語的コミュニケーションについては，どのようなコミュニケーション手段を用いて，どのような場面でどのように利用されているかを観察する。

(4)問題点

知的障害は全般的な発達の遅れとさまざまな適応技能の障害をもつが，中核となる障害は認知機能の障害，特に情報の統合や言語理解と表出，抽象的思考の獲得の遅れなどであり，このことが環境を探索し働きかける能動性の問題を引き起こし，動機づけの発達を阻害してしまう。そしてコミュニケーションや心理社会的機能に影響を与え，ADL・APDLの獲得に問題をきたすことになる。

また，姿勢運動機能では，筋緊張の低下，抗重力活動の未発達などがみられるため，ADL・APDLに必要な姿勢保持やバランスを十分に獲得できないことによって自ら環境に働きかけることを阻害し，さらに，動かされることに対しても受け入れにくい傾向などから，ADL・APDLの獲得に影響を与えることになる。各動作における問題点は，「(2) ADL・APDLの障害像」を参照してほしい。

(5)治療計画

知的障害に対する作業療法を実施する場合，ADL・APDLのどの動作がどのようにどこまでできるのか，また，どの過程でどのようにつまずいているのかなど，評価結果を詳細に分析することが不可欠である。その原因となる因子を分析し発達を促す方法やどこを援助すると獲得できるのかを分析し，代償的な方法で支援するなどがあるが，どちらの方法とも動機づけを高め，能動的に取り組める力を育てることが重要となる。

そのためには，❶子どもの興味関心の強い場面から，動機づけのポイントを把握し，引き出し，満たすこと，❷「できる」動作を把握し，その動作がどのように習得されたか分析し，新たな動作の習得に応用すること，❸注意を引き出す課題や支援方法を利用すること（気づきを促す），❹細かな段階づけをした課題を提供すること，が必要となる。

具体的には，ADL・APDLは連続した動作であるため，手順を具体的に示し，見通しをもたせた支援や，その動作の最終工程の獲得を促すことで達成

感を提供する支援（例えば，靴下をはく最初の動作であるつま先部分を介助してはかせ，その続きは子ども自身に行わせるなど）などにより，動機づけを高めていく。

また，あと少しで達成できそうな動作での支援から取りかかる，子ども自身が取りかかりやすい環境や道具の工夫なども動機づけを高める要因となりやすい。

このような治療計画で子どもの能動的な関わりを促し，過剰な努力や強制的な指導にならないように発達段階に応じた支援を行う。

以下に各動作の治療計画のポイントを示す。

■──基本動作

知的障害の場合，各動作に必要となる姿勢を獲得することは可能だが，その姿勢を保持しながら上下肢の操作を行うといったバランス調整が困難となることが多く，姿勢の崩れが動機づけの獲得を妨げる場合もある。また，感覚刺激に対する反応の偏りが影響して，他動的な姿勢変換や介助の受け入れが難しくなることもある。

よって，姿勢保持や姿勢変換など能動的に体験する機会を提供し，そのなかで必要となるバランス調整能力を高めるように支援を行う。

また，各動作時では姿勢保持を代償できる具体的な方法や環境設定も必要となる。

■──食事動作

食事動作では，食事を楽しみ，子どもの食べる能力を引き出すように支援する。そのためには，❶上肢や口腔の動きを妨げない姿勢の安定性を確保すること（椅子や机の高さを調整することも重要），❷食具の操作と一連の動作を連続して行うことを学習する（食具・食器の工夫，自助具の利用も含む），❸目と手と口の協調性を育てる，❹感覚刺激に対する反応を考慮した支援を提供する，などに留意して支援を行う。

筋緊張が低下している子どものなかには咀嚼機能が不十分なことがあるため，子どもの特徴に応じた食材の工夫や咀嚼機能の発達を促す支援も必要となる。さらに，食事の習慣化やマナーの獲得などに対しては，生活リズムを整えることや集団場面での食事に段階づけて参加できるように支援することもある。

また，学校などでの集団場面では，限られた時間内で食事を行うため注意がそれないような環境設定などが必要となる場合がある。

■──更衣動作

更衣動作の支援は，子どもにあった動機づけの工夫，発達の順序を基本とした段階づけを考慮して行う。更衣動作は，更衣動作の介助に協力する，更衣動作の一部を子ども自身が取りかかろうとするといった動作から発達するため，子どもが能動的に更衣動作に参加しようとしているかなどの動作の出現が支援の開始となる。また，目的動作の最終工程を獲得できるような支援

は失敗感をもつことが少ないため，実際の支援では多く取り入れられる。

　子ども自身が取りかかろうとする動作がみられたときや最終工程を獲得でき，「ひとりでできた！」という体験をしたときは，しっかり具体的に褒めることで動機づけを高めることができる。

　また，学校などでの更衣動作は環境が異なるため，普段行っている手順や姿勢を変更する必要が出てくる場合がある。よって，学校などの課題や環境について情報収集を行い，環境に合わせた更衣動作の習得も必要となる。

　具体的な支援のポイントは，❶四肢を動かしても動作が中断しない姿勢の確保と姿勢変換の獲得，❷両上肢，上下肢の協調性，視覚で確認できない位置での操作の獲得，❸身体イメージや位置関係の理解（位置がわかるようなマークをつけるなどの代償方法も含む）を育てる，❹感覚刺激に対する反応の偏りを考慮した支援を提供するなどである。

■──トイレ（排泄）動作

　排泄動作の支援は，更衣動作，整容動作を含めた一連の動作であることを認識して支援を行う必要がある。支援のポイントは更衣動作，整容動作の支援のポイントに加え，❶便器上での姿勢の安定を得ること（上肢操作が可能で，腹圧がかけられる姿勢など），❷姿勢を安定させた状態で限られた空間における上肢操作の習得，❸便器使用の理解と定着，などである。

　排泄動作場面での更衣動作は限られた空間で行うため，より姿勢バランスの調整が必要である。排泄後の後始末では視覚で確認できない部分での操作，力加減，トイレットペーパーの操作など複雑な工程が必要となるため，支援ではより細かな段階づけや実際の場面に即した支援が必要となる。

■──入浴・整容動作

　入浴動作は排泄動作と同様に，更衣動作，整容動作を含めた一連の動作であるため，各動作の支援のポイントを参考にして行うが，特に浴室・浴槽内での姿勢の安定，視覚で確認できないところでの上肢操作，感覚刺激に対する反応に留意して支援を行う。

　また，入浴動作・整容動作は，質的な達成度が求められるため，動作の獲得を子どもにわかりやすく示すことが必要となる。例えば，洗体で洗う部位がわかるような手順を示す，「きれいに洗う」などの質的な部分は回数や図で示すなどの具体的な手がかりを提供する支援が有効となる場合がある。

■──コミュニケーション

　ADL・APDLの獲得には動機づけの発達が必要であるため，より対人的コミュニケーションの発達を促すためにも保護者や支援者との情緒的な交流を促すことが大切である。

　また，子どもの得意とする情報処理過程を把握し，その能力を利用したコミュニケーション支援（例えば，視覚情報の提供など）を行うことも必要となる。

（篠川裕子）

引用文献

1）森則夫・杉山登志郎・岩田泰秀編著：臨床家のためのDSM-5虎の巻．pp30-31，日本評論社，2014．
2）American Psychiatric Association著，高橋三郎他訳：DSM-Ⅳ-TR精神疾患の分類と診断の手引．pp49-50，医学書院，2003．
3）井上圭子：知的障害者の機能障害と日常生活活動能力．川崎医療福祉学会誌10（2）：347-354，2000．
4）矢口達也・伊藤浩他：知的障害の個別生活移行支援プログラム提供システム開発に向けた基礎的研究──居住環境が異なる知的障害者の生活技能の特徴．発達障害支援システム学研究3（1）：9-16，2003．

参考文献

○アメリカ精神遅滞学会，茂木俊彦訳：精神遅滞，第9版．pp39-54，学苑社，1999．
○辛島千恵子：発達障害をもつ子どもと成人，家族のためのADL．三輪書店，2008．
○日本作業療法士協会監：作業療法技術学3　日常生活活動．pp107-139，協同医書出版社，2009．
○岩﨑清隆・花熊暁・吉松靖文：標準理学療法学・作業療法学　人間発達学．pp164-197，医学書院，2010．
○日本作業療法士協会監：作業治療学3　発達障害．pp160-171，協同医書出版社，2010．
○福田恵美子編：発達過程作業療法学．pp180-199，医学書院，2006．

15. 自閉スペクトラム症/自閉症スペクトラム障害

- 対人関係，コミュニケーション，行動，感覚，協調運動など広範な障害がみられる。
- 個々によって状態像に大きな違いがある。
- 家庭での身辺自立だけでなく，保育園，学校などでの適応の困難が生じることが多い。
- コミュニケーション障害，こだわり，感覚の問題などがADL・APDLを阻害している。
- 保護者，保育士，教師など，周囲の人に理解と協力をしてもらうことが重要になる。

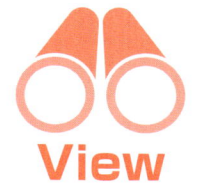

（1）疾患・障害の特徴

自閉スペクトラム症/自閉症スペクトラム障害（Autism Spectrum Disorder：ASD）[★1]は，社会的コミュニケーションの障害と限局した行動と興味の問題が発達早期からみられる障害である。

共感性の欠如があり，他者の気持ちを読むことが困難であるため，対人交流における障害が起こりやすい。言語発達の遅れがみられることが多いが，言語発達に遅れがない子どももいる。ただし，表情の読み取りなど，非言語的コミュニケーションの遅れはほとんどの例に認められる。ほかの子どもが興味がないことに執着することがある。パターン，場所，物の置き場所，着る物，食べる物などの変化を嫌がることがある。

ASD児の約80％に協調運動症/協調運動障害が[1]，80％以上に感覚過敏や感覚刺激への気づきにくさなどの感覚処理の問題がみられることが報告されている[2]。

Key Word

★1　ASD
DSM-5では，ASDという言葉になった（広汎性発達障害からレット障害を除いた自閉性障害，アスペルガー障害，特定不能の広汎性発達障害を統一したもの）。

（2）ADL・APDLの障害像

幼少期に知的障害が重度のASD児の場合，コミュニケーションの問題などにより，食事，更衣，排泄などのADLを学習できないことが多い。また，感覚過敏のために生活に問題がみられたりすることがある。

ASD児のADL・APDLの問題は，そのスキルを習得していないことに起因

している場合もあるが，スキルはもっているのに，こだわりや感覚過敏などが影響し，ADL・APDLの問題が出ることも多い。例えば，偏食が強い，特定の食器しか受け付けない，特定の服しか着ない，自宅のトイレでしか排泄できない，おむつ以外では排泄できない，などの問題が起こることがある。

ADL・APDLの問題は知的障害がない高機能ASDの場合にも起こることが多い。

(3) 評価

まず，ADL・APDLに影響する可能性のあるASD特性把握のための評価を実施することが望ましい。標準化された検査として，高機能自閉症スペクトラムスクリーニング質問紙（ASSQ-R）[3]，自閉症スクリーニング質問紙（ASQ）[4] などの質問紙がある。広汎性発達障害日本自閉症協会評定尺度（PARS）[5] などの半構造化面接式の検査でASDの特性の有無について評価することも重要である。PARSの質問はAPDLに影響する社会的能力をとらえるために有用である。自閉症児の評価ツールであるPEP-3自閉症・発達障害児教育診断検査[6]はASD児の発達のアセスメントであり，それを実施することでADLの基礎となる能力が把握できる。

ASD児は家庭だけでなく，保育所，幼稚園，学校などでもADL・APDLの問題をもっていることが多いため，保育士や教師からの日常的行動に関する情報収集が必要である。学校での授業への適応，給食時の様子，更衣，排泄，身辺整理などに問題がないかなどについても確認しておくことが望ましい。担任教師からの情報収集は，文書，インタビュー，質問紙などいくつかの手段によって行うことが望ましい。保育所，学校などを作業療法士が訪問し，そこでの様子を観察したり，保育士や教師から直接話を聞いたりしたほうが的確な評価ができる。

ADL・APDLスキルをとらえるために使える標準化されたアセスメントには，遠城寺式乳幼児分析的発達診断検査，津守・稲毛式乳幼児精神発達診断，KIDS乳幼児発達スケールなどがある。さらに，反構造化面接を用いて評価する日本版Vineland-Ⅱ適応行動尺度（刊行予定），ASA旭出式社会適応スキル検査[7] なども用いることができる。PEP-3と関連した検査である自閉症スペクトラムの移行アセスメントプロフィール（TTAP）[8] は青年期以降のASD児（者）を対象とした検査で，職業行動，自立機能，余暇スキルなど青年期以降の職業・生活スキルを把握するための評価領域が設けられている。いずれの評価においても，単にどこまでできる能力をもっているのかを把握するだけでなく，普段からやっているのか，場所や人が変わっても実行できるのか，ADLの質はどうなのか，などについても回答者に確認する必要がある。

感覚過敏の問題がADLに影響することがあるため，感覚プロフィール，JSI-Rなどの質問紙による評価を行ったり，保護者，保育士，教師にインタ

ビューしたりして，その情報を収集する必要がある。

■──家庭環境，学校環境の評価

　子どものADL・APDLの確立を環境からも考える必要がある。ASD児は保育室や教室が構造化されているか否かによってADLやAPDLの達成度が左右されることがある。

　例えば，通常の環境であれば周囲に気が散って着替えができないものの，パーテーションで周囲を見えなくすると着替えが独力でできるASD児がいる。よって，子どもの家庭や教育場面での環境が子どものADL能力を発揮できるものになっているかを注意深く評価する必要がある。

　そのため，スケジュールの提示や活動場所の情報提示がなされているか，課題を視覚的にわかりやすく示しているか，また，それらは子どもの発達レベルや発達課題などに適合しているのかなど，構造化[9]がどの程度なされているのかを把握する必要がある。

　環境の評価において人的環境の評価は重要である。現在，公立の小・中学校，幼稚園，高校では，発達障害などの特性をもつ子どもに特別支援教育が実施されている。ただし，その取組みには学校間，教師間で格差があるため，対象児が在籍する学校全体の特別支援体制についてとらえる必要がある。

(4) 問題点

　ASD児（者）のADL・APDLの問題点をとらえる際に認知発達，協調運動，感覚処理（感覚過敏など），コミュニケーション，こだわり，想像性など多様な問題が背景にあるために，その的確な評価と整理が必要となる。ASD児の場合，ADL・APDLができない理由が単に未熟性によるものではなく，子どもの発達特性が影響していることが多いため，指導方法を考案する際に対象児のASD特性をとらえることが重要となる。

　また，ASD児（者）の行動は，環境の影響を大きく反映するため，周囲の人の理解や対応，構造化などの環境整備に問題がないか否かを把握する必要がある。ASD児（者）のADL・APDLが困難になっている背景には次のような問題が隠れていることがある。

- **食事動作**：ASD児には偏食がみられることがある。これには，こだわりや味や食感などへの感覚過敏が影響していることがある。こだわりが強い子どものなかにはヨーグルトのメーカーが異なると食べない，食器が変わると食べないなどの問題を示す子どももいる。
- **トイレ（排泄）動作**：こだわりがあるために，おむつに排泄するパターンからの修正ができないなどの問題が起こることがある。
- **更衣動作**：ASD児には触覚過敏のために特定の感触の服を着ることができない，服のタグや縫い目が耐えられないなどの問題が起こることがある。
- **整容動作**：触覚過敏のために散髪，歯磨きなどができないなどの問題がみ

られることがある。
- **集団生活**：こだわりによって，スケジュールの変更を受け入れられない，不器用で学校の生活動作に時間がかかるなどの問題がみられることがある。視覚過敏によって蛍光灯がついている教室を避けるASD児もいる。
- **社会的活動**：社会経験が少なく活動範囲が狭いことがあり，一人で買い物をする，一人で交通機関を利用する等のAPDLができないことがある。

(5)治療計画

①コミュニケーション面の問題に配慮した支援

　ASD児は保育士，教師に着替えをすることやトイレに行くことを指示されても，コミュニケーションの問題によってその行為を行うことができないことがある。トイレに行きたいと思っても自発的にその意思を相手に伝えられないこともある。そのため，ASD児がわかりやすいコミュニケーション手段で理解と表出を支援する必要がある。

　言語理解力が低いASD児には［図1］のように絵カードなどでやるべきADLを示すとその行為を促すことができることがある。

　ADLが言語による指示ややり方を見せる方法などで実行できない場合もあるため，ASD児が理解しやすい情報提示方法を用いてADLの実行を促すべきである。［図2］はASD児（者）に身体全体を洗うことを示したジグである。このような視覚情報支援によって，洗うべき部分を忘れずに洗うことができる。［図3］は棚の中の整理の方法を視覚的に示した写真である。

　ASD児には言語表出が困難なために生活のなかで意思をうまく伝えられない子どもがいる。そこで，何らかのコミュニケーション手段を教える必要がある。ジェスチャーを教えることも1つの方法である。

　言語発達に著しい遅れがみられる場合，絵カード交換式コミュニケーションシステム（PECS）を使ってコミュニケーションの指導と支援を行うこと

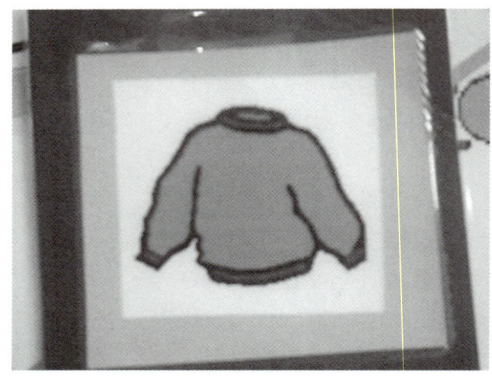

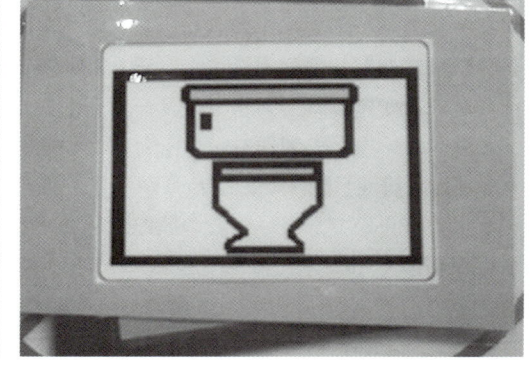

［図1］　ASD児に着替えやトイレを指示するカード

[図2] 入浴時に洗うべき場所を示したジグ

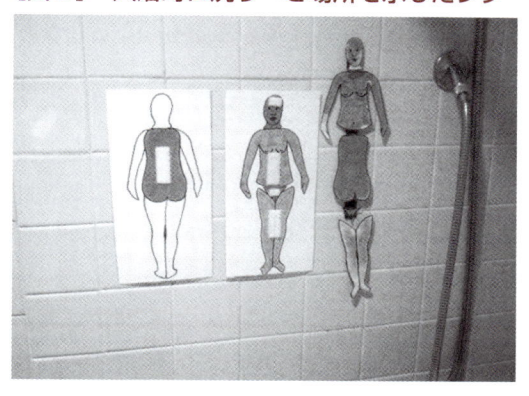

[図3] 棚の荷物の置き方を示した写真

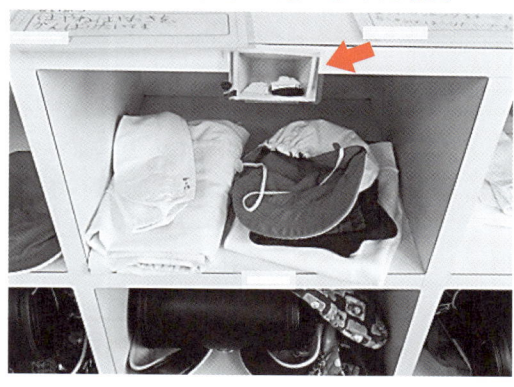

がある。PECSでは子どもが要求に用いるカードとそれをストックしておくブックを用いる。ASD児はブックから要求時に必要なカードを取り出し，コミュニケーション相手に渡して要求を伝えることを教えられる。例えば「お菓子がほしい」を「お菓子」と「ほしい」の絵カードで表現する。PECSを導入することで言葉でのコミュニケーションができない子どもが要求を伝えられるようになるため，これは生活支援手段の1つとなる。

②スケジュールに関する支援

ASD児は日常生活のなかで見通しがもてない状況や急な予定変更によって不安になることがある。また，周囲の状況を把握し適切なADL・APDLを実行できないことがある。そのため，今から起こることやるべきことをわかりやすく示したスケジュールの提示が必要になることが多い。

そこで，スケジュールボードに予定を示すカードを予定の順番で貼り，ASD児に確認させることがある。スマートフォン用のアプリも発売されているため，それを使うASD児もいる［図4］。

[図4] たすくスケジュール

③感覚過敏への対応

感覚過敏への対応もADL改善のために重要な支援となることがある。聴覚過敏のあるASD児などに不快な聴覚刺激を遮断するためのグッズを適用することがある。例えば，防音装置であるイヤーマフ［図5］は聴覚過敏のあるASD児に適用すると有効なことがある[10]。また，環境からの不快な音の逆位相の音を発生させて騒音を軽減するノイズキャンセリングヘッドフォンが有効なことがある。

触覚過敏があり，服の素材やタグを嫌がる場合には，子どもが受け入れ可能な素材の服を選んだり，タグを根元から引き抜いたりするなどの対応も必要である。歯磨きをされることを嫌がる子どもには，子どもに歯ブラシを持たせ，その手を大人が動かす

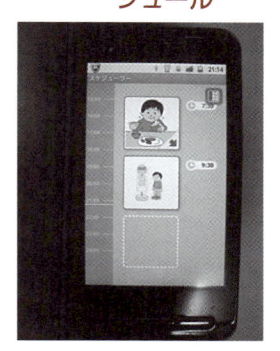

[図5] イヤーマフ

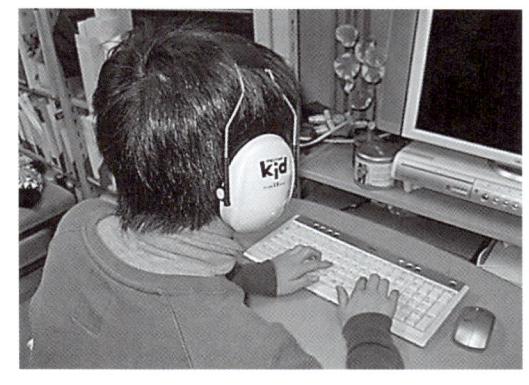

方法を用いる対応で過敏反応が軽減することがある。視覚過敏があるASD児には，その子ども向けに調整された色つきグラスを用いると有効なことがある。

偏食には，味覚，嗅覚，触覚の過敏性が影響していることがある。また，強いこだわりによって食べられるものが限局されていることもある。そのため，無理やり食べさせるのではなく，食事場面に安心していられることを目標としたり，調理方法を工夫して少しずつ食べられるものの幅を広げていく方法を用いたりしたほうがよいこともある。

④保護者や保育士，教師との協力

ASD児はその子どもの運動面，認知面の発達から期待されるADL動作ができないことが多く，そのために大人から叱責を受けることがある。ASD児特有の状況理解，コミュニケーション方法，思考の偏り，感覚の問題などを配慮し，ADLができない理由を評価し，子どもの特性に応じた指導や支援をする必要がある。

そこで，保護者や保育士，教師にASD児の特性，対応方法についてわかりやすく説明する必要がある。家庭や保育所，学校での環境調整についてもお願いする必要がある。

（岩永竜一郎）

文献

1) Green D, Charman T, Pickles A, Chandler S, Loucas T, Simonoff E, Baird G：Impairment in movement skills of children with autistic spectrum disorders. Dev Med Child Neurol 51：311-316, 2009.
2) Gomes E, Pedroso FS, Wagner MB：Auditory hypersensitivity in the autistic spectrum disorder. Pro Fono 20：279-84．2008.
3) 井伊智子・林恵津子・廣瀬由美子他：高機能自閉症スペクトラムスクリーニング質問紙．自閉症とADHDの子どもたちへの教育的支援とアセスメント．平成14年度科学研究費補助金「自閉症児・ADHD児における社会的障害の特徴と教育的支援に関する研究」報告書, pp39-45, 2003.
4) 大六一志・千住淳・林恵津子他：自閉症スクリーニング質問紙（ASQ）日本語版の開発．国立特殊教育総合研究所分室一般研究報告書，pp19-34，2004.
5) PARS委員会：広汎性発達障害日本自閉症協会評定尺度（Pervasive Developmental Disorders Autism Society Japan Rating Scale：PARS）．スペクトラム出版，2008.
6) Schopler E, 茨木俊夫訳：日本版PEP-3自閉症・発達障害児教育診断検査．川島書店，2007.
7) 旭出学園教育研究所：ASA旭出式社会適応スキル検査．日本文化科学社，2012.
8) Mesibov G, et al., 梅永雄二監：自閉症スペクトラムの移行アセスメントプロフィール．川島書店，2010.
9) 佐々木正美監：自閉症児のための絵で見る構造化．学研，2004.
10) 生田暢彦・岩永竜一郎：聴覚過敏のある自閉症スペクトラム障害児に対するイヤーマフ使用の効果に関する研究．小児の精神と神経49：239-246, 2009.

16. 注意欠如・多動症/注意欠如・多動性障害（ADHD）

- 行動の障害，注意の障害がみられる。
- 不注意，実行機能の障害等によるADL・APDLにおける問題が起こる。
- 家庭だけでなく，保育園，学校などで生活活動の問題が起こりやすい。
- 保護者や保育士，教師の関わり方の変容が重要となる。

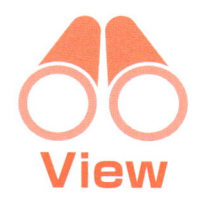

（1）疾患・障害の特徴

　注意欠如・多動症/注意欠如・多動性障害（Attention Deficit/Hyperactivity Disorder：ADHD）は，知的障害がないにもかかわらず，多動―衝動性，不注意などが顕著であるために適応の困難が起こる障害である。

　ADHD児（者）には報酬システムの異常，実行機能の障害があり，それが日常生活や学習上の困難につながっていることも指摘されている。半数以上に協調運動の問題がみられることも報告されている。また，学習症/学習障害の併存も多い。大人から叱責されることなどにより反抗挑発症/反抗挑戦性障害★1や行為障害★2などの二次障害が起こりやすいことも指摘されている。ADHDの中枢神経系の機能異常を示した研究報告は多い[1]。

　ADHDにはコンサータ，ストラテラなどの薬物治療が効果的とされていることから，それらの薬物治療が適用されることが多い。

Key Word

★1　反抗挑発症/反抗挑戦性障害

大人に対して反抗的，挑戦的，拒否的な言動を繰り返す障害。

Key Word

★2　行為障害

反復・持続する反社会的，攻撃的，反抗的な行動パターンで，社会規範・規則を大きく逸脱している状態。

（2）ADL・APDLの障害像

　ADHD児（者）の多くは，食事，更衣，排泄などの身辺自立には大きな遅れはみられないことが多く，診察室や訓練室ではADL能力に大きな問題がみられないことが多い。

　しかし，日常生活場面においては，不注意や衝動性，協調運動の問題などにより，しなければならないことを忘れて実行しなかったり，雑になったり，ミスを起こしたりすることがある。ADHDにみられるADL・APDLの問題には次のようなものがある。

①身の回り動作(身辺動作)
- 洗面,歯磨きをしない。
- 食事で食べこぼしが多い。
- 着替えに時間がかかる。
- 片づけができない。
- 整理整頓ができない。

②学校関連動作
- 学校に行く準備ができない。
- 宿題をしない。
- 授業中,教室から飛び出してしまう。
- 掃除や係活動をやろうとしない。
- 忘れ物が多い。

③その他
- 物をよくなくす。
- 金銭管理ができず,すぐに使ってしまう。
- 複数の物事を同時進行することが困難であるため,料理中に電話に出て,鍋に火をかけていることを忘れ,焦がすなどの問題が起こる。
- 計画的にスケジュールを立てられない。
- 時間を守ることが苦手。
- 約束を忘れる。

(3)評価

　ADHD児(者)のADL・APDLはできるけれどもやっていないADLがあること,できていても質の問題があること,やるときとやらないときがあること,ミスが多いことなどの問題点を勘案して評価する必要がある。単に診察室,訓練室などでADL・APDL動作ができるかできないかを見るだけでは,生活の実情を反映した評価にはならない。家庭だけでなく,保育園,学校でのADL・APDLに問題がみられることがあるため,保護者からはもちろんのこと保育士や教師からの情報収集も重要となる。

　ADHD児(者)のADL支援のための評価では,まずADHD-RS-Ⅳ[2]等のADHDに関する質問紙を用いてADLに影響がありそうなADHD特性についても把握する必要がある。また,WISC-Ⅳなどの個人内差が把握できる知能検査も実施しておくことが望ましい。それによりADL・APDLに影響が出る可能性がある不注意,衝動性,ワーキングメモリ等の問題が明らかになる。

　ADL能力をとらえるために使える標準化されたアセスメントには,自閉症スペクトラム障害のセクションであげた遠城寺式乳幼児分析的発達診断検

査，津守・稲毛式乳幼児精神発達診断，KIDS乳幼児発達スケール，Vineland-Ⅱ適応行動尺度（刊行予定），ASA旭出式社会適応スキル検査等がある。いずれの評価を用いる場合にも，単にどこまでできる能力をもっているのかを把握するだけでなく，支援なしでできるのか，日常生活のなかで自発的に確実にできているのか，実行内容の質はどうなのか，などについても回答者に確認する必要がある。

（4）問題点

　ADHD児（者）のADL・APDLは診察やトレーニングの際にはできるのに日常生活のなかではやっていなかったり，質の問題があったりする。そのため，ADL動作が獲得されているか否かを見る検査では，ADHD児（者）のADL・APDLを評定することが難しい。
　ADHD児（者）に起こりやすい問題点の例をあげる。
- 不注意のためにやることを忘れてしまったり，ADL動作に集中できなかったりして完遂できない。
- 衝動性があり，生活動作が拙劣になってしまう。片づけが雑になるなどの問題が起こる。
- 衝動的に判断することがあるため，計画を立てて行動することができない。
- 実行機能の問題があり，効率良く生活動作を実行できない，同時進行のAPDL動作が難しいなどの問題が起こる。
- 手指の協調運動症/協調運動障害のために，ADLやAPDLの失敗や拙劣さがみられる。

（5）治療計画

　ADHD児（者）のADL・APDL改善のために子ども自身に対するアプローチと保護者や保育士・教師に対するアプローチが必要であると考えられる。それらのアプローチについてそれぞれ紹介する。

①ADLの工夫を本人と検討し，アドバイスする

　まず，ADHD児（者）本人に自己の発達障害特性を理解してもらうための働きかけが必要である。本人に自己の不注意によって起こりやすい問題について自覚してもらう。そして，生活場面で失敗しないための工夫を教えるようにする。ADHD児（者）に指導している工夫の具体例をあげる。
- メモ帳をこまめに使う。
- 自分の手にメモを書き残す。
- スマートフォンでスケジュール管理する。

[図1] スマートフォンの付箋アプリ

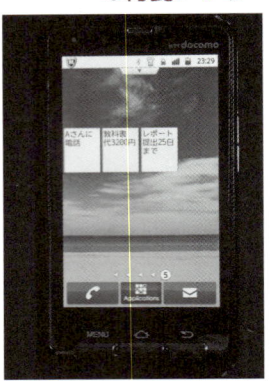

[図2] 自分のものを入れておくカゴ

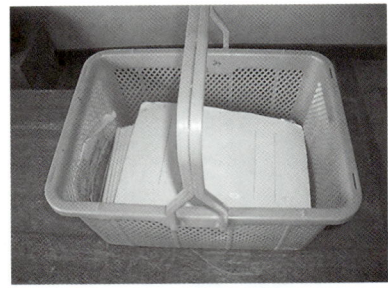

時間があるときにカゴから所定の場所に戻す。

- スマートフォンのアプリの活用で生活の問題を改善する工夫を指導する［図1］。
- 忘れ物をしないように玄関等にチェック表を貼り出かける前に確認する。
- 持っていくものを靴の上にあらかじめ置いておく。
- 時間に余裕をもって行動し，やり忘れ，忘れ物がないか確認する。
- 定期的に片づけのみをする時間を設定する。
- やるべきこと，忘れてはいけないものを周囲の人に伝えて，自分が忘れていたら言ってもらうようにお願いする。
- 物をなくさないように鍵や財布の置き場所を決める。
- 所定の場所に丁寧に片づけることが苦手な場合は，自分のものを入れるカゴを使う［図2］。

②保護者に対する日常生活の工夫の提案

　ADHD児（者）のADL・APDLの指導において，保護者の協力は重要である。例えば，行動改善のためにADL動作ができたら報酬を与えるポイントシステムを毎日の生活のなかで導入してもらったり，望ましい行動を褒めるなどの対応をしてもらったりすることが必要になる。このような日常場面における親からの働きかけがADL・APDLの改善に有効であるために，作業療法士からのアドバイスで保護者が家庭内で子どものADL・APDLの改善を促せるように働きかけることが必要である。ただし，親が子どもの生活動作を改善できるような子育て法を実践することは簡単ではないため，次にあげるペアレントトレーニングを親に受けてもらうことが理想的である。

③ペアレントトレーニング

　ADHDなど行動上の問題をもつ子どもの親に対して，親の養育技術を向上させることで子どもの適応行動を増やしていく手法としてペアレントトレーニングがある[3]。

　ペアレントトレーニングは，3～10歳ぐらいの子どもの親を対象に10回程度のセッションで行われることが多い。「子どもの行動の観察と理解の仕方」

「子どもの行動への良い注目の仕方」「親子タイムと上手な褒め方」など，子どもの良いところに気づき，それを褒めて伸ばすプログラムが中心となっている。このようなペアレントトレーニングを通して，親が子どもの良いところに気づき適切に褒める対応に変容していくことで，子どもの行動が好転していくことが多い。

ADL・APDLの指導において，ADHD児がスムーズに応じてくれないことがあるが，これに対して親が子どもの行動をうまく意図した方向に導く方法が必要になる。その際に，親がペアレントトレーニングで習得した方法が効果的なことがある。

例えば，ペアレントトレーニングを学んだ親は次のような対応を用いるであろう。子どもが立ち歩くために食事が完了しない場合，立ち歩いたときに叱るのではなく，落ち着いて食べているときに親が注目して褒めるようにする。歯磨きをやろうとしない子どもに，自発的に歯磨きができたらトークン[★3]を与え，トークンがたまったらご褒美としてレストランで外食をする。このような対応をすることで，ADL動作の自立と定着が促されることがある。

④特別支援教育・保育の進め方を検討する

ADHD児の多くは，学校において学習面，行動面，生活面で課題を抱えている。そのため，学校との連携が重要となり，特別支援教育について教師と協議を重ねる必要がある。学校においても一見できそうなADL・APDLを実行できなかったり，ミスをしたりすることがあるために叱責を受けやすい。そのため，保育士や教師にADHD児の特性を理解してもらったり，叱責ではない効果的な指導・支援方法を伝える必要がある。

⑤ティーチャートレーニング

ペアレントトレーニングとほぼ同じ形態で保育士や低学年の担任教師にトレーニングを実施すると有効であることが多い。ペアレントトレーニングの考えに基づく教師向けの行動変容プログラムはティーチャートレーニングと呼ばれている。

このトレーニングを保育士や教師に受けてもらうことでペアレントトレーニングと同様の効果が上がりやすい。よって，ADL・APDL支援の一環としてティーチャートレーニングを導入することは望ましいと考える。ペアレントトレーニングの説明で述べたような対応を保育士や教師にしてもらうことで，子どもの保育園，学校でのADL・APDLに改善がみられることがある。

(岩永竜一郎)

Key Word

★3 トークン
トークンは般性強化子または代理貨幣ともいわれる。トークンを集めることにより，価値のある強化子と交換できるシステムをトークンエコノミーシステムと呼ぶ。

文献

1) Konrad K et al.：Dysfunctional attentional networks in children with attention deficit/hyperactivity disorder: Evidence from an event-related functional magnetic resonance imaging study. Biol Psychiatry 59：643-651, 2006.
2) DuPaul GJ, et al., 市川宏伸他監：ADHD評価スケールADHD-RS. 明石書店, 2008.
3) 岩坂英巳・中田洋二郎・井澗知美：ADHDのペアレント・トレーニングガイドブック. じほう, 2004.

17. 学習症/学習障害（LD）

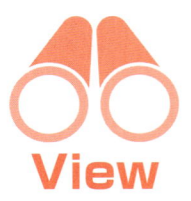

View
- 学習障害は知的機能と学習（読む，書く，計算する）との間に乖離があることを特徴とし，医学定義と教育定義がある。
- 学習障害の中核障害である，学習（読む，書く，計算）の困難さはADLよりもAPDLに大きな影響を及ぼす。
- 学習障害のADL，APDLの評価は，子どもの生活の場である幼稚園，保育所，学校での状況を把握すること，将来を見据えての社会的視点を含めることが必要である。
- 学習障害の作業療法は，神経発達学的治療による発達促進のみでなく，環境調整も含めた支援が必要である。

（1）疾患・障害の特徴

　発達障害の1つである学習症/学習障害（Learning Disorders：LD）は，脳の機能障害に起因する読み，書き，計算の障害であり，知的な遅れがない，もしくは知的機能と学習との間に乖離があることを特徴とする。学習障害の定義には医学定義と教育定義があり，診断名や学習のどの領域の障害であるのかが異なっている［表1］。

　医学定義はDSM-5とICD-10がある。文部科学省による教育定義では聞く，話す，読む，書く，計算する，推論する，の6つの能力のうちの特定のものの習得と使用の困難としている。この定義に含まれる「聞く」「話す」は，医学定義では学習障害には含まれない。LDのなかでも「読み」と「書き」の障害は，発達性ディスレクシア（dyslexia）と呼ばれている。

[表1] 学習障害の範囲

		話す・聞く	読む	書く	計算・推論
医学	DSM-5	コミュニケーション症群/コミュニケーション障害群	限局性学習症/限局性学習障害 (Specific Learning Disorder)		
			読字の障害を伴う	書字表出の障害を伴う	算数の障害を伴う
	ICD-10	会話および言語の特異的発達障害	学力（学習能力）の特異的発達障害 (Specific Developmental Disorders of Scholastic Skills)		
			特異的読字障害	特異的綴字（書字）障害	特異的算数能力障害
教育	文部科学省	学習障害（Learning Disabilities）			

医学，教育両定義とも，❶知的発達は正常（IQ75〜80以上），❷読む，書く，計算する等の特定の学習能力を習得することが難しい，❸本人の意欲や家庭，教育環境等の心理・環境要因や視覚・聴覚障害が直接原因ではない，は共通している。

LDは学習の障害であるため，診断は読み書き計算が始まる学童期以降になる。作業療法の対象となるLD児は学習以外に運動の不器用さや行動面での問題があり，就学前から支援の対象となる子どもがほとんどである。そのため，作業療法が対象とするLDは，注意欠如・多動症/注意欠如・多動性障害（ADHD）や発達性協調運動症/発達性協調運動障害（Developmental Coordination Disorders：DCD）などほかの神経発達症と合併していることが多い。そのなかでもADL, APDL障害と関連するものはDCDとの合併である。

DCDは，❶運動の協調が必要な日常の活動における行為が年齢や知能に比べて難しく，そのことが，学習や日常の活動を難しくしている，❷身体疾患（脳性麻痺等）によるものではない，ことが診断基準のポイントとなる。DCDは運動麻痺はないが運動の協調性が困難な状態であり，一般には粗大運動，手指の巧緻運動の「不器用さ」として表現される。

DCDの診断がないLD児であっても，しばしば「不器用さ」があり，これがADLに影響を及ぼすことが多い。また，一般的な協調運動には含まれないが，眼球運動の問題があるLD児も多く，読み，書きのみでなく，遊びやセルフケアの発達と関連することもある。協調運動は出力としての運動機能のみでなく，入力としての体性感覚の情報処理も関係する。LD児のなかには体性感覚の過敏さ（過剰な反応）や鈍感さ（過小な反応）がある子どももおり，これが不器用さの原因となることもある。

(2) ADL・APDLの障害像

LDの中核障害である，読む，書く，計算は直接ADL障害には関連しない。しかし，幼児期から児童期は，「不器用さ」「視覚認知障害」により，定型発達児と比べADLの獲得が遅れる，仕上げが雑など問題がある子どもが多い。LD児の不器用さは協調運動，手指の巧緻性，両手の協調性，見えないところでの操作が要求されるADLでみられることが多い。

読む，書く，計算の障害はAPDLに間接的ではあるが大きな影響を及ぼす。読む，書く，計算は就学後から学習が始まる。授業もテストも読む，書くが基本となり，進学，就労においても読む，書く能力が要求される。

また，わが国では，成人になれば全員が「読み」「書き」ができることとして認識されている。そのため，自動車免許などの資格取得や申込書，契約書の記載などさまざまな場面で「読み」「書き」が要求される。また，計算能力は買い物，経済管理と関連する。

[表2]にLD児が困難となりやすいADL, APDLについてまとめた。APDL

第Ⅲ部 日常生活活動（ADL）の評価とトレーニングの実際

[表2] LD児が困難となりやすいADL・APDL

	ADL・APDL項目	LD周辺障害					LD中核障害	
		不器用さ				視覚認知障害	読み書き	計算
		協調運動	手指の巧緻性	両手の協調	見ないでの操作			
幼児期	●食事							
	・箸の操作		○					
	・茶碗を持って食べる			○				
	・弁当をハンカチで包む		○	○		○		
	●更衣							
	・ボタン（上のボタンは見ないでの操作必要）		○	○	○	○		
	・ファスナー		○					
	・服の前後を間違えないで着る	○				○		
	・服を裏返すなど，脱いだ後に整えたたむ			○		○		
	・シャツの後ろをズボンに入れる	○			○			
	●排泄							
	・後始末		○		○			
	●制作活動		○	○		○		
	●お遊戯（リトミック）	○		○				
児童期	●更衣							
	・靴ひもを結ぶ		○	○		○		
	・立位でのズボンの着脱	○		○				
	●整容							
	・歯磨きで磨き残しがある		○		○			
	●入浴							
	・洗体，洗髪が不十分	○		○				
	●買い物						○	○
	●自転車に乗る	○		○	○	○		
	●掃除・整理整頓	○	○	○		○		
	●教科学習							
	・読み					○	○	
	・書き		○			○	○	
	・算数（計算・図形）					○		○
	・体育	○						
	・図画工作	○	○	○		○		
	●学習用具の操作							
	・定規		○	○		○		
	・コンパス		○					
	・リコーダー		○	○	○			
青年期・成人期	●更衣							
	・ネクタイ		○	○	○	○		
	・エプロンなど後ろで結ぶ		○	○	○	○		
	●食事							
	・ナイフとフォークの使用			○				
	●整容							
	・化粧		○	○				
	●家事（炊事・掃除・洗濯）	○	○	○			○	
	●金銭管理						○	○
	●公共交通機関利用						○	○
	●資格取得（自動車運転免許など）						○	
	●申込書・契約書への記入						○	

278

のなかには教科学習は含まれないが，作業療法士として児童期，青年期のLD児（者）の生活を考える上で重要であるため記載をしている。

①幼児期

家庭から保育所，幼稚園での集団生活が始まり，食事，更衣，排泄などのセルフケアの自立が求められる時期である。

②児童期

保護者からの訴えとして靴ひもを結ぶことの難しさや立位でのズボンの着脱（学校での体操服の着替え）があがることは多いが，児童期でセルフケアが支援の中心となるLD児はいない。

児童期はLDの中核障害である「読む」「書く」「計算する」など教科学習に関する問題が表面化してくる時期である。「ひらがな」「かたかな」「漢字」「英語」の順に読み障害が出現するため，小学校までは何とか読む，書くことは可能であった子どもも，中学になり英語習得が難しくなることも多い（Column参照）。

また，教科学習で使用する道具や楽器，掃除用具などの操作や体育のマット，鉄棒などの協調運動が難しい子どもが多い。この時期に自転車に乗れることは，生活空間の拡大や友だちとの関係をつくるために必要となることが多い。

③青年期・成人期

服装の多様化によりネクタイやカッターシャツの袖ボタンなど，更衣にやや時間がかかる傾向にある。炊事，洗濯，掃除などの家事や金銭管理も自立をする上で課題となる。

この時期の大きなハードルは，高校，大学への進学と就労，社会自立である。特に高校，大学の入学試験には「読む」「書く」「計算する」能力が不可欠であり，就労，社会自立においても，職業により差はあるものの「読む」「書く」「計算する」能力は必要となる。さらに，「不器用さ」は就労において，作業能力の低下につながるため大きな問題となる。

(3) 評価

LDは「心身構造と機能の障害」と「活動と参加の障害」が乖離していることが特徴である。すなわち，運動麻痺もなく，コミュニケーションも問題がない，一見すると，定型発達児と変わりない子どもたちである。そのため，ADLが動作として全くできないということはなく，年齢と比較すると未熟，学校や社会生活のなかでは少し不十分といった状況である場合が多い。

前述したLD児のADL・APDLの障害像と対象児の年齢を加味しながら，動作としての自立のみでなく，子どもの生活の場である，幼稚園，保育所，

[表3] 臨床で使用されることが多い評価

領域	検査名	適応年齢	特徴
ADL, APDL	PEDI (Pediatric Evaluation of Disability Inventory)	6カ月〜7歳6カ月	セルフケア領域・移動領域・社会的機能領域の3領域で評価する。就学前の子どものADLを評価するには適切。米国で作成されたため，柔らかい食べ物をきるためにナイフを使うなど日本の子どもには適切でない評価項目もある。
	S-M社会生活能力検査	1歳〜13歳	身辺自立，移動，作業，意志交換，集団参加，自己統制の6つの領域で評価する。「天候やその日の活動に合わせて衣服の調節ができる」「慣れた所なら電車やバスを使ってひとりで行ける」等，13歳までを対象としているため発達的に難易度が高い質問項目もありLD児のADL，APDLの評価にはよい。
知能・認知機能	日本版WPPSI-Ⅲ知能診断検査	2歳6カ月〜7歳3カ月	就学前児を対象としたWechsler式知能検査。全体的な認知能力をあらわす全検査IQ（FSIQ）と言語理解，知覚推理，処理速度（4〜7歳），語い総合得点が算出できる。
	日本版WISC-Ⅳ	5歳0カ月〜16歳11カ月	学童児を対象としたWechsler式知能検査。全体的な認知能力をあらわす全検査IQ（FSIQ）と言語理解，知覚推理，ワーキングメモリ，処理速度の4つの指標得点を算出できる。また，指標間や下位検査間のディスクレパンシー★1比較ができる。
	DN-CAS認知評価システム	5歳0カ月〜17歳11カ月	Luriaの神経心理学モデルから導き出されたPASSモデルを理論的基礎とする認知検査であり，プランニング（planning），注意（attention），同時処理（simultaneous），継次処理（successive）の4つの領域が評価できる。
視知覚	フロスティッグ視知覚発達検査（DTVP）	4歳0カ月〜7歳11カ月	視覚と運動の協応，図形と素地，形の恒常性，空間における位置，空間関係の5つの下位検査から視知覚を評価する。
眼球運動	DEM (Developmental Eye Movement Test)	6歳〜成人	垂直と水平に一列に規則的に並んだ数字を読むことで水平と垂直方向の追従性眼球運動を，水平方向にランダムな間隔に並んだ数字を読むことで衝動性眼球運動を評価する。
感覚統合機能（姿勢・運動含む）	JPAN感覚処理・行為機能検査	4歳0カ月〜10歳11カ月	日本で標準化された感覚統合機能を評価するための検査であり，姿勢・平衡反応，体性感覚，行為機能，目と手の協調と視知覚の4領域が評価できる。
	日本版ミラー幼児発達スクリーニング検査（JMAP）	2歳9カ月〜6歳2カ月	感覚−運動能力，認知能力，複合能力の3つの能力から評価できる。体性感覚や平衡機能など感覚情報処理過程の評価を低年齢で実施できる。
	感覚統合の臨床観察	特になし	軽微な神経学的徴候（soft neurological signs）を評価する標準化されていない検査である。眼球運動，姿勢反射・反応，行為機能，両側運動協調，神経−筋の状態を評価する検査が含まれている。
	日本感覚インベントリー改訂版（JSI-R）	4〜6歳で標準化されている	子どもの感覚情報処理過程（感覚刺激に対する行動特性）を評価する質問紙であり，家族が記入を行う。前庭，触覚，固有感覚，視覚，聴覚，嗅覚，味覚，その他の8つの領域で評価する。

学校での状況を把握した上で，将来を見据えての社会的視点を含んだ評価が必要である。

　そのため，評価はリハビリテーション室のみでの観察や家族からの情報収集のみでは不十分である。学校の教師や保育士からの情報収集や子どもの発達段階や認知機能の特性を，標準化された評価バッテリーを用い評価することが重要である。

　評価はADLのみでなく，知能・認知機能，視知覚，感覚統合機能，運動機能などの評価から子どもの現在および将来も含めたADLを主とした生活障害の原因を分析する。[表3]に評価項目と臨床で使用される標準化された評価バッテリーをあげる。

(4) 問題点

　LDのADL・APDL障害の原因となる問題点としては，❶協調運動の未熟さ，❷手指の巧緻性の低下，❸両手の協調運動の未熟さ，❹抗重力姿勢の保持ならびに姿勢バランスの未熟さ，❺体性感覚弁別の難しさ，❻知能のディスクレパンシー★1，❼眼球運動の問題，❽視知覚・視覚認知障害がある。これらが，対象児のADL・APDL障害とどのような関連にあるのかを評価することが必要である。

　これらの問題はLDの中核障害である「読み」「書き」「計算」と関連することもある。例えば，眼球運動の問題と「読み」の難しさ，手指の巧緻性の低下と「書き」の難しさが関連することは容易に理解できる。しかし，これらの障害と「読み」「書き」「計算」が関連しない子どもも多い。読み障害に関しては現在，「音韻認識★2障害モデル」「視覚情報処理障害モデル」「自動化／小脳モデル」の3つの主要な障害モデルが提唱されている。

　視知覚・視覚認知に関する「視覚情報処理障害モデル」や手の操作や協調運動に関する「自動化／小脳モデル」は作業療法の専門分野である。しかし，「音韻認識障害モデル」に関連する音韻認識の評価・支援は作業療法ではなく，言語聴覚士や通級指導教室担当教師が行うことが多い。作業療法士のみで一人の対象児を評価・支援できないことを理解し，多職種と連携・協働していくことが大切である。

> **Key Word**
>
> **★1 ディスクレパンシー (discrepancy)**
>
> LDの判定に関する用語として，IQと教科学習能力との差を指す際に使用される。また，ウェクスラー式知能検査（WPPS知能診断検査，WISC-IV知能検査）において，言語性IQと動作性IQの差や群指数間，4つの指標間の差を示す時にも使用される。LDはディスクレパンシーがあることを特徴とする。

(5) 治療計画

　LD児に対する作業療法の目的は子どもの年齢により異なる。また，支援内容も幼児期は協調運動や巧緻性など発達促進を目標に感覚統合療法などの神経発達学的治療法が主となるが，就学後は学校での困難さや就労支援に向けて環境調整も含めた支援が必要となる。

Key Word

★2 音韻認識

話し言葉の音の単位に気づくことであり、これが「読み」の基盤となる。例えば、話し言葉で「たぬき」は日本語では「た」「ぬ」「き」の3音からなる。これを理解することで、文字と音声の間で変換ができるようになる。4、5歳から子どもは、音韻認識ができはじめるようになり、しりとり（最後の音への注目）やじゃんけんでグーで勝ったら「グ」「リ」「コ」と言いながら3歩進む、カルタ（最初の音への注目）等、遊びのなかに取り入れるようになる。

①幼児期

●全身の協調運動や粗大運動に対する支援

粗大運動を通し手指の巧緻性、協調性の基盤となる体幹、下肢の抗重力活動、支持性の促進、姿勢バランス反応の促進、肩甲骨の安定性の促進など中枢部の安定性を高める活動を行う。また、四肢の時間的・空間的協調性を促す粗大運動活動を行う。

●体性感覚を意識しての活動

見えないところで手の操作を行うには、体性感覚が重要である。粘土、砂遊び、フィンガーペインティングなど体性感覚を主体的に取り込める活動や、そのなかで、粘土を丸める、砂で形づくるなどの、体性感覚情報をもとにした力の調整や操作が必要とされる活動を行う。

●目と手の協調性・眼球運動

眼球運動は粗大運動を介して衝動性眼球運動（注視）を促進させる活動を行うほか、机上活動においても、描画、制作活動などで目と手の協調性と同時に固視や追従性眼球運動（追視）を促す。

●両手の協調性・手指の巧緻性

遊びや制作活動のなかでつまみ（側腹、指腹、指尖）動作や手掌内操作、両手動作を促す。手指の巧緻性には尺側の安定性が不可欠であるため、粘土をちぎる、たたくなどの活動や鉄棒にぶらさがる、おもりのついたロープを引っ張るなどの粗大運動を行う。

●セルフケアに対する支援

対象児が困難となっている、セルフケア（箸やボタン操作）に対し、その原因となっている問題点に対する支援のみでなく、実際場面を設定し支援を行う。箸の訓練としてエジソン箸を利用することも多いが、通常の箸へ移行するには、子どもの状況に応じた段階付けが重要である。

また、動作としての自立のみでなく、就学を意識した立位での更衣動作、シャツをズボンに入れる、服をたたむなどの仕上げまでを意識した支援が重要である。

②児童期

児童期前半は幼児期の支援を継続しながらも、一方で学校で要求される課題に対し環境調整も含め支援を行うことも増えてくる。しかし、これらの課題のみでなく、手指の巧緻性、両手の協調性、目と手の協調性を促す取り組みは就労に向けて継続していくことが必要である。

●全身の協調運動や粗大運動に対する支援

学校生活のなかで体育や運動会に関連した協調運動や粗大運動（縄跳び、跳び箱、鉄棒など）の支援が必要となる。また、この時期に子どもの特性に応じたスポーツを見つけることは、中学校の部活動や生涯スポーツにもつながり、青年期、成人期を主体的に生活をする上でも有効であることが多い。

●書字に対する支援

鉛筆の把持形態、目と手の協調、上肢の協調運動、視覚認知など書字の困

Column
なぜ，発達性ディスレクシア（dyslexia）は日本より米国で多いのか？

発達性ディスレクシア（dyslexia）の発症率は日本では2.5%であるのに対し，米国では5〜17%と報告されている。この原因としては，英語は読みの規則もその例外も多いのに対し，日本語（特に仮名）は文字と音が1対1であるためとされている。実際にひらがなの読み障害は0.2%であり，音読みと訓読みがある漢字の読み障害の6.7%に比べ低いことが報告されている[1]。しかし，中学からはじまる文字と音の組合せが多様な英語の読みについては中学生の10%が困難さをもつという報告がある[2]。これは米国のデータに近い値であり，日本での発達性ディスレクシア（dyslexia）の発症率が低いのは言語の構造上の違いを表しているといわれている。

文献
1) Uno A, Wydell TN, HAruhara N, et al: Relationship between reading/writing skills and cognitive abilities among Japanese primary-school children: normal readers versus poor readers (dyslexics). Read Write22: 755−789, 2009.
2) 松浦伸和, 山田純, 川瀬啓子: 隠れた難読症児と英語の学習. 中国地区英語教育学研究紀要23: 247−251, 1994.

難さの原因を評価し，それに対する支援を行うことが重要である。

書字は学校生活のなかで常に必要となる。そのため，速効性がある環境調整が必要となることもある。例えば，協調運動が未熟で文字を書く際，鉛筆を止めることや運動方向の切り替えがなめらかにできず，小さな文字が書けない，判読することが難しい場合は，ノートやプリントの書く欄を大きくすることや，紙やすりを下敷きにし運筆を止めやすくするなどの環境調整が有効となる場合も多い。

● 読みに対する支援

眼球運動に起因した読み障害の場合は，文字間や行間を調整することにより読みやすくなる子どももいる。また，垂直方向よりも水平方向の眼球運動のほうがなめらかな子どもの場合は，縦書きよりも横書きのほうが読みやすい場合も多い。子どもの特性を評価することで，より適切な環境調整が可能となる。

書字や読みの障害に関してはデジタル教材やICT機器の活用も有効な支援方法である。

● ADL支援

靴や家庭科，給食当番で使用するエプロンのひも結びが難しい子どもが多い。見えるところで操作する靴ひもは可能となっても，身体の後ろでエプロンのひもを結ぶことは難しい。

特に女児の場合，エプロンは飲食業でのアルバイトで必要となることも多いため，できれば習得させておきたい技能である。

また，計算が苦手な子どもの場合，金銭感覚を育てるために買い物などに積極的に行かすことは重要である。細かい計算はできないとしても，金銭の

[図1] 定規とリコーダーの工夫

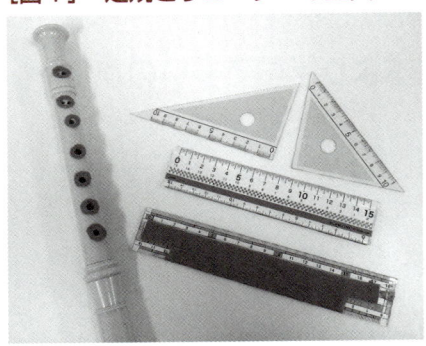

リコーダー：穴の周囲にウレタンを貼る
三角定規：滑り止めがついた市販の三角定規
　（イオン：トップバリュ　三角定規10cm）
定規（中）：押さえる面がくぼんでおり，かつ凹凸がついた定規（コクヨ：まなびすとカッター定規）
定規（下）：押さえる面にウレタンを貼る

価値を知ることは，将来の生活の自立に不可欠である。

● 学習用具の操作に関する支援

　リコーダー，定規など学習用具の操作は難しい場合が多い。リコーダーの穴の周囲や定規の上に薄めのウレタンを貼るなど，指で押さえる部分に体性感覚の手がかりがあると操作がしやすくなる。最近は押さえやすい工夫や滑り止めがついた定規も市販されている［図1］。

③青年期・成人期

高校・大学入試，就労，そして生活の自立へと課題が多くなる時期である。

● 入学試験に向けて

　欧米とは差はあるものの日本においても，LDへの入学試験への配慮は増えてきている。大学入試センター試験では試験時間の延長，拡大文字問題冊子などが，高校入試では，問題文の読み上げ，監督者による口述筆記，学力検査問題の漢字のルビ振りなどが行われている。しかし，都道府県や大学により差があるため，早めに情報を収集し家族とともに準備を行うことが重要である。

● 就労に向けて

　個人の特性，長所にあった就労を選択することが重要である。

● 生活の自立に向けての支援

　家事や金銭管理，買い物など実際の場面を通し，生活リズムを整えるための支援も重要となる。家事，買い物などを効率良く行うためのシミュレーションを行う。

（加藤寿宏）

文献

○日本精神神経学会監，高橋三郎他監訳：DSM-5　精神疾患の診断・統計マニュアル．医学書院，2014．
○融道男他訳：ICD-10 精神および行動の障害　臨床記述と診断ガイドライン．医学書院，2005．
○岡明：発達性協調運動障害．小児科臨61（12）：218-222，2008．

18. 神経・筋疾患

- 疾患は難治性で進行性のものが多い。
- 徐々に身体的にもADLにおいても機能低下が起こる。
- 知的面の遅れや心理面の変化に注意が必要である。
- 環境調整や福祉用具等が必要になる。
- DMDの平均寿命は10年程度延長している。
- 残された機能を有効に活用する。

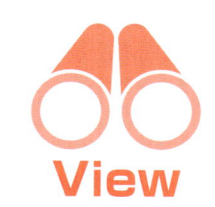

(1) 疾患・障害の特徴

　神経・筋疾患とは，神経または筋に病変が存在し，筋の萎縮と筋力低下を呈する疾患である。筋自体に原因がある筋原性疾患と神経に原因がある神経原性疾患に分類される。一般的には難治性のものが多く，遺伝性または原因不明，進行性と非進行性のものがある。筋原性疾患には，デュシェンヌ型筋ジストロフィー（Duchenne muscular dystrophy：DMD）や福山型先天性筋ジストロフィー（Fukuyama type congenital muscular dystrophy：FCMD）があり，神経原性疾患には，ウェルドニッヒ・ホフマン（Werdnig-Hoffmann）病がある［表1］。

　神経・筋疾患は疾患により多様な臨床経過をたどり，遺伝的な違いから種々

［表1］　神経・筋疾患の主な分類

- 筋原性疾患（myopathies）
  1. 筋ジストロフィー
     A. デュシェンヌ型筋ジストロフィー
     B. ベッカー型筋ジストロフィー
     C. エメリー・ドレフュス型筋ジストロフィー
     D. 肢帯型筋ジストロフィー
     E. 先天性筋ジストロフィー
     F. 顔面肩甲上腕型筋ジストロフィー
  2. 先天性ミオパチー
  3. 炎症性筋疾患，など
- 神経原性疾患
  1. 脊髄性筋萎縮症
  2. 球脊髄性筋萎縮症
  3. 筋萎縮性側索硬化症，など

（日本筋ジストロフィー協会より，一部改変）

> **One Point**

★1　デュシェンヌ型筋ジストロフィーとベッカー型筋ジストロフィーの基本病因：デュシェンヌ型筋ジストロフィー (DMD)，ベッカー型筋ジストロフィー (Becker muscular dystrophy：BMD) ともにジストロフィン遺伝子の異常によって発症する。DMDではこの遺伝子の異常によりジストロフィンの発現がまったくみられないため進行が早いが，BMDでは質的・量的に異常はあるもののジストロフィン蛋白の発現がみられるため，進行は比較的緩徐である。

の病型に分類されているため，ここでは出現頻度の高いDMDを中心に解説する。

　DMDは，伴性劣性遺伝で進行性筋ジストロフィーのなかで最も多く，症状も重篤である。通常男児に発症する。およそ1/3の症例は突然変異であり，DMDの発症率は3500人に1人である[1]★1。

　通常3〜5歳頃より転びやすい，走れないなどの筋力低下を認めるようになる。筋力低下は近位筋優位であり，登はん性起立（Gowers徴候）を認める。歩行は次第に動揺性歩行となり，また，足関節の拘縮のため尖足歩行を呈するようになる。仮性肥大は下腿腓腹筋で著明である。これは一部は筋線維が肥大することにもよるが，主に脂肪や結合織が増えることによるもので，張った感じの硬さがある[1]。

　10歳前後〜12歳までに歩行不能となり，脊柱変形，膝・股関節さらに上肢の関節拘縮が進行する。10代後半〜20歳前後で呼吸不全，心不全を呈するようになり，これらの症状が生命予後を左右する[1]。平均寿命は約30歳と10年近く延長したことが確認されている[2]。2000年以降，毎年の死因の第1位は心不全で，約50％を占めている[2]。また，軽度ないし中等度の精神遅滞が1/3の症例にみられる[1]。

(2) ADL・APDLの障害像

　DMDの運動機能障害には体幹・下肢機能を中心にした8段階の機能障害度分類［表2］と上肢の運動機能については9段階の機能障害度分類［表3］[3]が利用されることが多い。ここでは，8段階の機能障害度分類に沿ってADL・APDLの障害像を解説する。

■──DMDの障害像

●stage Ⅰ〜Ⅱ

　この時期の子どもたちは幼稚園・保育園や小学校において集団生活を営んでおり，年齢が増すにつれ活動性も上がり筋力，耐久力，瞬発力が必要とされてくる。

　症状出現時は日常生活にとくに問題なく，階段昇降もほぼ手すりなしで昇降可能であるが，徐々に下肢筋力の低下が認められ動揺性歩行と腰椎前彎を呈し転倒の回数も増加する。階段や坂の昇降においても介助なしから支えが必要となってくる。

　上肢筋は下肢筋に比し3〜5年遅れて肩甲帯筋，上肢近位筋の減弱が認められるようになり末梢に及ぶとされ，この時期には上肢機能に著明な障害は認められず，食事動作やトイレ動作などのADL動作については問題なく行える。

●stage Ⅲ〜Ⅳ

　症状の進行とともに動揺性歩行や腰椎前彎が著明となり尖足歩行も目立つ

[表2] 厚生労働省による機能障害度（新分類）

ステージ1	階段昇降可能 　a．手の介助なし 　b．手の膝おさえ
ステージ2	階段昇降可能 　a．片手手すり 　b．片手手すり・手の膝おさえ 　c．両手手すり
ステージ3	椅子から起立可能
ステージ4	歩行可能 　a．独歩で5m以上 　b．1人では歩けないが，物につかまれば歩ける（5m以上） 　　1）歩行器 　　2）手すり 　　3）手びき
ステージ5	四つ這い可能
ステージ6	ずり這い可能
ステージ7	座位保持可能
ステージ8	座位保持不可能

[表3] 上肢運動機能障害度分類

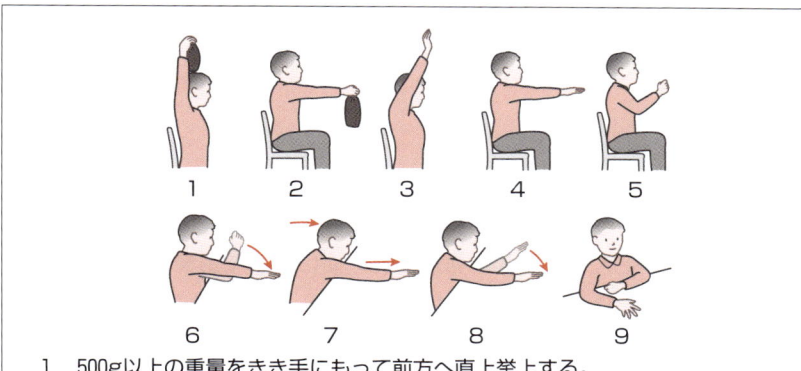

1. 500g以上の重量をきき手にもって前方へ直上挙上する。
2. 500g以上の重量をきき手にもって前方90°まで挙上する。
3. 重量なしできき手を前方へ直上挙上する。
4. 重量なしできき手を前方90°まで挙上する。
5. 重量なしできき手を肘関節90°以上屈曲する。
6. 机上で肘伸展による手の水平前方への移動。
7. 机上で体幹の反動を利用し肘伸展による手の水平前方への移動。
8. 机上で体幹の反動を利用し肘伸展を行ったのち手の運動で水平前方への移動。
9. 机上で手の運動のみで水平前方への移動。

ようになる。わずかな力でも転倒しやすくなっているため注意を要し，階段昇降は不可能，段差や移動には介助が必要となる。

　起居動作では徐々に床や椅子に座った状態からの立ち上がり動作が困難となり，トイレ動作や入浴動作に介助を要する。

　上肢機能においては，徐々に上肢筋力の低下もみられ始め代償動作も出現

する。

●stageⅤ～Ⅵ

歩行困難となり，屋外での移動は車いす（電動車いす）を使用し屋内では四つ這いでの移動となる。比較的四つ這い移動は短期間であり，いざり移動へと変化してくる。

歩行能力の喪失に併せて上肢近位部の筋力低下が目立つようになり，stageⅥでは肩関節の筋力は半減あるいは半減以下となり，肘関節の筋力も半減近くになる。また，一般に13～14歳頃までは体重が増加し肥満が出現する。そのため，日常生活では家族の介護量が増加し，トイレ動作，入浴動作，更衣動作には介助が必要となる。

この時期は，歩行不能という重大な機能喪失に直面し，年齢的にも病識をもつようになるため，精神・心理的に強い動揺を示す時期でもある。

●stageⅦ～Ⅷ

屋内でのいざり移動不能となり座位保持時間も徐々に短くなり，しだいに臥床状態が多くなってくる。トイレ動作，入浴動作，更衣動作などの日常生活動作には全面的な介助が必要となり，夜間の体位変換が頻回となり家族の介護量は増加する。

上肢機能は前腕より遠位部の筋力は比較的よく保持され，手指機能での食事や書字は遂行可能な場合が多い。

(3)評価

進行性の疾患であるDMDは，幼少期より徐々に身体機能の低下がみられるが，障害の進行は子どもと家族の発達や心理面に大きな影響を及ぼす。

評価には，障害段階分類，筋力，関節可動域，姿勢・動作分析，上肢機能，呼吸・心機能，ADL・APDL，知的機能，心理状態などの評価があるが，ここではADL・APDL評価を記載する。

ADL・APDL評価は，現在の状態を知り，現在や将来の生活を維持・改善させるために行うものであり，困難な動作やできない動作の原因を探し出すだけではなく，今後の可能性を探る視点をもつことが大切である。評価を実施する際には，疲労をきたしやすいため効率的に行い，障害の進行を意識させないように配慮が必要になる。

a．基本動作

寝返りや起き上がり，座位や立位保持などの起居動作，這い這いやいざり，歩行，電動車いすを含む車いす操作などの移動動作の可否，椅子やベッド・車いすへの移乗動作の可否，姿勢アライメント，姿勢保持の特徴，姿勢反応，耐久性，転倒などの危険性，動作パターン，所要時間，代償動作を把握する。
動作の実用性と危険性および環境調整の必要性を判断し，介助の必要性と適切な介助方法を検討する。

b．食事動作

座位姿勢の保持能力・姿勢反応と耐久性，食器の保持や持ち上げ能力とリーチ動作，手指の操作能力（箸やスプーン等），食事の動作パターンと所要時間，代償動作の有無，咀嚼機能と嚥下機能の評価を行う．

c．整容動作

立位と座位姿勢の保持能力・姿勢反応と耐久性，洗面用具の保持や持ち上げ能力とリーチ動作，手指の操作能力（歯ブラシやタオル，爪切りなど），整容動作の動作パターンと所要時間，代償動作の有無を把握する．

d．更衣動作

立位と座位姿勢の保持能力・姿勢反応と耐久性，衣服の保持や持ち上げ能力とリーチ動作，手指の操作能力（ボタンやファスナーなど），更衣の動作パターンと所要時間，代償動作の有無を把握する．

e．トイレ（排泄）動作

立位と座位姿勢の保持能力・姿勢反応と耐久性，便器への移乗方法，ズボンの上げ下ろしとリーチ動作，手指の操作能力（ファスナーやホック，トイレットペーパーなど），トイレの動作パターンと所要時間，代償動作の有無を把握する．

f．入浴動作

立位と座位姿勢の保持能力・姿勢反応と耐久性，浴槽への移乗方法，タオル・洗面器・シャワーなどの保持や持ち上げ能力，手指の操作能力（洗体やシャンプーなど），入浴の動作パターンと所要時間，代償動作の有無を把握する．

g．コミュニケーション

発声に問題がない場合には，コミュニケーションに大きな支障はみられないが，発声に関する筋力の低下や呼吸障害の進行による気管切開，あるいは人工呼吸器装着に伴い発話が困難になると，コミュニケーションに問題が生じてくる．

発語や指示理解の有無，ジェスチャーやサインでのやりとりの可否，Yes/Noの可否，五十音ボードや機器の使用の可否などの評価を行う．

h．余暇活動

スポーツやレクリエーションへの参加がみられる場合には，基本動作の評価項目に加え，全身耐久力，心肺機能，運動負荷量などの評価が必要になる．製作活動やパソコンの操作においては，ADL評価項目以外に使用機材・道具，実施環境，作業工程などの評価を行う．

i．幼稚園や学校での集団生活

登下校の通学手段，校内の移動手段，授業姿勢，文房具や学習教材の操作（量やスピード），体育・音楽やその他の学科遂行上の問題の有無と実施状況，掃除や給食当番などの問題の有無と遂行状況，段差やトイレなどの環境評価を行う．

(4)問題点

　筋ジストロフィーの問題点としては，❶筋力および筋の耐久性の低下，❷関節可動域の制限や関節拘縮および変形の出現，❸姿勢・運動コントロールの障害，❹上肢機能障害，❺呼吸機能・心機能の低下，❻ADL・APDL障害，❼コミュニケーション障害，❽集団活動への参加制限，❾心理的不安定の出現などが問題点として現れることが多い。

　以下にADL・APDLの問題点を簡単に列挙する。

　a．基本動作
　　①寝返りや起き上がり，座位や立位保持などの起居動作困難
　　②這い這いやいざり，歩行，電動車いすを含む車いす操作などの移動動作困難
　　③椅子やベッド・車いすへの移乗動作困難
　b．食事動作
　　①座位保持能力の低下
　　②食器の保持や持ち上げ能力とリーチ動作の低下
　　③手指の操作能力（箸やスプーン等など）の低下
　　④咀嚼機能と嚥下機能の低下
　c．整容動作
　　①立位と座位姿勢の保持能力の低下
　　②洗面用具の保持や持ち上げ能力とリーチ動作の低下
　　③手指の操作能力（歯ブラシやタオル，爪切りなど）の低下
　d．更衣動作
　　①立位と座位姿勢の保持能力の低下
　　②衣服の保持や持ち上げ能力とリーチ動作の低下
　　③手指の操作能力（ボタンやファスナーなど）の低下
　e．トイレ（排泄）動作
　　①立位と座位姿勢の保持能力の低下
　　②便器への移乗動作困難
　　③ズボンの上げ下ろしとリーチ動作低下
　　④手指の操作能力（ファスナーやホック，トイレットペーパーなど）の低下
　f．入浴動作
　　①立位と座位姿勢の保持能力の低下
　　②浴槽への移乗動作困難
　　③タオル・洗面器・シャワーなどの保持や持ち上げ能力の低下
　　④手指の操作能力（洗体やシャンプーなど）の低下
　g．コミュニケーション
　　①言語やジェスチャー，サイン，機器などでのコミュニケーション困難
　h．余暇活動
　　基本動作やその他のADLにおける問題点以外に
　　①全身耐久力，心肺機能の低下

②使用機材・道具，実施環境，作業工程の不適合
　ⅰ．幼稚園や学校での集団生活
　　①環境整備の不備
　　②文房具や学習教材などの操作困難
　　③活動や作業工程の不適合

(5) 治療計画

　筋ジストロフィーに対する作業療法の基本的な目的は，❶筋力および筋の耐久性の維持・改善，❷関節可動域の維持・改善，❸姿勢・運動コントロールの維持・改善，❹機能低下への代償手段の獲得などがあげられる。ADL・APDLの障害像と同様に，ここでも，8段階の機能障害度分類に沿ってADL・APDLの治療計画を記載する。

①DMDの治療計画

●stage Ⅰ～Ⅱ

　著明な問題がみられないため，活動範囲を制限せず自由に身体を使用した遊びをさせる。ただし，転倒などでけがをさせないよう安全面に十分注意する。

　ADLに関しても問題なく行えることが多く，過剰な援助や保護的な対応は避け，障害が軽度な時期より自立可能な動作を増やし自立可能期間の延長に心がける。

●stage Ⅲ～Ⅳ

　上肢機能は比較的保たれ，下肢機能の低下が著明にみられ始める。歩行困難となると精神的ダメージが非常に大きいため，毎日の散歩（介助歩行も含め）や立位保持能力と上肢近位筋の筋力維持を目的として，キャッチボール，野球などを取り入れる。

　起居動作では立ち上がり動作が困難となるため，台やテーブルを利用して立ち上がり動作を行わせ，トイレや浴室での立ち上がり動作においては，手すりは一時的にしか利用できないが，手すりや支持台の設置が必要となる。いずれの場合でも介助は最低限とする。歩行時の転倒が徐々に増えてくるため，外出の際は帽子（保護帽），長袖，長ズボン，サポーターの着用を心がける。

　学校生活では，事前に校長，教頭，担任教師と話し合い迅速な対応が可能となるよう理解を得ておく必要がある。環境への配慮点としては，手すりの設置（廊下，階段，トイレ），段差解消（玄関，昇降口，トイレ），便器の変更，トイレの扉の変更（開き戸からカーテンに）などが必要であり，教室では自席周囲のスペースを確保するようにする。

●stage Ⅴ～Ⅵ

　この時期より上肢機能障害が著明となる。筋力低下は上肢近位筋に認めら

れ，上肢挙上が困難となることから，座位姿勢での野球などを行う，上肢遠位筋に対してはコンピューターゲーム，パソコンなどの活動を利用し筋力維持に努める。上肢の関節拘縮は，肘・手指の屈曲拘縮や前腕の回内拘縮が出現しやすい。また，体幹にも拘縮や変形がみられてくるため，座位姿勢時は対称姿勢を促し不良姿勢に十分配慮する必要がある。

この時期よりADLにおける入浴動作や更衣動作に介助が必要となるため，代償動作の方法を指導し，可能な限り自力にて行わせるなど，肥満の予防や残存能力の維持のためADL全般において家族の過剰な援助には十分注意させる必要がある。また，精神的にも変化の多い時期であるため，子どもの意思を尊重し，強制や押し付けとならないような対応に心がける。

車いすの使用に伴って玄関や室内の段差解消，廊下幅の拡大など変化しうる障害に対応できるように，十分な家屋改造の検討が必要となる。

●stageⅦ〜Ⅷ

残存している手指機能を利用し，パソコンやコンピューターゲームなどの趣味を通して，生活の向上や社会交流を図る。操作にあたり座位姿勢やスイッチの工夫・改造も必要となる。

②ADL・APDLの治療計画の要点

基本動作を除いたADL・APDLの治療計画の要点を記載する。

●食事動作

食器の保持や持ち上げ困難に対しては，代償動作の教育［図1］［図2］や

［図1］　机に肘をついての食事摂取

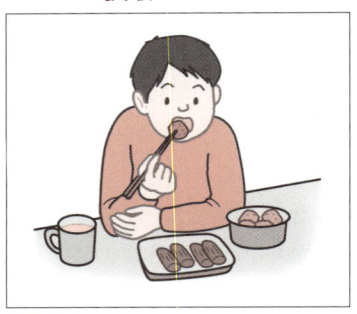

［図2］　他側上肢で介助しての食事摂取

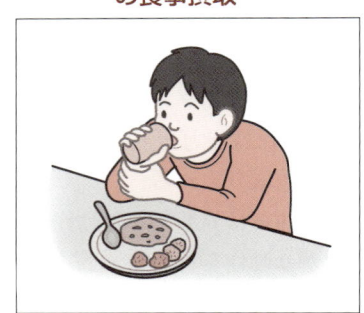

［図3］　机の高さの調整

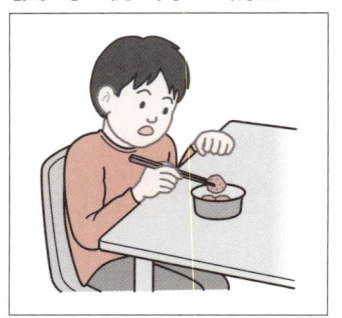

［図4］　ポータブル・スプリング・バランサー（PSB）

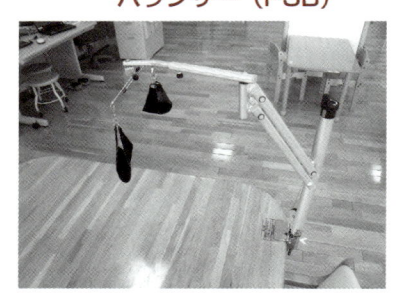

食器を手の届く範囲に置き，軽量な食器の使用などの自助具を使用する．食物を口まで運ぶことが困難であることに対しては，食器から口までの距離を短くし，食器は浅くして，テーブルを高くする，あるいはポータブル・スプリング・バランサー（PSB）を利用する［図3］［図4］．食物の切り分け困難に対しては，あらかじめ一口大に切り分けておく．咀嚼・嚥下困難に対しては，食物形態の変更をする．

● 整容動作

立位保持能力の低下に対しては，手すりや洗面台に寄りかかって行うか，または，椅子に座って行う［図5］．

洗面道具の配置は，手の届く範囲に配置するが，洗面台に手をのせることや蛇口まで手が届かない場合は代償動作の指導を行い，洗顔動作困難には濡れタオルを提供する．歯ブラシを動かすことが困難な場合は，歯ブラシを両手で固定して頭部を左右に動かすことや，コップを口に運べない場合は，ストローを利用する．

● 更衣動作

立位での着脱困難に対しては長座位での着脱［図6］，前開きシャツの着脱困難な場合はかぶりシャツに変更，ボタンの留め外しは両上肢をテーブルについて行う［図7］．ファスナーには紐やリングを取り付けて軽い力で可能とする．身体機能に合わせてゆったりとした服を選択し，靴下や靴は履き口の緩いものを使用する．

● トイレ（排泄）動作

立ち上がり困難な場合は手すりの利用や便座の補高，便器への移乗困難にはトランスファーボードの利用，または車いす上で尿器の利用，座位保持困難にはベルトや体をもたれかからせるテーブルの活用を指導する［図8］．

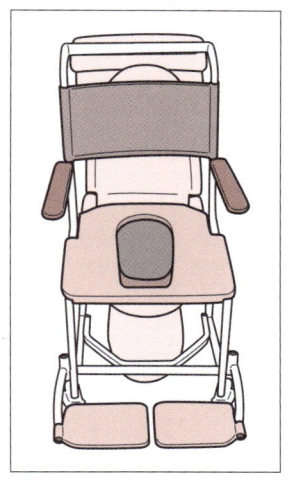

［図5］ 椅子に座り両上肢での歯磨き

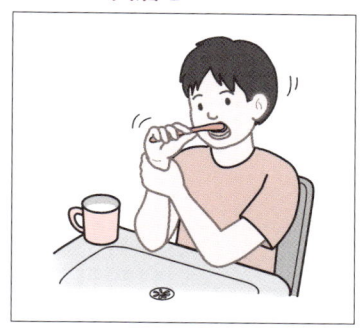

［図6］ 床に座っての更衣

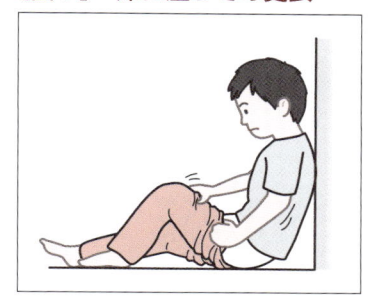

［図7］ 両上肢をテーブルについてのボタンの留めはずし

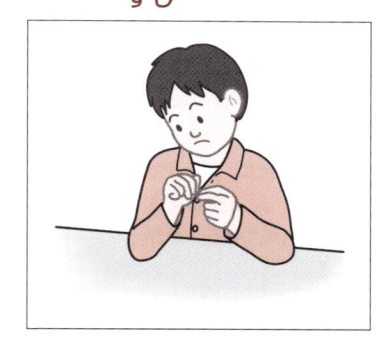

［図8］ 体をもたれかからせるテーブル

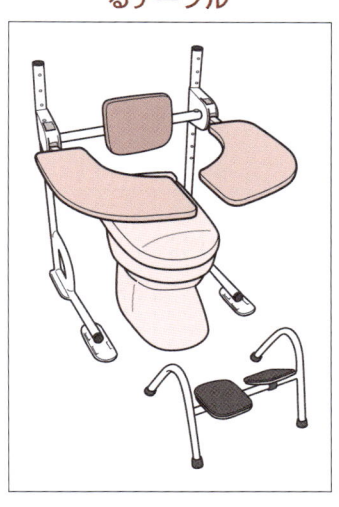

［図9］ 入浴用いす

[図10] 意思伝達装置と特殊スイッチ

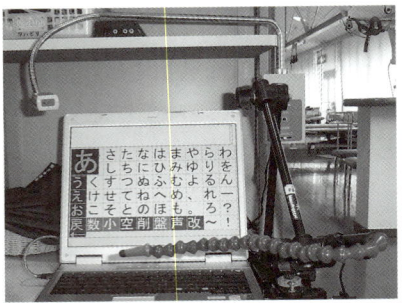

（上：呼気スイッチ，下：タッチスイッチ）

[図11] 携帯会話装置

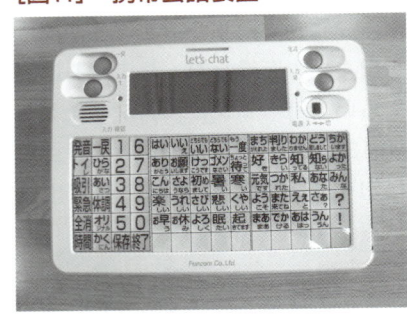

● 入浴動作
　浴槽への出入りが困難な場合は埋め込み式浴槽への変更，座位保持困難の場合には入浴用いすの利用[図9]，洗体・洗髪には自助具の利用を指導する。

● コミュニケーション
　ジェスチャーやサインでのやりとりの指導，Yes/Noで返答を求める質問への変更，五十音ボードやパソコン[図10][図11]★2などの機器の使用を指導する。

● 余暇活動
　活動量や活動時間に合わせた休憩時間の確保，心肺機能のチェック，適した使用機材や道具の提供と身体機能に適した実施環境の整備，作業工程の変更などを指導する。

● 幼稚園や学校での集団生活
　身体状況に合わせた環境整備，文房具や学習教材などの変更や改造，活動や作業工程の変更などを指導する★3。

（黒渕永寿）

One Point

★2　パソコン
座位や臥位でもモニター画面が見やすいようにモニター画面をアームに固定するなど，高さや角度の調整が必要になる。また標準マウス以外の移動範囲が狭いトラックボールなどのスイッチを利用したり，タッチセンサや呼気に反応する特殊スイッチを検討する必要が出てくる。

One Point

★3　デュシェンヌ型筋ジストロフィー症の子どもは，普通小学校に通学していることが多く，移動機能の低下や中学校への進学時に特別支援学校へ移行することが多くみられる。普通小学校の教員は，疾患や障害の知識が少なく非常に対応に困っているため，学校環境の改善とともに教員への指導や助言が重要になる。

引用文献

1) 竹島泰弘・松尾雅文：Duchenne型/Becker型ジストロフィー．小児内科41（増刊号）：868-894，2009．
2) 多田羅勝義：進行性筋ジストロフィー．小児内科9：1478-1480，2011．
3) 松家豊：Duchenne型筋ジストロフィー症のリハビリテーション．総合リハ15：783-789，1987．

参考文献

○福田恵美子編：標準作業療法学　専門分野　発達過程作業療法学．医学書院，2006．
○田村良子編：作業療法学全書[改訂第3版]第6巻　作業治療学3　発達障害．協同医書出版社，2010．

付録

(1) 身体障害領域・老年期における ADL・APDL評価表

■ Katz Activities of Daily Living Index（カッツ・インデックス）[1,2]［表1］

　Katz Activities of Daily Living Index（カッツ・インデックス）は，入浴，更衣，トイレに行く，移乗，尿便禁制，食事の6項目を自立か依存の2段階で評価し，それに基づいてA〜Gの7つに分類する。基本的ADLの総合的な自立度を評価する際には有効な評価ツールである。

■ PULSES Profile（パルセス・プロフィール）[3]［表2］

　PULSES Profileは，P（physical condition：身体状況），U（upper limb functions：上肢機能），L（lower limb functions：下肢機能），S（sensory components：コミュニケーションと視覚），E（excretory functions：排尿・排便機能），S（support factors：知的・情緒的状態，家族単位の援助，経済力などの支援要素）の6項目について評価を行う。各項目を1〜4の段階で評価する。

　コミュニケーションや視覚的要素を含む生活機能評価および支援要素を評価することが特徴である。総得点が低いほうが自立度が高いことを示し，高いほど介助量（自立度が低い）が多いことを示す。

■ 障害高齢者の日常生活自立度（寝たきり度）判定基準[4]［表3］［図1］

　平成3年に厚生省（現・厚生労働省）により作成された寝たきり度の判定基準である。介護保険制度の要介護認定での認定調査で用いられている。そのため，地域および介護保険施設等の入所判定のADL評価として使用されていることが多い。

　判定においては，「〜することができる」（できるADL）といった能力ではなく，「〜している」（しているADL）といった実行状況にて評価する。判定にあたっては，補装具や自助具等の器具を使用した状況であっても差し支えない。

■ Barthel Index（BI）（バーセル・インデックス）[5,6]［表4］

　BIはさまざまな疾患で用いられている。実際のADLを観察して，自立の程度を「できるADL」で評価する。評価項目は，食事，移乗，整容など10項目から構成されている。各項目の評定基準は「自立」「部分介助」「全介助」の3段階順序尺度である。各評価項目は重要度により配点されている。合計点は100点である。60点以上では基本的ADLの自立度が高く，40点以下ではかなりの介助を必要とする。20点以下ではほぼ全介助の状態を示す。

　BIは簡単で短時間に評価が実施でき，合計点の算出も簡便であり，結果の

[表1] Katz Activities of Daily Living Index

入浴，更衣，トイレに行く，移乗，尿便禁制，食事の6領域で，機能的に自立しているか依存しているかを評価する。それに基づき，AからGの7段階に分類する。自立とは，監視，指示，介助なしを意味する。

A：入浴，更衣，トイレに行く，移乗，尿便禁制，食事のすべての領域で自立している。
B：上記の領域のうち，5領域が自立している。
C：上記の領域のうち，入浴ともう1つの領域を除き，4領域で自立している。
D：上記の領域のうち，入浴と更衣ともう1つの領域を除き，3領域で自立している。
E：上記の領域のうち，入浴と更衣とトイレに行くともう1つの領域を除き，2領域で自立している。
F：上記の領域のうち，入浴と更衣とトイレに行く，移乗ともう1つの領域を除き，1領域で自立している。
G：すべて依存している。
O（その他）：少なくとも2つは依存している。ただしC，D，E，Fに分類されない（この項目はA，Bより低くGよりは高いランクになるが，評価の変動性が高いものがここに分類される場合が多い）。

- 入浴（スポンジ，シャワー，浴槽）
  自立：浴槽の出入りが自立，身体の一部（背中，脚）に介助を要する。
  依存：身体の複数の部位，あるいは入浴をしない。
- 更衣
  たんすや引出しから衣類を取り出す。下着，上着，ファスナー操作，（使用するならば）装具の装着を含む。
  自立：衣類を取り出し，1人でできる。靴紐を結ぶことは除く。
  依存：衣類の取り出しや更衣に援助が必要。またはまったくできない。
- トイレに行く
  自立：トイレに行く，排泄後の後始末をする，下着を整える，夜間の便器の使用
  依存：排泄の後始末，下着を整える，便器の使用に介助を要する，または全介助を要する。
- 移乗
  自立：介助なしでベッドやいすの出入りができる。杖やウォーカーを使用してもかまわない。
  依存：ベッドやいすの出入りに介助が必要である。ベッドから出入りしない。
- 尿便禁制
  自立：排尿，排便は1人で可能
  依存：失禁がある，下剤やカテーテル，排尿・排便に介助を要する。
- 食事
  自立：皿から口へ食物を運ぶ（肉を切る，パンにバターをつけることは除く）。
  依存：上記に介助を要する；経管栄養

AからOの段階と各領域の関係

段階	入浴	更衣	トイレに行く	移乗	尿便禁制	食事
A	○	○	○	○	○	○
B	どれか1領域が依存している					
C	×	どれか1領域が依存している				
D	×	×	どれか1領域が依存している			
E	×	×	×	どれか1領域が依存している		
F	×	×	×	×	どちらかが依存している	
G	×	×	×	×	×	×
O	少なくとも2つは依存している。ただしC，D，E，Fに分類されない					

(Katz S, et al. : Studies of illness in the aged ; the index of ADL ; standard measure of biological and psychosocial function. JAMA 185 : 914−229, 1963. より)

解釈も容易であることから，異なる職種間の情報共有に有効である。その反面，若干点数が粗く，ADL能力の詳細な変化が反映されにくい。詳しい評価手順は成書を参照されたい。

[表2] PULSES Profile

P – physical condition：身体状況，内臓疾患（心臓血管，胃腸，泌尿器，内分泌）と神経疾患による障害を含む。
1. 医療や看護の診療や指導を3か月以上必要としないような医療の問題が安定している。
2. 医療や看護の診療や指導が3か月以上必要であるが，毎週ではない。
3. 少なくとも毎週定期的な医療や看護の注意が必要であるような医療の問題が十分安定しているとはいえない。
4. 少なくとも毎日集中的な医療や看護の管理（介助のみのケアである場合も含む）をするような医療を必要としている。

U – upper limb functions：上肢機能；主として上肢機能によるセルフケア動作（飲食，衣類上／下，装具／義肢，整容，排尿・便の始末）
1. 上肢の機能障害がなく，セルフケアにおいて自立している。
2. 上肢にいくらか機能障害があるが，セルフケアにおいて自立している。
3. 上肢に機能障害があるかまたはない場合でも，セルフケアにおいて介助や指導に依存している。
4. 上肢にはっきりした機能障害があり，セルフケアにおいて完全な依存である。

L – lower limb functions：下肢機能；主として下肢機能による移動（移乗：いす／トイレ／浴槽またはシャワー，歩行，階段，車いす）
1. 下肢の機能障害がなく，移動が自立している。
2. 下肢にいくらかの障害はあるが，移動は自立している：歩行補助具の使用，装具または義肢，その他明らかな建築上あるいは環境的な障壁も問題にならず車いす動作が自立している。
3. 下肢に機能障害があるかまたはない場合でも移動において介助や指導に依存しているか，または車いす動作の部分的自立や，明らかな建築上および環境的な障壁が問題になる。
4. 下肢にはっきりした機能障害があり，移動において完全な依存である。

S – sensory components：コミュニケーション（話す，聞く）と視覚
1. コミュニケーションと視覚に機能障害がなく自立している。
2. 軽度の構音障害，軽度の失語，眼鏡や補聴器使用，基準的眼のケアなどのいくらかの機能障害があるが，コミュニケーションと視覚が自立している。
3. コミュニケーションと視覚において，説明や指導の援助に依存している。
4. コミュニケーションと視覚において，完全な依存である。

E – excretory functions (bladder and bowel)：排尿・排便機能
1. 膀胱・直腸括約筋の完全な意識的コントロールがなされている。
2. 膀胱・直腸括約筋が社会活動において緊急な対応ができる，またはカテーテル，器具，補助具など，介助なしにケアができる。
3. 括約筋のケアに介助が必要またはしばしば失敗する。
4. しばしば失禁状態で濡れて汚れている。

S – support factors：支援要素，知的・情緒的適応を考慮，家族単位の援助，経済力
1. 平常的役割を果たし，習慣的課題を遂行できる。
2. 平常的役割を果たし，習慣的課題遂行において幾分かの加減が必要である。
3. 援助，指導，励ましやきめ細かな配慮による公的または私的な世話による介助に依存している。
4. 長期的ケア（慢性病院やナーシング・ホームなど）による依存，特別な評価，治療または集中的リハビリテーションのための時限的入院を除く。

(Granger CV：Outcome of comprehensive medical rehabilitation：Measurement by PULSES profile and the Barthel Index. *Arch Phys Med Rehabil* 60：145-163, 1979. より)

[表3] 障害高齢者の日常生活自立度（寝たきり度）判定基準

生活自立	ランクJ	何らかの障害等を有するが，日常生活はほぼ自立しており独力で外出する 1．交通機関等を利用して外出する 2．隣近所へなら外出する
準寝たきり	ランクA	屋内での生活は概ね自立しているが，介助なしには外出しない 1．介助により外出し，日中はほとんどベッドから離れて生活する 2．外出の頻度が少なく，日中も寝たり起きたりの生活をしている
寝たきり	ランクB	屋内での生活は何らかの介助を要し，日中もベッド上での生活が主体であるが，座位を保つ 1．車いすに移乗し，食事，排泄はベッドから離れて行う 2．介助により車いすに移乗する
	ランクC	1日中ベッド上で過ごし，排泄，食事，着替において介助を要する 1．自力で寝返りをうつ 2．自力では寝返りもうたない

（平成3年11月18日老健第102-2号　厚生省大臣官房老人保健福祉部通知より）

[図1] 判断基準（早見表）

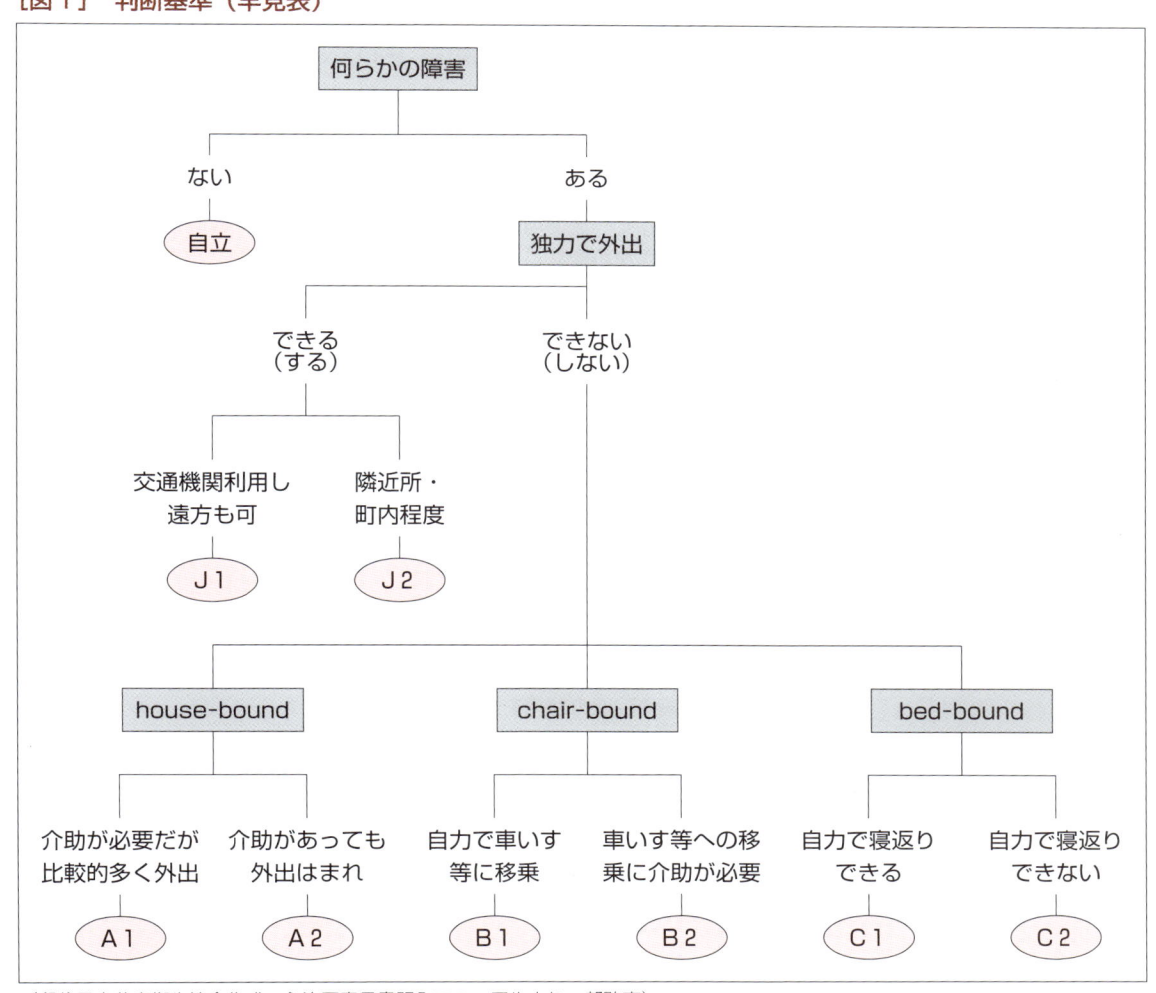

```
                    何らかの障害
                   /           \
                 ない           ある
                  |              |
                 自立         独力で外出
                            /          \
                       できる           できない
                       (する)          (しない)
                       /    \
              交通機関利用し  隣近所・
              遠方も可      町内程度
                 |            |
                J1           J2

        house-bound        chair-bound         bed-bound
         /      \            /      \            /      \
    介助が必要だが 介助があっても  自力で車いす 車いす等への移  自力で寝返り 自力で寝返り
    比較的多く外出 外出はまれ    等に移乗    乗に介助が必要  できる     できない
        |          |            |          |            |          |
       A1         A2           B1         B2           C1         C2
```

（(財)日本公衆衛生協会作成：主治医意見書記入マニュアルより一部改変）

[表4] Barthel Index

項目	点数	判定	基準
1．食事	10	自立	皿やテーブルから自力で食物を取って，食べることができる．自助具を用いてもよい．食事を妥当な時間に終える．
	5	部分介助	なんらかの介助・監視が必要（食物を切り刻むなど）
2．いすとベッド間の移乗	15	自立	すべての動作が可能（車いすを安全にベッドに近づける．ブレーキをかける．フットレストを持ち上げる．ベッドへ安全に移る．臥位になる．ベッドの縁に腰掛ける．車いすの位置を変える．以上の動作の逆）
	10	最小限の介助	上記動作（1つ以上）最小限の介助または安全のための支持や監視が必要
	5	移乗の介助	自力で臥位から起き上がって腰掛けられるが，移乗に介助が必要
3．整容	5	自立	手と顔を洗う，整髪する．歯を磨く，髭を剃る（道具は何でもよいが，引出しからの出納も含めて道具の操作・管理が介助なしにできる）．女性は化粧を含む（ただし，髪を編んだり，髪型を整えることは除く）．
4．トイレ動作	10	自立	トイレへの出入り（腰掛け，離れを含む），ボタンやファスナーの着脱と汚れないための準備，トイレット・ペーパーの使用，手すりの使用は可．トイレの代わりに差込便器を使う場合には，便器の洗浄管理ができる．
	5	部分介助	バランス不安定，衣服操作，トイレット・ペーパーの使用に介助が必要
5．入浴	5	自立	浴槽に入る，シャワーを使う，スポンジで洗う．このすべてがどんな方法でもよいが，他人の援助なしで可能
6．平地歩行（車いす駆動）	15	自立	介助や監視なしに45m以上歩ける．義肢・装具や杖・歩行器（車付きを除く）を使用してよい．装具使用の場合には立位や座位でロック操作が可能なこと．装着と取りはずしが可能なこと
	10	部分介助	上記事項について，わずかな介助や監視があれば45m以上歩ける．
	5	車いす使用	歩くことはできないが，自力で車いす駆動ができる．角を曲がる，方向転換，テーブル，ベッド，トイレなどへの操作など．45m以上移動できる．患者が歩行可能なときは採点しない．
7．階段昇降	10	自立	介助や監視なしで安全に階段昇降ができる．手すり・杖・クラッチの使用可．杖を持ったままの昇降も可能
	5	部分介助	上記事項について介助や監視が必要
8．更衣	10	自立	通常つけている衣類，靴，装具の脱着（細かい着方までは必要条件としない：実用性があればよい）が行える．
	5	部分介助	上記事項について，介助を要するが作業の半分以上は自分で行え，妥当な時間内に終了する．
9．排便コントロール	10	自立	排便の自制が可能で失敗がない．脊髄損傷患者などの排便訓練後の座薬や浣腸の使用を含む．
	5	部分介助	座薬や浣腸の使用に介助を要したり，時々失敗する．
10．排尿コントロール	10	自立	昼夜とも排便規制が可能．脊髄損傷患者の場合，集尿バッグなどの装着・清掃管理が自立している．
	5	部分介助	時々失敗がある．トイレに行くことや尿器の準備が間に合わなかったり，集尿バッグの操作に介助が必要

(Mahoney FI, Barthel DW：Functional evaluation：the Barthel Index. Maryland State Med J 14：6165, 1965. より)

■ Functional Independence Measure（FIM）機能的自立度評価法[7)～9)] ［表5］

FIMはBI同様，さまざまな疾患で用いられている。実際のADL場面で「しているADL」の介助量を評価する。評価項目は，セルフケア6項目，排泄コ

［表5］ ニューヨーク州立大学研究センターによるFIM（1990年版）

レベル		介助者
	7．完全自立（時間，安全性） 6．修正自立（補装具使用）	介助者なし
	部分介助 　5．監視 　4．最小介助（患者自身：75％以上） 　3．中等度介助（50％以上） 完全介助 　2．最大介助（25％以上） 　1．全介助（25％未満）	介助者あり

	入院時	退院時	フォローアップ
セルフケア			
A．食事　箸／スプーンなど	□	□	□
B．整容	□	□	□
C．入浴	□	□	□
D．更衣（上半身）	□	□	□
E．更衣（下半身）	□	□	□
F．トイレ動作	□	□	□
排泄コントロール			
G．排尿	□	□	□
H．排便	□	□	□
移乗			
I．ベッド	□	□	□
J．トイレ	□	□	□
K．風呂，シャワー　風呂／シャワー	□	□	□
移動			
L．歩行，車いす　歩行／車いす	□	□	□
M．階段	□	□	□
コミュニケーション			
N．理解　聴覚／視覚	□	□	□
O．表出　音声／非音声	□	□	□
社会的認知			
P．社会的交流	□	□	□
Q．問題解決	□	□	□
R．記憶	□	□	□
合計	□	□	□

注意：空欄は残さないこと。リスクのために検査不能の場合はレベル1とする。

©1990　Research Foundation of the State University of New York
（Data management service of the uniform data system for medical rehabilitation and the center for functional assessment research : guide for use of the uniform data set for medical rehabilitation. Version 3.0. State University of New York at, Buffalo, 1990. より）

ントロール2項目,移乗3項目,移動2項目,コミュニケーション2項目,社会的認知3項目の計18項目から構成されている。それぞれの評価項目の評定基準は,機能レベル自立2段階(完全自立,修正自立),部分介助3段階(監視,最小介助,中等度介助),完全介助2段階(最大介助,全介助)の計7段階である。合計点は完全自立で126点であり,全介助では最低点の18点となる。

FIMの各項目は7段階の評定で実施するため,ADL能力の詳細な変化を把握しやすい。しかし,評定の難しさがあり,評価時間がかかる。詳しい評価手順は成書を参照されたい。

■── 老研式活動能力指標(TMIG Index of Competence)[6)10)] [表6]

老研式活動能力指標は,主に地域在住高齢者に適用する評価である。質問項目は,13項目ある。質問1〜5は手段的ADL,質問6〜9は知的能力性,質問10〜13は社会的役割に関する項目から構成されている。各質問項目に対する「はい」の回答数を合計して得点とする。満点は13点,最低点は0点である。質問内容は単純であり,少ないため時間がかからない。しかし,高齢者に特異的な質問が多く,質問内容によっては地域環境,時代を反映する。また,この評価は本人の自記または面接での聴収を主としたものであり,知的機能が著しく低下している高齢者への適用は困難である。詳しい評価手順は成書を参照されたい。

[表6] 老研式活動能力指標

毎日の生活についてうかがいます。 以下の質問のそれぞれについて,「はい」「いいえ」のいずれかに○をつけて,お答えください。質問が多くなっていますが,ごめんどうでも全部の質問にお答えください。		
(1) バスや電車を使って1人で外出できますか	1.はい	2.いいえ
(2) 日用品の買物ができますか	1.はい	2.いいえ
(3) 自分で食事の用意ができますか	1.はい	2.いいえ
(4) 請求書の支払いができますか	1.はい	2.いいえ
(5) 銀行預金・郵便貯金の出し入れが自分でできますか	1.はい	2.いいえ
(6) 年金などの書類が書けますか	1.はい	2.いいえ
(7) 新聞を読んでいますか	1.はい	2.いいえ
(8) 本や雑誌を読んでいますか	1.はい	2.いいえ
(9) 健康についての記事や番組に関心がありますか	1.はい	2.いいえ
(10) 友だちの家を訪ねることがありますか	1.はい	2.いいえ
(11) 家族や友だちの相談にのることがありますか	1.はい	2.いいえ
(12) 病人を見舞うことができますか	1.はい	2.いいえ
(13) 若い人に自分から話しかけることがありますか	1.はい	2.いいえ

(古谷野亘・柴田博他:地域老人における活動能力の測定―老研式活動能力指標の開発―.日本公衆衛生雑誌34(3):109-114,1987.より)

(2) 精神障害領域におけるADL・APDLの評価表

　精神科領域における日常生活の障害は，身体障害領域のそれが動作能力の障害に起因するのに対し，精神障害者の生活の管理方法や人間関係の障害に起因することが多い[11]。そこで，精神障害者の日常生活を評価する指標は，壺の生活のしづらさであげられた項目の評価が必要となる。これらの評価表には，精神障害者社会生活評価尺度（LASMI）[12]やRehabilitation Evaluation Hall and Baker（REHAB）[13][14]が代表的である。

■── 精神障害者社会生活評価尺度（LASMI）[表7]

　LASMIは，日常生活12項目，対人関係13項目，労働または課題の遂行10項目，持続性・安定性2項目，自己認識3項目の合計40項目について，0点（軽度）から4点（最重度）までの5段階の評価が行われる。項目[12]を以下に示す。

[表7] 精神障害者社会生活評価尺度の項目の構成

1．D（Daily living）／日常生活	③人づきあい
①身辺処理	Ｉ－10．自主的なつきあい
D－1．生活リズムの確立	Ｉ－11．援助者とのつきあい
D－2．身だしなみへの配慮──整容	Ｉ－12．友人とのつきあい
D－3．身だしなみへの配慮──服装	Ｉ－13．異性とのつきあい
D－4．居室（自分の部屋）掃除やかたづけ	3．W（Work）／労働または課題の遂行
D－5．バランスの良い食生活	W－1．役割の自覚
②社会資源の利用	W－2．課題への挑戦
D－6．交通機関	W－3．課題達成の見通し
D－7．金融機関	W－4．手順の理解
D－8．買物	W－5．手順の変更
③自己管理	W－6．課題遂行の自主性
D－9．大切な物の管理	W－7．持続性・安定性
D－10．金銭管理	W－8．ペースの変更
D－11．服薬管理	W－9．あいまいさに対する対処
D－12．自由時間の過ごし方	W－10．ストレス耐性
2．Ｉ（Interpersonal relations）／対人関係	4．E（Endurance & Stability）／持続性・安定性
①会話	E－1．現在の社会適応度
Ｉ－1．発語の明瞭さ	E－2．持続性・安定性の傾向
Ｉ－2．自発性	5．R（self-Recognition）／自己認識
Ｉ－3．状況判断	R－1．障害の理解
Ｉ－4．理解力	R－2．過大な自己評価・過小な自己評価
Ｉ－5．主張	R－3．現実離れ
Ｉ－6．断る	
Ｉ－7．応答	
②集団活動	
Ｉ－8．協調性	
Ｉ－9．マナー	

（岩崎晋也他：精神障害者社会生活評価尺度の開発　信頼性の検討（第1報）．精神医学36：1139-1151，1994．より）

■ Rehabilitation Evaluation Hall and Baker (REHAB) [表8] [図2]

REHAB[13)14)]は，逸脱行動7項目と全般的行動16項目の合計23項目の評価項目がある。逸脱行動は，その頻度に応じて3段階で評価し，全般的行動は，ヴィジュアルアナログスケール（VAS）によって評価される。

[表8][図2]にREHABについて示す[14)]。

[表8] REHAB

●逸脱行動
1．この人に失禁がありましたか？
2．この人は人や物に対して暴力をふるいましたか？
3．この人は自分を傷つけるような行為をしましたか？
4．この人は何らかの性的・卑猥な問題行動がありましたか？
5．この人は無断で病棟や病院から出ていきましたか？
6．この人は他の人に向かって大声を出したり，暴言を吐いたりしましたか？
7．この人は独語や空笑がありましたか？

●全般的行動
8．この人は病棟（ユニット）で，他の人とどれくらいほどよく付き合いましたか？
9．この人は病棟（ユニット）の外では，どれくらい多く他の人と交わりましたか？
10．この人は余暇に何をして過ごしましたか？
11．この人はどれくらい活動的でしたか？
12．この人は話す時，どれくらい多くのことばを使いましたか？
13．この人は会話を自分から始めることは，どれくらいありますか？
14．この人の話しことばは，どれくらい意味がわかるものでしたか？
15．この人はどれくらい明瞭に話しましたか？
16．この人は食事の時，どのくらい上手に食べられましたか？
17．この人は顔，髪を自分でどれくらい清潔に身繕いできましたか？
18．この人はどれくらい上手に身支度をしましたか？
19．この人は自分の身辺の物の世話が，どれくらいできましたか？
20．この人は自身の世話をすることに関して，どのくらい助言や援助が必要でしたか？
21．この人は金銭の管理をどれくらいやれましたか？
22．この人は病院外で公共の機関を利用しましたか？
23．この人の先週の日常の全般的な行動はどのように評定できるでしょうか？

（Roger Baker and John N. Hall：REHAB；A New Assessment Instrument for Chronic Psychiatric Patients. Schizophr Bull 14：97–111, 1988. より）
（田原明夫・藤信子・山下俊幸訳：REHAB精神科リハビリテーション評価尺度．三輪書店，1994. より）

[図2] 全般的行動の尺度の例

17．この人は顔，髪を自分でどれくらい清潔に身繕いできましたか？

| 不精で洗顔，髭そりをしなかった。顔，手，髪は汚れて不潔だった（洗顔，髭そりを介助する場合はここに評定する） | 洗顔や髭そりを不規則に，あまり上手でなく行った。少し不潔 | いつも顔，手，髪を清潔に身繕いしていた |

（Roger Baker and John N. Hall：REHAB；A New Assessment Instrument for Chronic Psychiatric Patients. Schizophr Bull 14：97–111, 1988. より）
（田原明夫・藤信子・山下俊幸訳：REHAB精神科リハビリテーション評価尺度．三輪書店，1994. より）

■ N式老年者用日常生活動作能力評価尺度（N-ADL）・柄澤式「老人知能の臨床的判定基準」[表9][表10]

認知症高齢者のADL評価には，N式老年者用日常生活動作能力評価尺度（N-ADL）[15)17)]や柄澤式「老人知能の臨床的判定基準」[16)17)]が用いられる。N-ADLは①歩行・起坐，②生活圏，③着脱衣・入浴，④摂食，⑤排泄の日常生活項目について重症度に応じて7段階に段階づけを行う。柄澤式「老人知能の臨床的判定基準」は老人の日常生活から，知能レベルを判定するものである。

[表9] NMスケール・N-ADL

項目\評点	0点	1点	3点	5点	7点	9点	10点
家事身辺整理	不能	ほとんど不能	買い物不能，ごく簡単な家事，整理も不完全	簡単な買い物も可能，ごく簡単な家事，整理のみ可能	簡単な買い物は可能，留守番，複雑な家事，整理は困難	やや不確実だが，買い物，留守番，家事などをいちおう任せられる	正常
関心・意欲交流	無関心まったくなにもしない	周囲に多少関心ありぼんやりと無為に過ごすことが多い	自らはほとんどなにもしないが，指示されれば簡単なことはしようとする	習慣的なことはある程度自らす．気がむけば人に話しかける	運動・家事・仕事・趣味などを自らす．必要なことはする	やや積極性の低下がみられるが，ほぼ正常	正常
会話	呼びかけに無反応	呼びかけにいちおう反応するが，自ら話すことはない	ごく簡単な会話のみ可能，つじつまの合わないことが多い	簡単な会話は可能であるが，つじつまの合わないことがある	話し方は，なめらかではないが，会話は通じる	日常会話はほぼ正常．複雑な会話がやや困難	正常
記銘・記憶	不能	新しいことはまったく覚えられない古い記憶がまれにある	最近の記憶はほとんどない，古い記憶多少残存，生年月日不確か	最近の出来事の記憶困難，古い記憶の部分的脱落，生年月日正答	最近の出来事はよく忘れる．古い記憶はほぼ正常	最近の出来事をときどき忘れる	正常
見当識	まったくなし	ほとんどなし．人物の弁別困難	失見当識著明，家族と他人との区別はいちおうできるが，だれかはわからない	失見当識かなりあり（日時・年齢・場所などができるが，場所か，道に迷う）	ときどき場所を間違えることがある	ときどき日時を間違えることがある	正常

NMスケール評価点

N式老年者用日常生活動作能力評価尺度（N-ADL）

	0点	1点	3点	5点	7点	9点	10点
歩行・起坐	寝たきり（坐位不能）	寝たきり（坐位可能）	寝たり，起きたり，手押し車等の支えがいる	つたい歩き階段昇降不能	杖歩行階段昇降困難	短時間の独歩可能	正常
生活圏	寝床上（寝たきり）	寝床周辺	室内	屋内	屋外	近隣	正常
着脱衣入浴	全面介助特殊浴槽入浴	ほぼ全面介助（指示にも多少従える）全面介助入浴	着衣困難，脱衣は部分介助を要する入浴も部分介助を多く要する	脱衣可能，着衣は部分介助を要する自分で部分的に洗える	遅くて，時には不正確頭髪・足等洗えない	ほぼ自立，やや全体は洗えるが洗髪に介助を要する	正常
摂食	経口摂食不能	経口全面介助	介助を多く要する（途中でやめる，全部細かくきざむ必要あり）	部分介助を要する（食べにくいものをきざむ必要あり）	配膳を整えてもらうとほぼ自立	ほぼ自立	正常
排泄	常時，大小便失禁（尿意・便意が認められない）	常時，大小便失禁（尿意・便意があり，失禁後不快感を示す）	失禁することが多い（尿意・便意が伝えること可能，常時おむつ）	時々失禁する（気を配って介助すればほとんど失禁しない）	ポータブルトイレ・しびん使用後始末不十分	トイレで可能後始末不十分なことがある	正常

N-ADL評価点

随伴精神症状・異常行動

A：摂食異常
　A1 誤嚥しやすい
　A2 何度も食事を要求する
　A3 食物以外のものを口に入れる
　A4 食欲低下
　A5 拒食
B：排泄異常
　B1 夜間頻尿
　B2 トイレへ行く途中での失禁
　B3 トイレ以外の場所での排泄
　B4 オシメをはずしてふとんに失禁
C：多動，興奮，徘徊
　C1 こそこそ動きまわる
　C2 不穏，興奮，攻撃
　C3 夜間徘徊妄
　C4 大声をあげる，叫ぶ
　C5 衣類，シーツなどを破る
　C6 暴力
　C7 徘徊（外出して迷う）
　C8 家の中で徘徊
D：危険・不潔などの異常行為
　D1 火の不始末，弄火
　D2 車，ガスなどの危険がわからない
　D3 自傷行為，転倒の危険
　D4 身体不潔，入浴をいやがる
　D5 性的異常行為
　D6 盗み
　D7 つまらないものを集める
E：睡眠パターンの障害
　E1 不眠を訴える
　E2 昼夜逆転
　E3 夜間に家人をおこす
　E4 終日傾眠
F：感情障害
　F1 気分がかわりやすい
　F2 感情失禁
　F3 多幸
　F4 抑うつ気分，苦悶
　F5 不安，焦燥
　F6 自殺念慮
G：異常体験
　G1 錯覚
　G2 幻覚
　G3 妄想
H：言葉の異常
　H1 同じことを何度も言う
　H2 独語
　H3 作話
I：意欲の低下
　I1 意欲，関心の低下
　I2 根気がない
J：病識
　J1 病識低下
　J2 病識欠如
K：性格変化
　K1 自己中心的
　K2 非協調的
　K3 怒りっぽい
　K4 猜疑的
　K5 頑固
L：その他

（大塚俊男・本間昭監：高齢者のための知的機能検査の手引き．ワールドプランニング，1991．より）

[表10] 柄澤式「老人知能の臨床的判定基準」

● 判定結果（該当するところに○印）
　　　　　－　　±　　＋1　　＋2　　＋3　　＋4
判定基準（原則として程度は重いほうを重視する）

	判定	日常生活能力	日常会話・意思疎通	具体的例示
正常	（－）	社会的，家庭的に自立	普　通	活発な知的活動持続（優秀老人）
	（±）	同　上	同　上	通常の社会活動と家庭内活動可能
異常衰退	軽　度（＋1）	・通常の家庭内での行動はほぼ自立 ・日常生活上，助言や介助は必要ないか，あっても軽度	・ほぼ普通	・社会的な出来事への興味や関心が乏しい ・話題が乏しく，限られている ・同じことを繰り返し話す，たずねる ・いままでできた作業（事務，家事，買物など）にミスまたは能力低下が目立つ
	中等度（＋2）	・知能低下のため，日常生活が1人ではちょっとおぼつかない ・助言や介助が必要	・簡単な日常会話はどうやら可能 ・意思疎通は可能だが不十分，時間がかかる	・なれない状況で場所を間違えたり道に迷う ・同じ物を何回も買い込む ・金銭管理や適正な服薬に他人の援助が必要
	高　度（＋3）	・日常生活が1人ではとても無理 ・日常生活の多くに助言や介助が必要，あるいは失敗行為が多く目が離せない	・簡単な日常会話すらおぼつかない ・意思疎通が乏しく困難	・なれた状況でも場所を間違え道に迷う ・さっき食事したこと，さっき言ったことすら忘れる
	最高度（＋4）	同　上	同　上	・自分の名前や出生地すら忘れる ・身近な家族と他人の区別もつかない

（大塚俊男・本間昭監：高齢者のための知的機能検査の手引き．ワールドプランニング，1991．より）

(3) 発達障害領域におけるADL・APDLの評価表

■ 子どものための機能的自立度評価法（WeeFIM）[18] [表11]

　WeeFIM（Functional Independence Measure for Children）は，成人用FIMをもとに開発された子どものためのADL尺度である．本評価法は生後6カ月〜7歳程度の子どもの能力低下を評価するもので，評価項目はセルフケア，排泄管理，移乗，移動，コミュニケーション，社会的認知の6領域18項目から構成されている．評価尺度は主介護者による介助の度合いに応じて7段階に分けられ，総得点は最低18点〜最高126点の間にある．WeeFIMは，従来の発達検査では把握することが困難なADL項目ごとの自立度，介護度を評定できることから有用であり，臨床的にも実施時間が15〜20分程度と短く，

[表11] 子どものための機能的自立度評価法(WeeFIM)の評価項目および尺度

評価項目	
セルフケア	
●食事	咀嚼，嚥下を含めた食事動作
●整容	口腔ケア，整髪，手洗い，洗顔
●清拭	風呂，シャワーなどで首から下（背中以外）を洗う
●更衣（上半身）	腰より上の更衣および義肢，装具の装着
●更衣（下半身）	腰より下の更衣および義肢，装具の装着
●トイレ動作	衣服の着脱，排泄後の清潔
排泄管理	
●排尿	排尿コントロール，器具や薬物の使用を含む
●排便	排便コントロール，器具や薬物の使用を含む
移乗	
●ベッド，いす，車いす	それぞれの間の移乗，起立動作
●トイレ	トイレへ（から）の移乗
●風呂，シャワー	風呂おけ，シャワー室へ（から）の移乗
移動	
●歩行，車いす，這い這い	屋内での歩行，車いす移動，または這い這い
●階段	12～14段の階段昇降
コミュニケーション	
●理解	日常会話に理解，複数の指示の理解
●表出	基本的欲求，考えの表現（音声的，非音声的）
社会的認知	
●社会的交流	遊びへの参加，決まりの理解
●問題解決	日常生活上での問題解決 （例）電話をかける，食料品を選り分けしまう
●記憶	ゲームやおもちゃの遊び方，休日や誕生日の記憶，詩や歌の記憶，氏名，年齢，性，いないいないばーの真似
評価尺度	
自立	7．完全自立（補助具などを使わずに，通常の時間内で安全性に） 6．修正自立（補装具などを使用，時間がかかる，安全性に問題）
部分介助	5．監視または準備（見守り，指示，準備が必要） 4．最小介助（子ども自身で課題の75％以上） 3．中等度介助（子ども自身で課題の50％以上）
完全介助	2．最大介助（子ども自身で課題の25％以上） 1．全介助（子ども自身で課題の25％未満）

アンダーラインを引いた項目はFIMを一部子供に合うように修正してある。
（里宇明元他：こどものための機能的自立度評価法（WeeFIM）．総合リハ21：963-966，1993．より）

レイダーチャートを用いることで能力低下の状態が明らかとなるため，継時的な治療効果の判定にも有効である。

■──リハビリテーションのための子どもの能力低下評価法（PEDI）[19] [表12]

PEDI（Pediatric Evaluation of Disability Inventory：PEDI）は，子どもにおける障害の概念的モデルに基づき考案され，「できる能力（capability）」と「遂行状態（performance）」を評定する包括的機能評価法である。本評価表

▶付録

[表12] 子どもの能力低下評価法（PEDI）（スコア記入例）

パートⅠ：機能的スキル セルフケア領域　各項目に対応してチェックを入れてください： 項目スコア：0－できない：1－できる	できない 0	できる 1		できない 0	できる 1
A．食物形態			**J．留め具**		
1．裏ごしした／混ぜた／濾した食べ物を食べる		✓	44．留め具をかけたり，はずしたりするのを手伝おうとする		✓
2．挽いた／塊の食べ物を食べる		✓	45．ジッパーを上げ下げする，ジッパーをはずしたり とめたりはしない	✓	
3．きざんだ／厚切りの／さいの目形の食べ物を食べる		✓	46．留め具（スナップ）をとめて，はずす	✓	
4．食卓にあるあらゆる形態の食べ物を食べる	✓		47．ボタンをかけて，はずす	✓	
B．食器の使用	0	1	48．ジッパーを上げ下げし，ジッパーをはずしたり，とめたりする	✓	
5．指で食べる		✓	**K．ズボン**	0	1
6．スプーンですくい，そして口にもっていく		✓	49．ズボンに足を通そうとするなど，はくのを手伝う		✓
7．スプーンを上手に使う		✓	50．伸び縮みするウエストのズボンを脱ぐ		✓
8．フォークを上手に使う	✓		51．伸び縮みするウエストのズボンをはく	✓	
9．パンにバターをつけ，やわらかい食べ物を切るためにナイフを使う	✓		52．ボタンなどをはずすことなどを含めて，ズボンを脱ぐ	✓	
C．飲料容器の使用	0	1	53．ボタンなどをとめることなどを含めて，ズボンをはく	✓	
10．ビンまたは吸い飲みがついたコップを保持する		✓	**L．靴／靴下**	0	1
11．コップを持ち上げて飲むが，傾けてあげてもよい		✓	54．靴下と，留め具をはずした靴を脱ぐ		✓
12．両手でふたのないコップを安全に持ち上げる		✓	55．留め具をはずした靴をはく	✓	
13．片手でふたのないコップを安全に持ち上げる	✓		56．靴下をはく	✓	
14．容器や水差しから液体を注ぐ	✓		57．靴を正しい側の足にはく。マジックテープの留め具を扱う	✓	
D．歯磨き	0	1	58．靴ひもを結ぶ	✓	
15．歯を磨いてもらうために口を開ける		✓	**M．トイレ動作**	0	1
16．歯ブラシを保持する		✓	59．上げ下ろしなどの衣服の扱いを手伝う		✓
17．歯を磨くが，完全にはできない	✓		60．トイレのあとで，自分でお尻をふこうとする		✓
18．完全に歯を磨く	✓		61．便座を扱い，トイレットペーパーをとり，トイレを流す		✓
19．歯磨き粉を歯ブラシに塗って準備する	✓		62．トイレの前後で衣服を扱う	✓	
E．整髪	0	1	63．排便後に完全に自分のお尻をふく	✓	
20．髪をとかしてもらうときに，頭をやりやすい位置に保つ		✓	**N．排尿管理（子どもがすでにマスターしている 　　スキルであればスコア＝1）**	0	1
21．ブラシまたはクシを髪までもっていく		✓	64．おむつまたはトレーニングパンツがぬれると教える		✓
22．ブラシまたはクシで髪をとかす	✓		65．ときには尿意を伝える（日中）		✓
23．もつれをほぐし，髪を分ける	✓		66．一貫して尿意を教え，トイレまで行くのに十分間に合う（日中）	✓	
F．鼻のケア	0	1	67．排尿のために自分自身でトイレに行く（日中）	✓	
24．鼻をふかせる		✓	68．日中も夜間も一貫して失禁しない	✓	
25．他人がもっているティッシュに鼻をかむ		✓	**N．排便管理（子どもがすでにマスターしている 　　スキルであればスコア＝1）**	0	1
26．いわれれば，ティッシュを使って鼻をふく		✓	69．（おむつなどを）変えてもらう必要性を伝える		✓
27．いわれなくても，ティッシュを使って鼻をふく	✓		70．便意をときには伝える（日中）		✓
28．いわれなくても鼻をかみ，ふく	✓		71．常に便意を時間的な余裕をもって伝える（日中）		✓
G．手を洗うこと	0	1	72．尿意と便意を区別する	✓	
29．手を洗ってもらおうと差し出す		✓	73．排便のために自分自身でトイレに行く。失敗はしない	✓	
30．きれいにしようと両手をこする		✓	セルフケア領域　合計　**32**		
31．水を出したり止めたりして，石けんを手にとる	✓		すべての項目に答えたことを確かめてください		
32．手を完全に洗う	✓				
33．手を完全にふく	✓		コメント		
H．身体と顔を洗うこと	0	1			
34．身体の一部を洗おうとする		✓			
35．身体を完全に洗う，顔は含まない	✓				
36．石けんを手にもっていられる（およびもし使っていれば手ぬぐいに石けんをつけられる）	✓				
37．身体を完全にふく	✓				
38．顔を完全に洗い，ふく	✓				
Ⅰ．かぶり／前開きの服	0	1			
39．シャツに腕を通すなどの協力をする		✓			
40．Tシャツ，ドレス，またはセーターを脱ぐ（留め具のないかぶり着）	✓				
41．Tシャツ，ドレス，またはセーターを着る	✓				
42．前開きのシャツを着て，脱ぐ（留め具は含まない）	✓				
43．留め具を含めて，前開きのシャツを着て脱ぐ	✓				

（PEDI Research Group，里宇明元他訳：PEDI－リハビリテーションのための子どもの能力低下評価法，p198，医歯薬出版，2013．より）

は生後6カ月～7歳6カ月の身体障害と認知障害を合併する子どもを対象としている。

評価項目は日常生活における機能的スキル尺度197項目，複合活動（介護者による援助尺度および調整尺度）20項目からなり，セルフケア，移動，社会的機能の3つの領域から構成されている。各項目による粗点をもとに同年齢集団における基準値標準スコアと尺度値スコアが算出される。PEDIは45～60分程度の時間を要することが難点であるが，機能的目標の設定や治療プログラムに有用な評価尺度である。

■──新版S-M社会生活能力検査

新版S-M社会生活能力検査は，基本的な社会生活能力の程度を日常生活場面の行動から簡便に測定する目的で標準化された。本評価表は重度障害児も検査できるよう乳幼児～中学生を対象としており，養育者や療育関係者への質問紙法で評定される。評価項目は身辺自立，移動，作業，意思交換，集団参加，自己統制の6領域130項目で構成されており，各粗点から領域別の社会生活年齢（SA）と社会生活指数（SQ）が算出される。本検査結果より日常生活場面での養育者の子どもへの関わり方を知る手がかりとなり，他検査と併用することで有効利用が可能である。

（佐藤寿晃・森直樹・千葉登・小山内隆生）

文献

1) Katz S, et al. : Studies of illness in the aged ; the index of ADL ; standard measure of biological and psychosocial function. JAMA 185 : 914-229, 1963.
2) 岩崎テル子編：標準作業療法学　専門分野　作業療法評価学．p242, 医学書院, 2006.
3) Granger CV : Outcome of comprehensive medical rehabilitation ; Measurement by PULSES profile and the Barthel Index. Arch Phys Med Rehabil 60 : 145-163, 1979.
4) 平成3年11月18日　老健第102-2号　厚生省大臣官房老人保健福祉部通知より
5) Mahoney FI, Barthel DW : Functional evaluation : the Barthel Index. Maryland State Med J 14 : 6165, 1965.
6) 内山靖・小林武・潮見泰蔵：臨床評価指標入門．協同医書出版社, 2003.
7) Data management service of the uniform data system for medical rehabilitation and the center for functional assessment research : guide for use of the uniform data set for medical rehabilitation. Version 3.0. State University of New York at Buffalo, 1990.
8) 千野直一・里宇明元・園田茂他：脳卒中患者の機能評価─SIASとFIMの実際．シュプリンガー・フェアラーク東京, 1997.
9) 千野直一・椿原彰夫・園田茂他：脳卒中の機能評価　SIASとFIM．金原出版, 2012.
10) 古谷野亘・柴田博他：地域老人における活動能力の測定─老研式活動能力指標の開発．日本公衆衛生雑誌34（3）：109-114, 1987.
11) 臺弘：生活療法の復権．精神医学26：803-814, 1984.
12) 岩崎晋也他：精神障害者社会生活評価尺度の開発　信頼性の検討（第1報）．精神医学36：1139-1151, 1994.
13) Roger Baker and John N. Hall : REHAB ; A New Assessment Instrument for Chronic Psychiatric Patients. Schizophr Bull 14 : 97-111, 1988.
14) 田原明夫・藤信子・山下俊幸訳：REHAB精神科リハビリテーション評価尺度．三輪書店, 1994.
15) 小林敏子・播口之朗・西村健・武田雅俊他：行動観察による痴呆患者の精神状態評価尺度（NMスケール）および日常生活動作能力評価尺度（N-ADL）の作成．臨床精神医学17：1653-1668, 1988.
16) 柄澤昭秀：行動評価による老人知能の判定基準．老年期痴呆 3：81-85, 1989.
17) 大塚俊男・本間昭：高齢者のための知的機能検査の手引き．ワールドプランニング, 1992.

18) 里宇明元他：こどものための機能的自立度評価法（WeeFIM）．総合リハ21：963-966，1993．
19) PEDI Research Group，里宇明元他訳：PEDI―リハビリテーションのための子ども能力低下評価法．医歯薬出版，2013．

さくいん

A

- AA ···················· 222
- AAC ················ 240, 241
- ability ···················· 8
- ADHD ···················· 271
- ADL ···················· 2
  - ─の発達 ·············· 19
- ADL難易度 ·············· 76
- ADL評価 ················ 12
- ADL分析 ················ 10
- AFO ···················· 167
- APDL ···················· 3, 30
  - ─の発達 ·············· 20
- ASA旭出式社会適応スキル検査 ············ 266, 273
- ASD ···················· 265
- ASQ ···················· 266
- ASSQ-R ················ 266

B

- Barthel Index ·········· 300
- BI ··················· 11, 183, 296
- BMD ···················· 286
- BMI ···················· 29
- BPSD ···················· 205
- BRS ···················· 159
- Brudzinski徴候 ·········· 159
- Brunnstrom Recovery Stage ··· 159

C

- capacity ···················· 8
- CDR ···················· 205
- Clinical Dementia Rating ······ 205
- COG ···················· 43
- COM ···················· 43
- COP ···················· 43
- COPD ···················· 190
  - ─の病期分類 ·········· 191
- CP ···················· 228
  - ─の合併症 ············ 231

D

- DCD ···················· 277
- DEM ···················· 280
- DLB ···················· 204
- DMD ···················· 285
- DN-CAS認知評価システム ······ 280

- DSM-5 ···198, 218, 256, 265, 276
- DTVP ···················· 280
- dyslexia ·············· 276, 283

E

- ECS ···················· 169
- E-SAS ···················· 31

F

- FCMD ···················· 285
- FIM ··················· 11, 183, 301
- FTD ···················· 204

G

- GDS ···················· 30
- GMFCS ···················· 231
- Gowers徴候 ·············· 286

H

- HDS-R ···················· 205
- High risk approach ······ 39
- Hoehn-Yahrの重症度分類 ···· 174
- Horner症候群 ············ 158
- HOT ···················· 193

I

- IADL ···················· 3, 30
- ICD-10 ················ 198, 209, 213, 218, 219, 276
- ICF ···················· 4, 6, 143
- interview ·············· 10
- iPad ···················· 254
- IT ···················· 101

J

- JASPER・ADL Ver3.2 ······ 231
- jet lag ················ 143
- JMAP ···················· 280
- JPAN感覚処理行為機能検査 ···· 280
- JSI-R ···················· 280

K

- Kernig徴候 ·············· 158
- KIDS乳幼児発達スケール ············ 248, 259, 266, 273

L

- LASMI ················ 199, 303
- LD ···················· 276
- LD児が困難となりやすいADL・APDL ············ 278
- LLB ···················· 167
- LSA ···················· 31

M

- MCI ···················· 31, 207
- MMSE ···················· 205

N

- N-ADL ···················· 305
- NPOの福祉タクシー ········ 140
- NST ···················· 70
- N式老年者用日常生活動作能力評価尺度 ············ 305

O

- observation ·············· 10
- on-off ···················· 175

P

- PARS ···················· 266
- PD ···················· 173
- PECS ···················· 268
- PEDI ·········· 24, 231, 248, 280, 307
- PEP-3自閉症・発達障害児教育診断検査 ············ 266
- Population approach ······ 39
- Prader-Willi症候群 ········ 256
- proficiency ·············· 8
- PSB ···················· 169, 292
- PULSES Profile ······ 11, 296, 298

R

- REHAB ················ 199, 211, 304

S

- SD ···················· 204
- SDS ···················· 211
- skill ···················· 8
- SLB ···················· 167

311

SST …… 15	依存症候群 …… 218	**か**
STEF …… 176	──の診断ガイドライン …… 219	介護タクシー …… 139
T	一過性脳虚血発作 …… 159	介護予防 …… 27
talent …… 8	移動 …… 252	概日リズム …… 142
THA …… 187	移動手段の選択 …… 131	外食 …… 102
TIA …… 159	移動動作 …… 64	回想法 …… 207
TKA …… 187	移動能力 …… 28	外部専門家 …… 17
TMIG …… 11	移動用バー …… 62	買い物 …… 128
TTAP …… 266	衣服の改良 …… 238	──での移動手段の選択 …… 132
U	意味性認知症 …… 204	──の難易度に影響を与える因子 …… 130
UPDRS …… 174	イヤーマフ …… 269	買い物動作 …… 132,133
V	医療用電子機器 …… 139	──を自立するためのチェックポイント …… 130
Vineland-Ⅱ適応行動尺度 …… 273	医療領域(発達障害)作業療法の対象 …… 18	解離症/解離性(転換性)障害 …… 213
W	インスリン自己注射 …… 139	解離性けいれん …… 213
way of daily living …… 14	インフォメーションテクノロジー …… 101	解離性知覚麻痺 …… 213
WDL …… 14	**う**	家屋維持・管理 …… 123
wearing-off …… 175	ウェクスラー式知能検査 …… 281	家屋の維持・管理スケジュール …… 125
WeeFIM …… 24,231,248,306	ウェルドニッヒ・ホフマン病 …… 285	学習姿勢の調整 …… 241
Williams症候群 …… 256	ウェルニッケ・マン肢位 …… 159	学習症/学習障害 …… 271,276
WISC-Ⅳ知能検査 …… 281	内食 …… 102	学習用具 …… 284
WPPSI知能診断検査 …… 280,281	うつ状態 …… 209,210	拡大・代替コミュニケーション …… 241
あ	うつ病自己評価尺度 …… 211	学童期以降のCPのリハビリテーション …… 243
アウトリーチの姿勢 …… 37	運動機能障害 …… 9	学力(学習能力)の特異的発達障害 …… 276
遊び …… 23	運動器不安定症 …… 189	下肢パターン …… 47
遊び・余暇活動 …… 2,23	運動失調性歩行 …… 66	荷重中心 …… 43
アテトーゼ型麻痺 …… 230	運動分析 …… 11	片手いざり …… 65
──の治療原則 …… 235	運動量方略 …… 54	片手動作の応用 …… 114
アプリケーションソフトウェア …… 243	**え**	片手用爪切り …… 81
アライメント …… 53	栄養サポートチーム …… 70	片麻痺者の座位姿勢 …… 72
アルコール依存症 …… 218	栄養障害 …… 29	カッツ・インデックス …… 11,296
アルツハイマー病 …… 203	絵カード …… 268	活動 …… 4,23
安全性 …… 43	絵カード交換式コミュニケーションシステム …… 268	合併症 …… 10
安定性 …… 43	駅構内 …… 136	柄澤式「老人知能の臨床的判定基準」 …… 305
い	遠城寺式乳幼児分析的発達診断検査 …… 231,266,272	体をもたれかからせるテーブル …… 293
息切れ …… 191	**お**	加齢に伴う機能的変化 …… 25
いざり移動 …… 65	応用的移動動作 …… 64	カレーの調理工程 …… 105
意思伝達装置 …… 294	大島の分類 …… 245,246	簡易生活リズム質問票 …… 145,146
移乗で用いる福祉用具 …… 62	起き上がり動作 …… 47	感覚・運動・単純操作遊び …… 23
移乗動作 …… 59	──の工程 …… 49	感覚過敏 …… 240,265
椅子座位からの立ち上がり動作 …… 44	音韻認識障害モデル …… 281	感覚情報処理過程 …… 250
		感覚統合の臨床観察 …… 280
		環境制御装置 …… 169
		間欠性跛行 …… 66
		観察 …… 10
		感情障害 …… 205

か

関節リウマチ	118
完全損傷	167
観念運動失行	78
観念失行	78
丸薬まるめ様	173

き

記憶機能	133,223
キッチン掃除	117
技能	8
機能的自立度評価法	11,301
機能的把持装具	169
気分調査票	211
基本的生活習慣の発達	22
基本動作	3,42
虐待	154
ギャッチアップ座位	72
教育関連活動	22,241
教育関連領域(特別支援学校など)における作業療法の対象	20
共依存	221
協応・上肢コントロールの促し	237
協応動作の促し	237
協調運動	282
協調運動症/協調運動障害	265
協調性・巧緻性	80,87
強迫症/強迫性障害	214
虚弱に陥るサイクル	26
起立トレーニング	68
禁忌事項	183
筋固縮	174
金銭管理能力	131

く

口すぼめ呼吸	194
くも膜下出血	159
クリニカルパス	186
グループホーム	201
車いす	37,59
車いす移動	69
車いす移動動作	64,66
グレア	37

け

形態異常	256
携帯会話装置	294
痙直型麻痺	229
—の治療原則	234
軽度認知障害	31,207
鶏歩	66
血管性認知症	204
ケルニッヒ徴候	158
幻覚	205
限局性学習症/限局性学習障害	276
腱固定効果	169
言語表出	21
言語理解	21
建築基準法	123

こ

行為障害	271
更衣動作	83
—で用いる福祉用具	88
更衣動作自立のためのチェックポイント	84
高機能ASD	266
高機能自閉症スペクトラムスクリーニング質問紙	266
公共交通機関	135
—の利用	196
航空機	138
合計特殊出生率	17
高次脳機能	133,226
高次脳機能障害	73,78,131,223
拘縮	229
構成機能	133
構成(創造)・想像遊び	23
構造化	267
工程分析	11
行動障害	205,256
広汎性発達障害日本自閉症協会評定尺度	266
高齢者	25
—の上肢骨折	183
—の心理的特徴	27
—の動作時バランス	28
—の歩行	28
—の立位姿勢	28
高齢者機能評価	30
高齢者,障害者等の移動等の円滑化の促進に関する法律	128,135
股関節外転外旋位	55
小刻み歩行	66
呼気スイッチ	294
呼吸器疾患	190
呼吸機能障害	190
呼吸困難感	191
呼吸循環器に問題のある人	118
呼吸障害	246
呼吸不全	190
呼吸リハビリテーション	193
国際疾病分類	198
国際生活機能分類	4
個人生活に関連した活動	15
骨・関節疾患	182
子どもの推計人口	17
子どものための機能的自立度評価法	24,231,306
子どもの能力低下評価法	231
コミュニケーション	3,254,268
コミュニケーション障害	14

さ

座位	74,75,79,86,93
座位移動	68
座位姿勢	72
在宅酸素療法	193
在宅指導	188
在宅生活に不可欠な維持・管理項目	126
在宅でのADL	35
才能	8
座位,立位保持能力の重要性	84
サルコペニア	27
参加	4
三角定規	284
算数障害	276
酸素ボンベ	139

し

視覚障害	256
視覚情報処理障害モデル	281
時期(ステージ)による作業療法対象者の違い	33
ジグ	269
仕事・生産的活動	2
時差ボケ	143
支持基底面	44,53
自助具	37,38,75,79,87,112,187,236,238,293
姿勢制御の障害	250
姿勢反射障害	174
姿勢保持能力	79,86
姿勢保持補助具	239
下ごしらえ時の動作習熟練習	106
失行	223,224
失語症	223
—の分類	223
実際的能力	8
しているADL	11,35,160

313

自動化/小脳モデル ……………281
児童福祉法の改正 ……………246
自閉症スクリーニング質問紙 ……266
自閉スペクトラム症/自閉症スペクトラム障害 ……………265
社会参加 ………………7,148
　　─に影響を及ぼす因子 ………149
社会生活に関連した活動 …………15
社会生活の適応の要因 ……………16
社会的遊び ………………………23
社会復帰 …………………………148
若年性アルツハイマー病 …………204
車両内 ……………………………137
重症心身障害 ……………………245
重症心身障害児(者) ……………245
重心 ………………………………42
　　─の投影点 ……………………44
住宅改修 …………………………36
手関節固定装具 ………………169
手術療法 …………………………182
手段的日常生活活動 ……………3
障害 ………………………………7
障害高齢者の日常生活自立度(寝たきり度)判定基準 …………11,296,299
障がい者の外出 …………………140
定規 ………………………………284
　　─の工夫 …………………………242
上肢運動機能障害度分類 ………287
上肢機能 …………………………132
上肢機能・リーチ動作 ………79,86
上肢パターン ……………………47
症状の日内変動 ………………210
床反力 ……………………………53
食事動作 ………………………70
食事動作自立のためのチェックポイント ……………………71
食生活 ……………………………29
書字 ………………………………282
書字表出障害 ……………………276
シルバー人材センター …………127
神経・筋疾患 ……………………285
神経症 ……………………………213
人工関節置換術 …………………187
人工股関節置換術 ………………186
人工膝関節置換術 ………………186
振戦 ………………………………173
身体遊び …………………………23
身体失認 …………………………78
身体障害領域における疾患の特徴 …13
身体障害領域における日常生活活動(ADL) ……………………9
診断書 ……………………………139

陣痛タクシー ……………………140
新版K式発達検査 ………………248
新版S-M社会生活能力検査 ……………231,248,259,280,309

す

随意運動 …………………………235
遂行機能障害 ……………………226
炊事 ………………………………101
炊事動作 …………………………101
　　─の工程 ………………………103
錐体外路障害 ……………………230
錐体路障害 ………………………229
随伴症状の相互関係 ……………246
睡眠障害 …………………………27
睡眠と覚醒のリズム ……………142
スーパービジョン ………………15
ストーマ …………………………90
ストレッチャー …………………139
スパイロメトリー ………………192
スプーン …………………………75
滑り止めマット …………………100
住まいの維持管理ガイドライン …124
スライディングシート …………62
座り動作 …………………………54

せ

生活回復期におけるADL ………35
生活課題 …………………………6
生活管理活動 ……………………15
生活障害 ………………………6,199
生活の諸活動 ……………………2
生活の方法の障害 ………………14
生活を構成する活動 ……………23
正座いざり ………………………65
生産的活動 ………………………23
静止時振戦 ………………………173
脆弱性X症候群 …………………256
精神障害者社会生活評価尺度 ……303
精神障害領域における日常生活活動(ADL) ……………………14
精神遅滞 …………………………256
生体リズム ………………………2
成年後見制度 ……………………154
性能 ………………………………8
整容動作 …………………………76
　　─で用いる福祉用具 ……………81
　　─のチェックポイント …………77
整理整頓 …………………………121
世界COPDデー …………………191

脊髄損傷 …………………………165
　　─の福祉用具 ……………………169
脊髄損傷者の機能レベル別のADL ……………………166
摂食・嚥下機能の発達過程 ………253
セルフケアの特徴 ………………29
先行随伴性姿勢調節 ……………50
洗体動作 …………………………97
洗濯 ………………………………108
洗濯環境の例 ……………………109
洗濯動作 ……………………108,113
洗濯動作自立のためのチェックポイント ……………………110
洗濯バサミ ………………………114
先天性甲状腺機能低下症 ………256
前頭側頭葉変性症 ………………204

そ

躁うつ病 …………………………209
双極性障害 ………………………209
早産児脳性麻痺像の変化 ………229
掃除 ………………………………115
掃除道具 ……………………118,121
躁状態 ……………………………209
粗大運動 ………………………21,282
粗大運動能力分類システム ……231
ソックスエイド …………………88
損傷高位 …………………………165
　　─の表記 ………………………165

た

代償動作 …………………………292
対人交流 …………………………21
大腿 ………………………………56
体内時計 …………………………143
ダウン症候群 ……………………256
たすくスケジュール ……………269
立ち上がり動作 ………………44,52
　　─における計画 …………………58
　　─の工程 ………………………53
立ち上がり動作時の荷重中心 ……45
立ち上がり動作時の筋電図 ……45
脱水 ………………………………27
タッチスイッチ …………………294
食べこぼし ………………………73
食べる機能 ………………………29
短下肢装具 ………………………167
段差 ………………………………37
断酒会 ……………………………222

ち

- 地域 ……………………………………33
  - ―における日常生活活動（ADL）…33
- 地域リハビリテーション ………………34
- 知的障害 ………………………………256
  - ―の臨床像 …………………………257
- 注意欠如・多動症/注意欠如・多動性障害 …………………………………271
- 注意事項 ………………………………183
- 注意障害 ………………………………14
- 中殿筋歩行 ……………………………66
- 聴覚障害 ………………………………256
- 長下肢装具 ……………………………167
- 超重症児 ………………………………246
- 調理器具 ………………………………101
- 調理動作 ………………………………119

つ

- 杖歩行 …………………………………69
- 机の高さの調整 ………………………292
- 津守・稲毛式乳幼児精神発達診断 ……………………………231,266,273

て

- ティーチャートレーニング …………275
- 低栄養 …………………………………29
- ディスクレパンシー …………………281
- できるADL ………………11,35,160
- 手すり …………………………………57
  - ―がない環境 ………………………57
- 手すり付きターンテーブル ……………62
- 鉄道 ……………………………………136
- 鉄道車両内 ……………………………137
- テノデーシスアクション ……………169
- デュシェンヌ型筋ジストロフィー ………………………………………285
- てんかん ………………………………256
- てんかん発作 …………………………213
- 転倒 …………………………………28,63
- 電動車いす ……………………………139
  - ―のスイッチ利用 …………………251
- 転倒予防 ………………………………188

と

- トイレ掃除 ……………………………117
- トイレの平面図 ………………………91
- トイレ（排泄）動作 …………………90
- トイレ（排泄）動作自立のためのチェックポイント ………………………92
- 頭頸部パターン ………………………47
- 統合失調症 ……………………………198
- 動作観察の視点 ………………………11
- 動作遂行 ………………………………9
- 疼痛軽減 ………………………………188
- トークン ………………………………275
- 特異的算数能力障害 …………………276
- 特異的綴字（書字）障害 ……………276
- 特異的読字障害 ………………………276
- 読字障害 ………………………………276
- 特別支援学校 …………………………17
- 特別支援教育 …………………………275
- 匿名禁酒会 ……………………………222
- トランスファーボード ………………62
- トレンデンブルグ歩行 ………………66

な

- 内臓奇形 ………………………………256
- 内部障害 ……………………………10,190
- 長柄ブラシ ……………………………81
- 中食 ……………………………………102
- ながら動作 ……………………………46

に

- 日常生活活動 …………………2,3,23
  - ―に関する動作の分類 ……………4
- 日常生活関連動作（活動） ……………3
- 日常生活動作 …………………………2
- 日常生活のマネジメント ……………14
- 日常生活リズムの乱れ ……………142,146
- 日内変動 ………………………………210
- 日内リズム ……………………………2
- 日内リズム障害 ………………………205
- 日本感覚インベントリー改訂版 …280
- 日本語版Frenchay Activities Index ……………………………………103
- 日本版Vineland-Ⅱ適応行動尺度 ……………………………………266
- 日本版WISC-Ⅳ ……………………280
- 日本版ミラー幼児発達スクリーニング検査 …………………………………280
- ニューヨーク州立大学研究センターによるFIM ………………………………301
- 入浴動作 ………………………………96
  - ―で用いる福祉用具 ………………100
- 入浴動作自立のためのチェックポイント ……………………………………99
- 入浴動作トレーニング ………………98
- 入浴用いす …………………………100,293
- 認知遊び ………………………………23
- 認知症 …………………………………203
  - ―の行動心理学的症候 ……………205
- 認知症予防 ……………………………31
- 認知的機能 …………………………80,87

ね

- 寝返り動作 ……………………………47
  - ―の工程 ……………………………48

の

- 脳血管障害 ……………………………158
- 脳梗塞 …………………………………158
- 脳出血 …………………………………158
- 脳性麻痺 ………………………………228
- 能力 ……………………………………8
  - ―のとらえ方 ………………………5
- ノンステップバス ……………………137

は

- パーキンソン症候群 …………………173
- パーキンソン病 ………………………173
  - ―の重症度に応じたリハビリテーション …………………………………179
- パーキンソン病患者への動作の工夫 ……………………………………180
- バーセル・インデックス ……………11,296
- 排泄動作 ………………………………90
- 掃き掃除 ………………………………118
- はさみの工夫 …………………………242
- 把持動作の促し ………………………237
- バス ……………………………………137
  - ―への昇降 …………………………137
- バスグリップ …………………………100
- 長谷川式簡易知能評価スケール …205
- パソコン ………………………………294
- 発育障害 ………………………………256
- 発達過程領域における日常生活活動（ADL） …………………………17
- 発達検査 ………………………………232
- 発達障害 ……………………………8,17
- 発達性協調運動症/発達性協調運動障害 …………………………………277
- 発達性ディスレクシア ……………276,283
- 発達里程標 ……………………………19
- パニック症/パニック障害 …………214
- バランス能力 …………………………60
- バリアフリー新法 ……128,135,196

315

パルスオキシメーター ……………192
パルセス・プロフィール ………11,296
版画の道具の調整 ………………242
反抗挑発症/反抗挑戦性障害 ………271
半側空間無視 …………………78,223
万能カフ …………………………169

ひ

肘いざり …………………………65
肘掛け ……………………………57
筆記用具の調整 …………………241
ひも結び …………………………238

ふ

不安 ………………………………213
不安・恐怖 ………………………205
フィードバック ……………………39
部位別ADL・APDLの問題点 ……185
部位別のADL評価表 ……………184
部位別評価法 ……………………184
フードプロセッサー ……………101
フェニルケトン尿症 ……………256
不完全損傷 …………………167,172
拭き掃除 …………………………118
福祉タクシー ……………………139
福祉用具 ……5,37,38,62,112,187
福山型先天性筋ジストロフィー …285
布団の中での寝返り ………………50
ふるえ ……………………………173
ブルジンスキー徴候 ……………159
ブレンダー ………………………101
フロスティッグ視知覚発達検査
　…………………………231,280
風呂掃除 …………………………117
分回し歩行 …………………………66

へ

ペアレントトレーニング ………274
平行棒内歩行 ………………………68
ベッカー型筋ジストロフィー ……286
ベッド柵につかまった寝返り動作 …51
変形 ………………………………229
変性疾患 …………………………173

ほ

報告 …………………………………39
ポータブル・スプリング・バランサー
　………………………………169,292

保健・福祉領域（発達障害）作業療法の対
　象 ………………………………19
歩行移動 ……………………………68
歩行動作 ………………………64,65
歩行トレーニング …………………68
歩行のチェックリスト ……………67
ポジショニング …………………251
保存療法 …………………………182
ボタンエイド ………………………88
ホメオスタシス …………………142
ホルネル徴候 ……………………158

ま

マウススティック ………………169
慢性閉塞性肺疾患 ………………190

み

水回り以外の掃除 ………………117
水回りの掃除 ……………………116
身の回り動作 ………………2,15,19

め

目と手の協応運動 …………………21
面接 ………………………………10

も

妄想 ………………………………205
目的動作 ……………………………2

や

薬物・アルコール依存症 ………218

ゆ

床上移動動作 …………………64,66
床に座っての更衣 ………………293
ユニバーサルカフを取り付けた歯ブラシ
　……………………………………81

よ

要介護 ………………………………31
　—の原因 ………………………182
要支援の原因 ……………………182
腰椎疾患者 ………………………189
予期不安 …………………………214
抑圧 ………………………………213

浴槽いす …………………………100
浴槽の種類 …………………………97
予測的姿勢調節 ……………………50
予防 …………………………………34
予防期におけるADL ………………34
読み ………………………………283

ら

ラクナ症候群 ……………………158

り

リーチ動作と姿勢保持 ……………84
リーチャー …………………………88
リーチング ………………………111
リコーダー ………………………284
　—の工夫 ………………………242
リスク管理 ………………………107
立位 ……………………79,86,112
立位姿勢 ……………………………28
立位保持トレーニング ……………68
リハビリテーションのための子どもの能
　力低下評価法 ……………24,307
両手いざり …………………………65
料理の場面 ………………………243
旅客ターミナル …………………138
力制御方略 …………………………54

れ

レビー小体型認知症 ……………204

ろ

老化 …………………………………10
老研式活動能力指標 ………11,30,302
老年期における日常生活活動（ADL）
　……………………………………25
老年症候群 …………………………26
6歳までの運動・社会性・言語発達 …21
ロコモティブシンドローム ………189
路面電車 …………………………137

クリニカル作業療法シリーズ
日常生活活動の作業療法

2014年9月10日　初　版　発　行
2020年12月30日　初版第2刷発行

編　集	藤井浩美・小山内隆生・黒渕永寿 _{ふじいひろみ　おさないたかお　くろぶちえいじゅ}
発行者	荘村明彦
発行所	中央法規出版株式会社 〒110-0016東京都台東区台東3-29-1　中央法規ビル 営　　業：　　TEL03-3834-5817　FAX03-3837-8037 取次・書店担当：TEL03-3834-5815　FAX03-3837-8035 https://www.chuohoki.co.jp/
装幀・本文デザイン	齋藤視倭子
表紙絵	ネモト円筆
本文イラスト	イオジン
印刷・製本	サンメッセ株式会社

ISBN978-4-8058-5066-4
定価はカバーに表示してあります。
本書のコピー，スキャン，デジタル化等の無断複製は，著作権法上での例外を除き禁じられています。また，本書を代行業者等の第三者に依頼してコピー，スキャン，デジタル化することは，たとえ個人や家庭内での利用であっても著作権法違反です。
落丁本・乱丁本はお取り替えします。
本書の内容に関するご質問については，下記URLから「お問い合わせフォーム」にご入力いただきますようお願いいたします。
https://www.chuohoki.co.jp/contact/